精神看護学

第3版

学生−患者の
ストーリーで綴る
実習展開

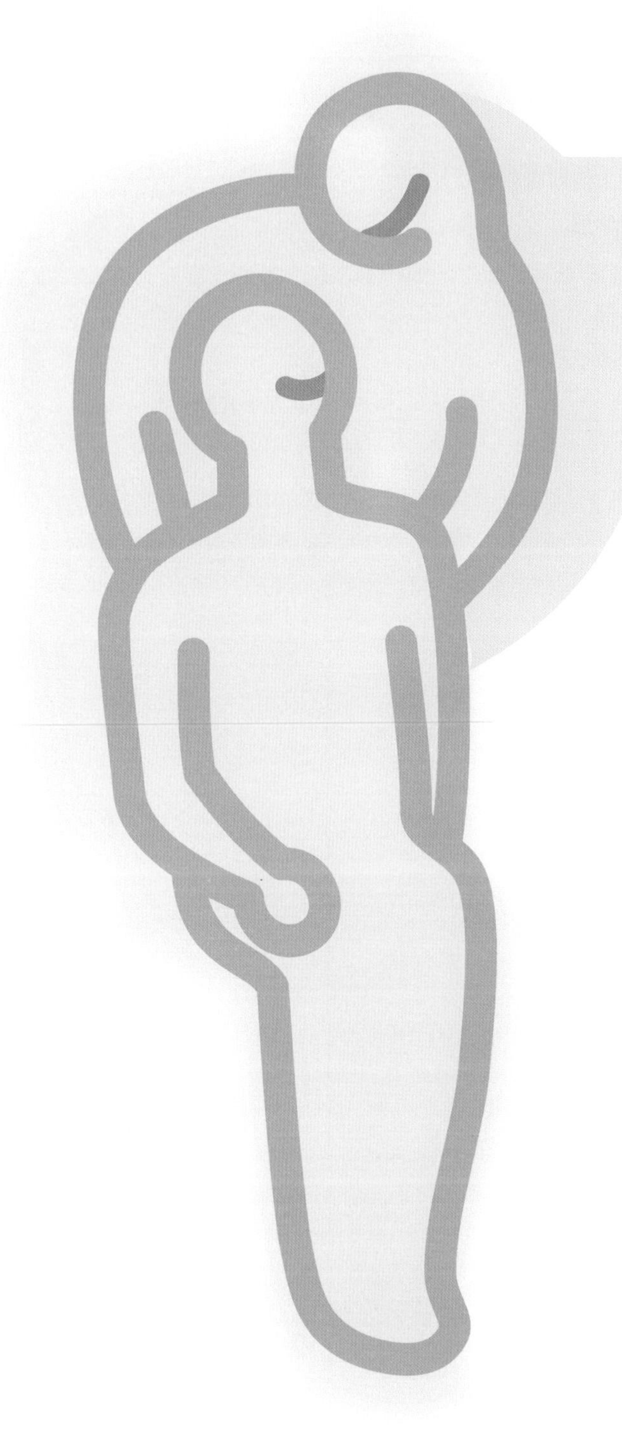

田中美惠子 編著

医歯薬出版株式会社

＜執筆者一覧＞

●編　集

田中美恵子	亀田医療大学副学長・看護学部教授，東京女子医科大学名誉教授

●執　筆

嵐　弘美	川崎市立看護大学看護学部
異儀田はづき	東京女子医科大学看護学部
江波戸和子	千葉大学大学院博士後期課程
小山　達也	聖路加国際大学大学院博士後期課程
菅原とよ子	元東京女子医科大学看護学部
田中美恵子	編集に同じ
濱田　由紀	東京女子医科大学看護学部
若狭　紅子	元横浜市立大学医学部看護学科

（五十音順）

This book is originally published in Japanese
under the title of :
SEISHINKANGOGAKU
GAKUSEI-KANJA-NO STÔRÎ-DE TUDURU
JISSHÛTENKAI
（Guide of Psychiatric Nursing Practice for
Students
Learning through the stories of student -
patient relations）

Editor :
TANAKA, Mieko
Professor, Division of Psychiatric & Mental Health
Nursing
Kameda University of Health Sciences, School of
Nursing

ISHIYAKU PUBLISHERS, INC.
7-10, Honkomagome 1 chome, Bunkyo-ku,
Tokyo 113-8612, Japan

第3版 はじめに

2001年の初版発行以来，本書は多くの看護学生の方々，また看護教育に携わる方々にご活用いただき，2015年には第2版を発行し，この度，第3版を無事発行する運びとなりました．

この間，2014年2月にはわが国でも，国連の障害者権利条約が批准・発効され，それに至るまでには，障害者基本法の改正（2011年），障害者虐待防止法の制定（2011年），障害者総合支援法の制定（2012年），障害者差別解消法の制定（2013年）など，多くの法整備が行われました．

こうした動きを受けて，当然のことながら，これまで以上に障害者の基本的人権の確保，その固有の尊厳が求められていることは言うまでもありません．精神障害を有する人も，積極的な社会の構成員として，主体的に社会参加する機会の確保が求められています．

2017年には厚生労働省から「これからの精神保健医療福祉のあり方に関する検討会報告書」が発表され，今後は一般施策と同様に，「地域包括ケアシステム」の理念と考え方を基軸とし，精神障害の有無や程度にかかわらず，だれもが地域の一員として安心して自分らしい暮らしができるよう，医療・障害福祉・介護，住まい，社会参加（就労など），地域の助け合い，普及啓発（教育など）が包括的に確保された「精神障害にも対応した地域包括ケアシステム」の構築を目指すとされました．

先の第2版では，こうした地域化の流れを反映して，外来や訪問看護，地域活動支援センターでの実習など，地域ケアの事例を複数加えるとともに，昨今増加しているうつ病者，発達障害者や，身体疾患を合併した高齢者の事例などを加えましたが，今回は，さらにさまざまな法制度の変更を反映して随所で記述の見直しを行いました．

また，これらの動きと歩を同じくするように，DSM（精神障害／疾患の診断・統計マニュアル）も，2013年には，米国精神医学会より第5版が刊行され，さらに2022年には，その本文改訂版であるDSM-5-TRが刊行されましたので，本書もそれに準拠して全面的にDSM-5-TRに記述を改めました．

このように精神保健医療福祉の動きは目まぐるしく変化しており，それに伴い看護に期待される役割もますます多様化してきています．私たちの意識も日々変革していくことが迫られていますが，しかし，人と人とのかかわりを通して物語として紡がれる精神看護の本質には変わりがないものと思われます．

引き続き，多くの方々に手に取っていただき，本書が精神看護の学びに少しでも役立つことを心より願うものです．

2024年2月

著者代表　田中美恵子

はじめに

1997 年度から実施された看護教育のカリキュラム改正によって，すべての看護基礎教育機関において，「精神看護学」が独立した柱として教授されるようになりました．看護は実践科学であり，講義で学んだ知識や技術を個別の対象に具体的に実践しながら学ぶ実習の重要性は測り知れないものがあります．

本書はこのような看護教育における実習の重要性に鑑み，講義等で学んだ知識や技術を統合して，個々の対象に応用実践する実習に役立つようにつくられたものです．本書は何よりもまず，実習に臨む学生の視点に立ち，学生の体験の過程に沿ってまとめられている点に大きな特徴があります．

全体の構成は，第Ⅰ部，第Ⅱ部という２つの大きな部分から成り立っています．

第Ⅰ部は「総論」として，実習にあたって学生が，精神看護学の基本的な考え方や技術・技法について復習できるよう構成されています．そこでは，QOL の考え方を中心に据え，精神看護実践の目的，特徴，構造などが示されていますが，同時に，精神医療サービスの受け手の人権保護について学生時代から意識化できるよう，倫理的事項についても積極的に取り入れるよう配慮しました．

第Ⅱ部「各論－臨地実習」は，特に緊張が高いと考えられる精神看護学実習を考慮し，「実習のための心構え」を導入部分におき，実習の流れに沿って，「看護計画のための情報の整理」，「看護計画の実際」，「カンファレンスと実習の振り返り」という順序で構成されています．特に第３章「看護計画の実際」では，各精神障害別に，それぞれの障害に関する基本的な知識と看護のポイントを押さえつつ，学生と患者とのストーリー展開を通して，看護計画の立案が学べるよう工夫されています．精神保健医療サービスの地域化をふまえ，地域における援助の実際についても付け加えました．これらのストーリーは，特に対人的関わりが重要な意味をもつ精神看護学実習の特徴をふまえて，著者らのこれまでの実習指導の経験をもとに創作されたものであり，なかに使われた事例は全く架空のものであることをお断りしておきます．

知識は，「コラム」，「復習のための資料」として随所に配置し，実践に即した形で必要なときに必要な知識が取り出せるよう配慮しました．また，学生が自分の思考や感情を振り返りながら，創意工夫して看護を展開する姿勢を身につけられるとともに，緊張・ストレスの高い実習において，学生自身が自己のメンタルヘルスを保ちつつ，自己成長を促すことができるように，適宜アドバイス等を挿入しました．さらに，全体に図版，イラスト等を多用し，学生がわかりやすくまた楽しく学べるよう工夫しました．巻末には，実習に必要な資料等を充実させ，短い実習期間で効果的な学習が進められるよう配慮しました．

このような趣旨でまとめられた本書が，看護学生の皆さん，精神看護学の実習指導に携わる教員や臨床ナースの方々，さらにはフレッシュナースの方々に役立ち活用されることを心より願っております．

本書は，人と人との関わりを通して展開される精神看護学実習のリアリティが伝わるようストーリーを配した点に大きな特徴がありますが，実際の実習展開には無限のバラエティがあることは言うまでもありません．学生の皆さんがそれぞれの実習において，唯一無二のストーリーを綴られ，精神看護の醍醐味を心ゆくまで体験されることを期待しています．

2001年1月　　新世紀を迎えて

著者代表　　田中美恵子

もくじ

第Ⅰ部 総論

第 II 部 各論 臨地実習

第3章　看護計画の実際

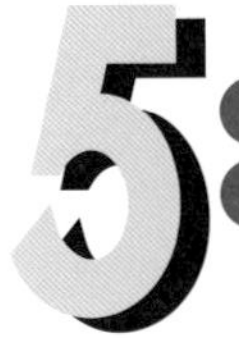

うつ病患者の看護 141 *若狭紅子*

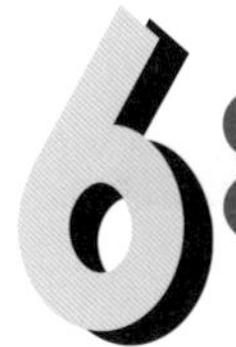

強迫症患者の看護 150 *田中美恵子*

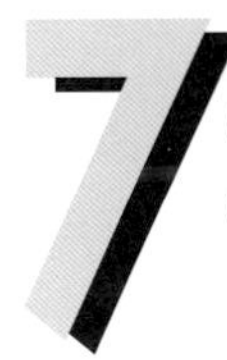

ボーダーラインパーソナリティ症患者の看護 161 *江波戸和子*

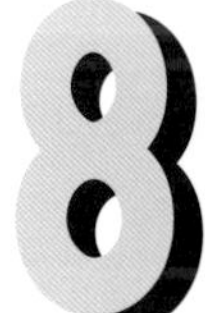

摂食症群患者の看護 172 *江波戸和子*

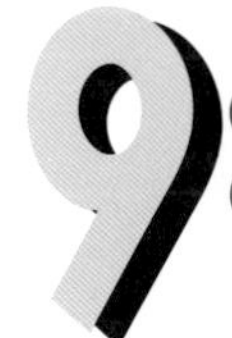

アルコール使用症患者の看護 184 *江波戸和子*

Total Design : S. Ogawa

第 I 部
総 論

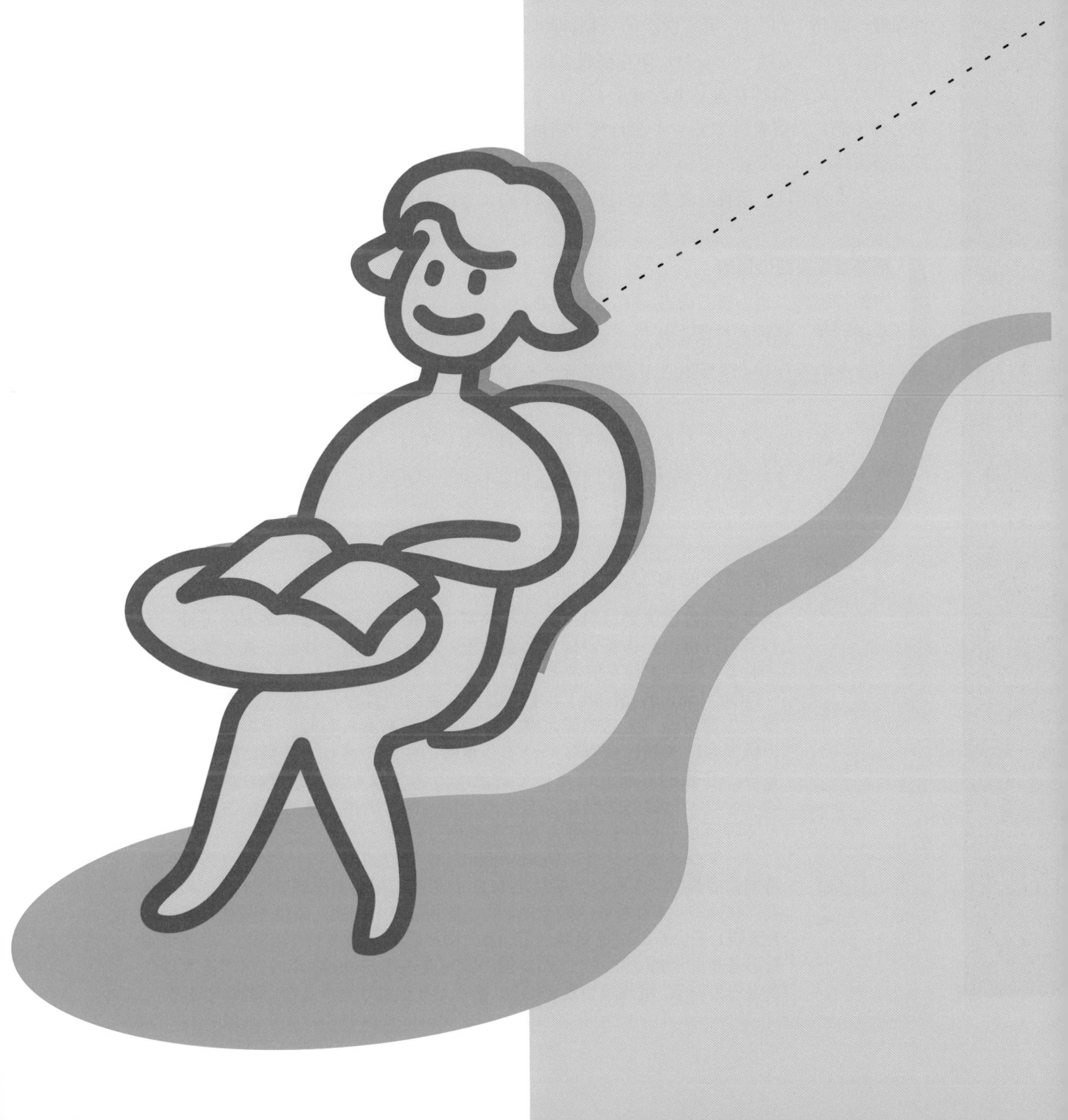

第1章　本書における精神看護学のとらえ方
－精神看護 QOL モデル－

1. 精神看護実践の目的

精神看護実践の究極的な目的は，「精神看護学の対象である人が，その人の望む生活をその人らしく生き生きと送れるよう援助すること」といえる．この目的は，そのまま「対象のQOL（quality of life）の維持・向上」と言い換えることもできる．その対象は，精神的に健康な人から，精神障害をきたした人まで幅広く含む．つまり，精神看護実践は，精神障害の第一次予防（精神保健の維持・向上），第二次予防（精神障害をきたした人への看護援助），第三次予防（精神障害者のリハビリテーション）から構成される．

学生のための精神看護学実習ガイドとして，本書ではこのうち特に精神障害の第二次予防と第三次予防に焦点を当てて，すなわち「精神障害をきたした人への看護援助」を中心にして精神看護実践について述べていく．

そこで本書では，精神看護実践の目的を以下のように定義することとする．

精神看護実践の目的

精神障害によって日常生活に支障をきたした人に対して，精神看護学の知識と技術を用いて，精神的健康を可能なかぎり回復し，人間的尊厳をもって，その人が望む生活をその人らしく生き生きと送れるよう援助すること．

このような目的のもとに行われる精神看護実践においては，「その人が望む生活をその人らしく生き生きと送る」という意味で，「自律」「自己決定」「QOL」「ノーマライゼーション」などの概念が重要となってくる．

コラム　*精神看護実践の key 概念*

自律と自己決定：自律と自己決定は，個々人のもつ「基本的人権」としての「自由」あるいは「自由意思」による判断・決定が最大限に尊重されるという思想を底流とした，倫理上の基本原則となる概念である[1]．

QOL（quality of life）：生活の質，生命の質などと訳されるQOLは，個人の安寧感，生活の満足感，幸福感などをあらわし，その基準は個人の価値観に多岐に依存している．患者の生活のあり方を単に医療者側からみた客観的な所見によって評価するのではなく，患者側からみた生物・心理・社会的活動などを含めた総合的な力や，生きがい，満足感などで評価しようとする考え方に基づいている[2]．

ノーマライゼーション（normalization）：1959年，デンマークの知的障害協会会長バンクーミケルセン, N.E. が最初に唱えた思想で，「すべての障害者に共通の，すなわち他の市民と同じ生活条件・様式，環境を提供する社会を実現していくこと」を意味している．精神遅滞者領域から始まり，障害者福祉の基本的思想となった．わが国の障害者基本法（1993年成立）の基本理念となっている．精神障害者のQOLを考えるうえで欠かせない概念である[3]．

2. 精神看護学の知識と技術

看護師は，精神看護実践の目的を達成するために，精神看護学の知識と技術を用いて対象の生活にアプローチしていく．

では，精神看護学の知識と技術には，どのようなものがあるのだろうか．

1）精神看護学の知識

精神看護学の知識は，さまざまな関連学問分野の知識から成り立ち，きわめて学際的である．具体的には，以下のような内容がある．

(1) **精神医学的知識**：医学モデルに基づいた精神疾患論や治療方法に関する知識

(2) **精神分析的知識**：精神力動論に基づいた心の構造や機能に関する知識，対象関係論に基づく対象関係の発展に関する知識，および精神療法の治療過程に関する知識

(3) **成長発達理論の知識**：社会心理学的成長発達理論に関する知識

(4) **リハビリテーションにかかわる知識**：リハビリテーションモデルに基づいた障害概念やリハビリテーション・アプローチに関する知識

(5) **行動療法的知識**：ストレス適応理論を含む行動療法や認知行動療法に関する知識

(6) **集団精神力動論的知識**：集団力学や集団精神療法に関する知識

(7) **精神保健の問題にかかわる歴史・法律・制度・文化に関する知識**：精神の保健・医療・福祉にかかわる諸制度やその歴史的変遷に関する知識，および偏見・スティグマ（社会的烙印）の問題についての認識

本書では，以上の諸理論や知識については，各章で適宜，コラムなどで取り扱うので，復習として知識の整理に役立てていただきたい．

2）精神看護学の技術

精神看護学の技術には，対象との関係を形成する対人関係的技術と精神状態をアセスメントする技術がある．これらの技術を用いて，観察・査定・実施・評価という一連の看護過程に沿った具体的な生活援助（セルフケアへの援助）が行われる．またこの具体的な生活援助の過程のなかに，さまざまな精神看護実践に共通する働きかけの技法（p.34 第2章 2. 参照）が含まれる（**図 1-1-1**）．

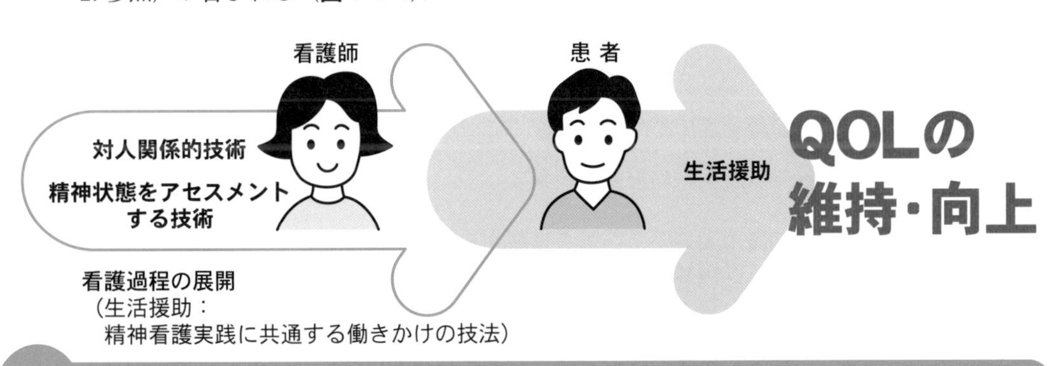

図 1-1-1　精神看護学の技術と生活援助

3. 精神看護実践の特徴

1）対人プロセスを通した生活援助

精神看護実践は，一連の対人プロセスを通して，対象の生活援助を行っていく点に大きな特徴がある．したがって，その実践過程においては，常に対象との相互作用が展開している．つまり，患者と看護師の両者が，常に相互に影響し合っているといえる．そこで精神看護実践においては，看護師自身の自分を見つめる力や，相手を共感的に理解する力が重要となってくる．

またその実践過程においては，対人関係的技術と精神状態をアセスメントする技術が，常に同時並行して相補的に用いられている．つまり，看護師は，生活援助の過程において，患者との関係をつくりながら観察を行い，患者の精神状態に関する仮説を立てて，患者の反応やフィードバックをみて仮説を確かめながら判断し，看護介入を行い，次の関係へと進んでいく．そして，この実践過程は，すべて相互作用を媒介として展開しているので，看護介入の評価とともに，患者–看護師関係の評価や，関係性のなかでの看護師自身の評価も同時に行われる（**図 1-1-2**）．

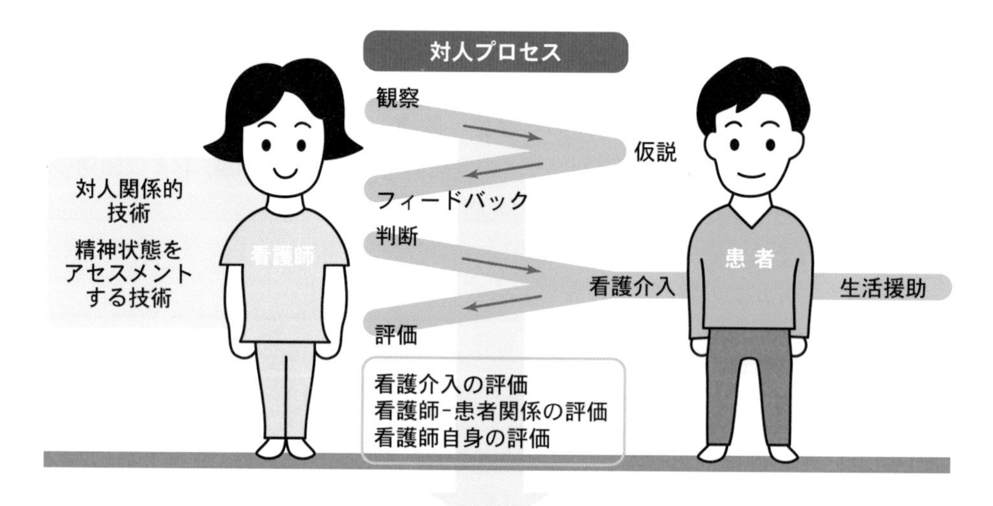

図 1-1-2 精神看護実践の特徴－対人プロセスを通した生活援助

> **コラム** *精神看護実践における重要な３つの要素*（**図 1-1-3**）
>
> 精神看護実践の重要な要素として，以下の３つがある．
>
> 知識：人の心と行動を理解するための諸理論
> 　　　精神の健康問題を取り巻く状況（歴史・法律・制度・文化など）
> 技術：対人関係的技術
> 　　　精神状態をアセスメントする技術
> 行為：知識と技術を統合した具体的な生活援助（看護過程の展開）

精神看護学の基本的な技術として，精神状態をアセスメントする技術，対人関係的技術，および精神看護実践に共通する働きかけの技法については，第2章に詳しく述べる．

2）精神看護実践における対象理解

精神看護実践では，対象を理解することがまず重要である．対象理解には次の2つがある．

・知性的理解：知識に基づいた対象理解

・感性的理解：感性を通した対象理解（共感的理解）

すべての看護局面において，知性的理解と感性的理解が共存することが重要である．

3）精神看護実践における行為と内省

看護は何よりもまず実践科学である．したがって，具体的な実践にこそ最も重きが置かれる．一人ひとりの患者に応じた具体的な実践は無限にある．そこで，看護師自身の生活体験の豊かさの他，工夫する力，柔軟性，判断力，想像力，新奇の目をもって気づく力や好奇心など，つまりは imagination や creativity や judgement の能力が問われてくる．またこうした実践行為は，練習を通じて熟練してくる技術によって支えられているので，看護実践においては，“経験”することが重要となってくる．

しかし，看護実践は行為に重きが置かれると同様，内省にも重きが置かれる．看護の対象や自分自身の心の動きを感性豊かにとらえ，自分の看護行為を内省していくことで，看護師としてよりいっそう成長し，自己の技術に磨きをかけていくことができる．つまり，精神看護を実践する者は，active & sensitive であらねばならないといえる．

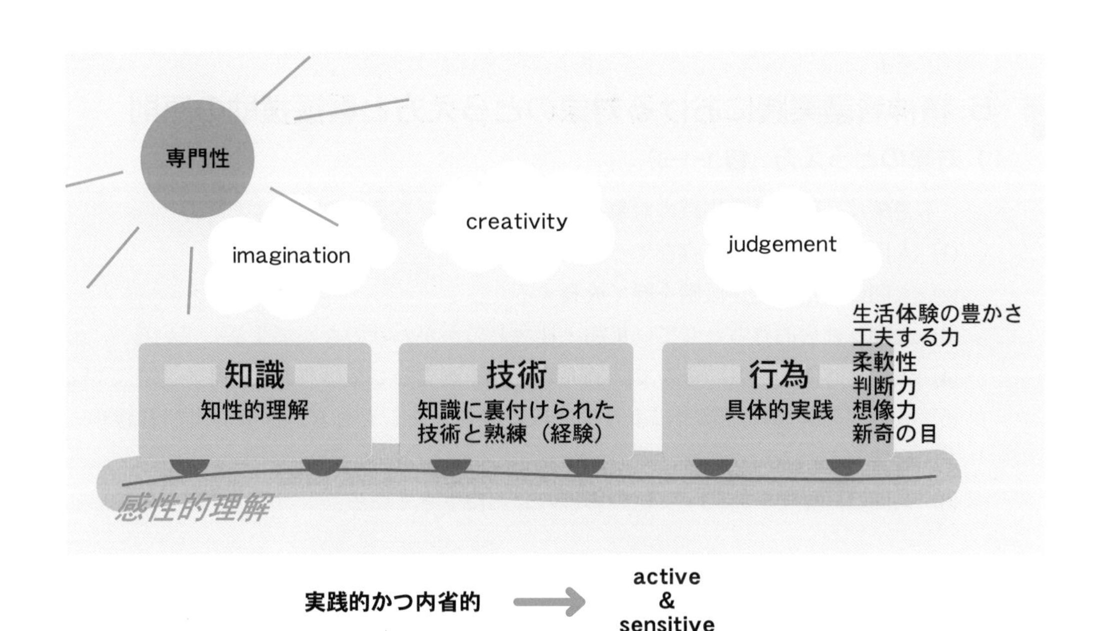

図 1-1-3　精神看護実践における重要な3つの要素

4. 精神看護実践の構造

精神看護実践の構造は,「対象の QOL の維持･向上を目的とし, 人の心と行動の理解を基盤に, 対象の生活（セルフケア）に焦点を当て, 対人関係的技術と精神状態をアセスメントする技術を用いて, 看護過程を通して展開される一連の看護援助」ととらえることができる. さらにこうした精神看護実践は, 常に歴史・時代・文化の影響を受けて成り立っている. 精神看護実践の構造を図にあらわすと, **図 1-1-4** のようになる.

対人関係的技術
精神状態のアセスメント技術

看護過程（看護援助）

生活（セルフケア）
→QOLの維持･向上

図 1-1-4 精神看護実践の構造

5. 精神看護実践における対象のとらえ方と看護援助の原則

1）対象のとらえ方（図 1-1-5）

本書では, 精神看護実践の対象を以下のようにとらえることとする.

(1) 人間は生活者として存在する.

(2) 人間は一定の発達段階を経て成長する.

(3) 人間は社会的存在として, 集団・社会とのかかわりのなかで生活している.

(4) 人間は時間的流れのなかで, 個人の体験を歴史として織りなし人生を生きている.

(5) 人間が精神の健康障害により生活に支障をきたしたとき, 医療および看護サービスが必要とされる.

(6) 人間は, 歴史・時代・文化の影響のもとに生きている.

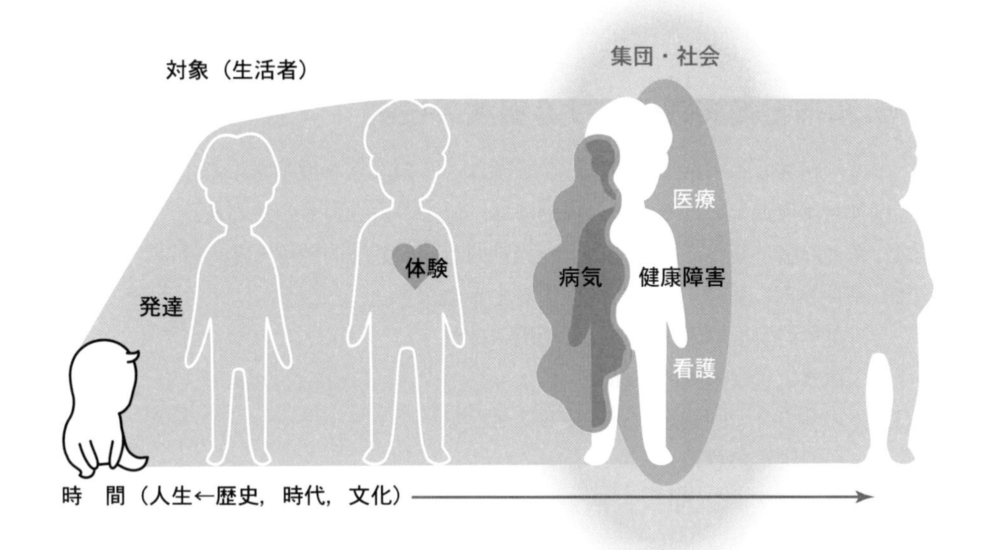

図 1-1-5 精神看護実践における対象のとらえ方

2）看護援助の原則

本書における以上のような対象のとらえ方から，次のような看護援助の原則が導き出されてくる．

(1) 生活する（セルフケア）能力の維持・向上へ向けて働きかける．
(2) 発達段階を考慮して査定・介入を行う．
(3) 個人と集団・社会との相互作用について理解し介入する．
(4) 各人の人生の歩みのなかで，対象を感性的に理解する．
(5) 精神の健康障害と保健・医療・福祉システムについて理解する．
(6) 精神の健康問題や関連諸制度に及ぼす歴史・時代・文化の影響について理解する．

つまり，人間はまず生活者としてあり，精神の健康障害によって生活に支障をきたしたときに，医療および看護サービスが必要とされる．したがって，看護サービスにおいては，対象の生活する能力の維持・向上へ向けた働きかけが重要となってくる．また，精神の健康障害そのものの理解とともに，精神の健康問題に関連した保健・医療・福祉サービスの成り立ちや，それに影響を与える歴史的・時代的・文化的状況について理解することが必要となってくる．一方，看護サービスを求めてやってくる人々は，それぞれ独自の存在として，個人としての歴史をもつ存在であるから，対象を個人として尊重し，感性的に理解することが前提となる．また，人間は社会的存在として，社会・集団とのかかわりのなかで生活し，一定の発達段階を経て成長するものと仮定されるから，対象の理解においては，個人と集団・社会との相互作用や発達段階を考慮して，査定・介入を行っていくことが重要となる．

6. 精神看護実践における看護の役割

では，精神看護実践において，看護師は，どのような役割を果たすのであろうか．

精神看護実践における看護の役割には，以下のようなものがある．

(1) 精神障害に基づく身体的および精神的苦痛の共感的理解とその軽減
(2) 精神障害に基づく生命の危機に対するケア
　・身体的安全の確保・安全な環境の提供
　・休養および栄養の確保
(3) 障害者自身の回復意欲を支えること
　・自己決定の尊重
　・セルフケアの援助
　・知識の提供
　・社会資源の調整
(4) 医療を受けることから起こる困難への援助
　・入院による外傷体験の理解と援助
　・薬物の副作用への対処
　・閉鎖的・画一的医療環境の改善
　・医療社会におけるパターナリズム（p.109 コラム参照）の改善
(5) 精神障害による生活上の困難への援助
　・生活障害（または生活のしづらさ：p.108 コラム参照）への援助
　・偏見や社会的不利の理解と援助
　・障害受容過程の困難の理解と援助
(6) 保健・医療・福祉が円滑に行われるよう，病院ならびに地域における各専門職間の調整

7. 精神看護学の実習目標

精神看護学の実習目標は，各校でそれぞれの教育理念に基づいて定められているが，ここでは，次のような精神看護学の実習目標を一例として示すこととする．

〔精神看護学実習目標の一例〕

1. 精神障害をきたした人の心と行動を生物・心理・社会的観点から理解する．
　(1) 発病に至った経緯を生物・心理・社会的観点から説明する．
　(2) 発達段階を考慮して，精神状態をアセスメントする．
　(3) 精神状態のセルフケア行動への影響をアセスメントする．
　(4) 健康な精神活動を把握する．
2. 生活者としての精神障害者を理解する．
　(1) 生活者としての精神障害者の人権について理解する．
　(2) 入院生活や治療が精神障害者の生活に及ぼしている影響をアセスメントする．

(3) 社会的諸条件が精神障害者の生活に及ぼしている影響をアセスメントする.

3. 対人関係的かかわりを通して，精神障害者の生活援助を実践する.

(1) 対人関係的技術を用いて，対象との関係を形成する.

(2) 対象との関係の展開を，自己洞察を通して評価する.

(3) 看護過程を用いて，対象に応じたセルフケア援助を実践する.

(4) 社会資源を活用し，対象の今後の生活に向けてのリハビリテーション援助を構想する.

4. 精神科病院ならびに地域で行われている保健・医療・福祉アプローチについて知る.

(1) 精神科病院で行われている各種治療的アプローチ（集団療法・作業療法・デイケア・訪問看護など）について知る.

(2) 入院患者に利用可能な地域の社会資源（保健センター・地域活動支援センター，グループホームなど　付録3：「精神障害者が利用できる主な社会資源」参照）の活用について知る.

(3) 病院ならびに地域における各種専門職と看護師との連携について知り，看護師のコーディネーション機能について理解する.

引用・参考文献

1) 坂本百大：看護と生命倫理. からだの科学(増刊)，8：34～38，1991.
2) 黒田裕子：クオリティ・オブ・ライフ（QOL）その概念的な側面. 看護研究，25(2)：2～10，1992.
3) 古川孝順・他：社会福祉論. pp.413～414，有斐閣，1993.
4) 野嶋佐由美：精神看護学の位置づけ. 保健の科学，39(6)：364～369，1997.
5) 阿保順子：精神科看護の方法－患者理解と実践の手がかり. 医学書院，1995.
6) Orem, D.E.，小野寺杜紀訳：オレム看護論－看護実践における基本概念. 第4版，医学書院，2005.
7) 南　裕子・稲岡文昭監修，粕田孝行編：セルフケア概念と看護実践. へるす出版，1987.
8) 田中美恵子：ある精神障害・当事者にとっての病いの意味－地域生活を送るNさんのライフヒストリーとその解釈. 看護研究，33(1)：37～59，2000.
9) 田中美恵子：ある精神障害・当事者にとっての病いの意味－Sさんのライフヒストリーとその解釈：スティグマからの自己奪還と語り. 聖路加看護学会誌，4(1)：1～20，2000.
10) 田中美恵子：精神障害者のリハビリテーション看護. TACSシリーズ精神看護学（中西睦子監修，安藤幸子・他編）. 健帛社，2000.

第２章　精神看護学の技術と技法

1. 基本的技術

1）精神状態をアセスメントする技術

（1）精神状態のアセスメントと看護

精神機能の障害は，生物・心理・社会的な影響が複雑に絡み合って起こってくる．また，心身は常に相関しているので，精神的な不調は身体や行動を通して表現される．

看護の視点からは，患者の精神状態が具体的な生活行動のなかにどのような形であらわされているのかを観察し，患者の生物・心理・社会的な情報を統合したうえでアセスメントを行い，看護援助へと結びつけていくことが重要である．

またその際，向精神薬の作用や副作用も念頭に入れて，観察を行っていく．

（2）精神状態のアセスメントの方法

看護師は，24 時間を通して患者の日常生活を援助するなかで，患者の精神状態をアセスメントするための数多くのデータを得ている．

精神状態をアセスメントする方法は，観察と面接の２つに分けられる．

①観　察：

日常生活の直接的な援助を通した観察

・食事，排泄，清潔，活動，睡眠などへの援助を通した観察

入院生活場面での観察

・他の患者との交流場面や日常の過ごし方の観察など

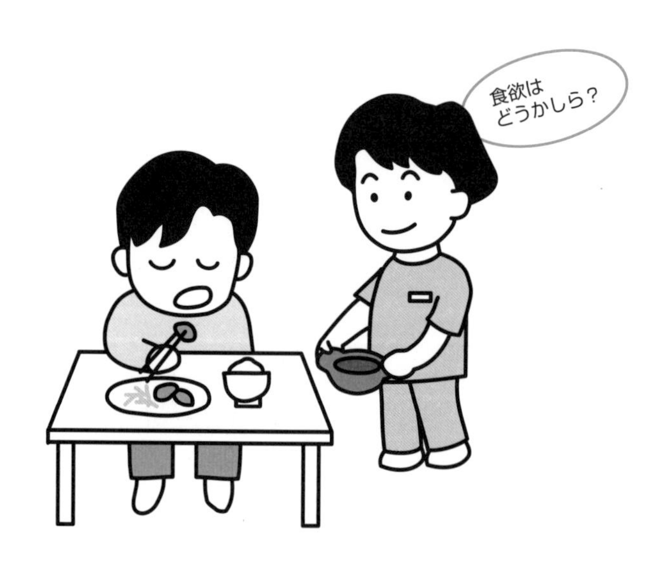

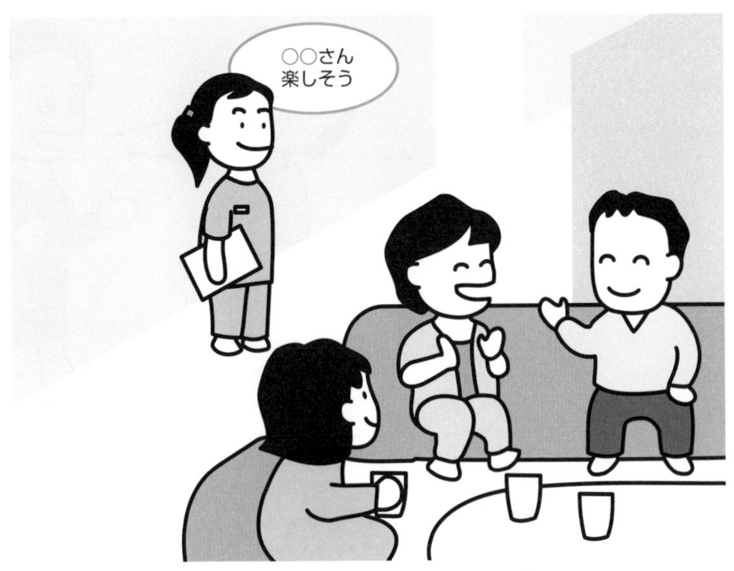

② 面　接：特定の場面を設けての観察（入院時面接など）

(3) 観察の視点

精神状態をアセスメントするための観察の視点には以下のようなものがある．

① 外見：(服装)

季節感はどうか
（暑さ・寒さに配慮した衣類か）？
だらしなくはないか？
清潔感はどうか？
過度の几帳面さがないか？
極端な派手さや奇異な感じはないか？

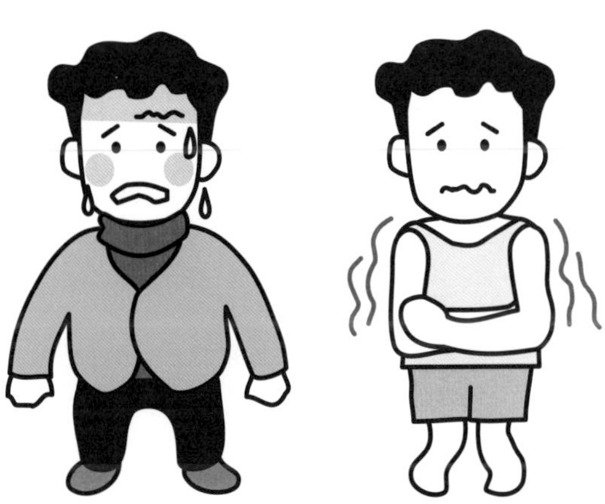

② 行動：

姿勢はどうか（前屈み・偏り・緊張）？
表情はどうか（柔和・険しい・無表情など）？
態度はどうか
（不安げ・防衛的・被害的・依存的・誇大的・多幸的など）？
視線はどうか（アイコンタクトはあるか）？
からだの動きはどうか（せわしい・ゆっくり・ぎくしゃくなど）？
歩行の仕方はどうか（前屈み・小走り・ゆっくりなど）？
行動に日内変動はあるか（日中と夜間に差があるか）？

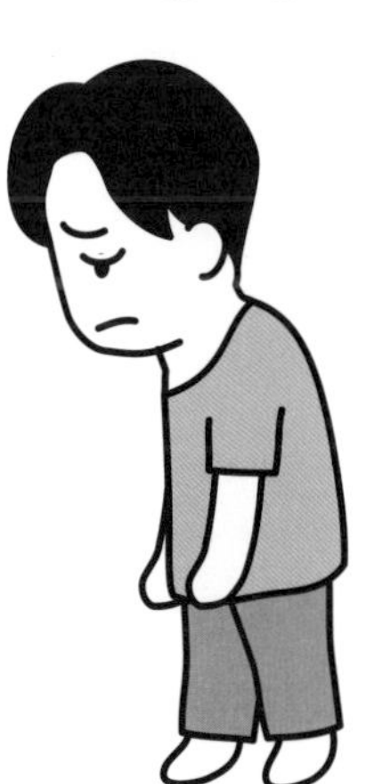

③ 話し方：
言語障害はないか？
呂律はどうか？
話にまとまりはあるか？
話が一方的か？
寡黙か？
話すスピードはどうか（ゆっくり，早口など）？

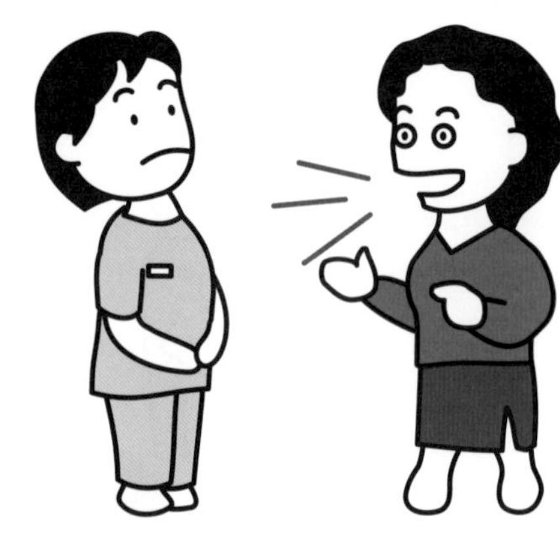

④ 話す内容：
妄想的か？
論理的か？
心気的か？

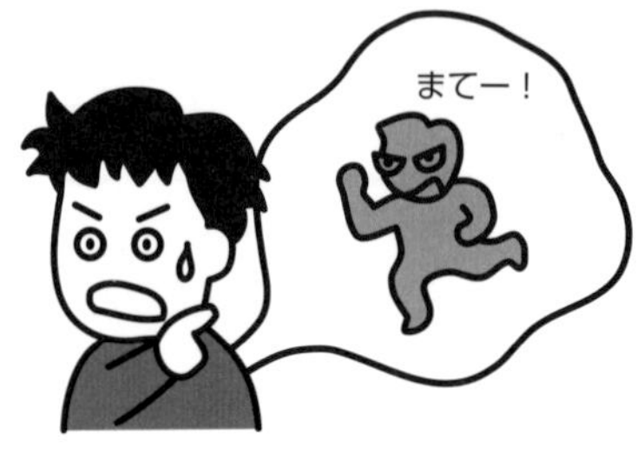

⑤ 自己についての表現：
自尊感情の低下があるか？
自己の過剰評価があるか？
身体像（ボディイメージ）はどうか？
性同一性はどうか？

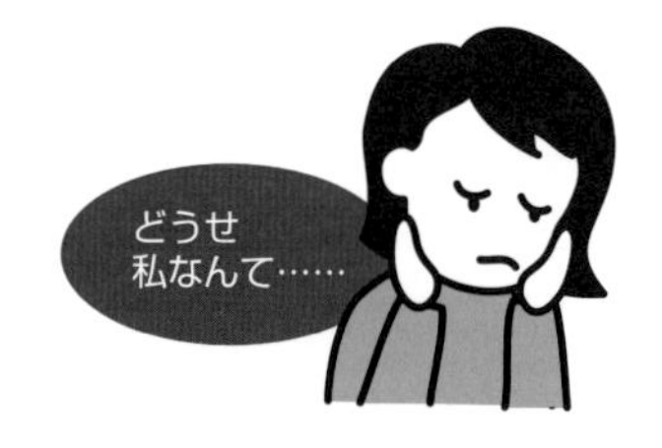

補助的データ

上記のような観察や面接から得られるデータの他に，精神状態をアセスメントするための補助的データとして以下のようなものがある．

- 患者の訴え
- 医師や他職種からの情報
- 家族からの情報（病前性格，生活状況など）
- 生育歴，家族歴
- 既往歴・合併症の有無（器質的要因，外傷，物質乱用，禁断症状など）
- 最近のストレスフルな出来事
- 心理テストや身体的検査の結果など
- 薬物や医療環境など医療そのものが患者に与える影響
- 病識，治療への参加状況

(4) 精神状態のアセスメントのポイント

ここでは，精神状態をアセスメントするための一般的な枠組みを提示する（**表 1-2-1**）.

表 1-2-1 精神状態のアセスメントのポイント

観察項目	観察の視点	主要精神症状
意識	意識の覚醒レベルはどうか？ 意識の変容はないか？	意識混濁（軽度・中等度・重度），失神，せん妄，もうろう状態，アメンチア
知能	知能障害はないか？	知的能力障害，認知症
記憶	記憶障害はないか？	記銘力障害，健忘症候群
見当識	見当識障害はないか？	見当識障害 ── 時間的見当識障害，場所的見当識障害，人物見当識障害
知覚	知覚異常はないか？	幻覚 ── 幻視，幻聴，幻嗅，幻触，幻味
思考	思考障害はないか？ 思考の流れの障害 思考の論理性の障害 思考内容の障害	 思考奔逸，思考制止（思考途絶） 連合弛緩（連合解離），滅裂思考 妄想 ── 妄想気分，妄想知覚，妄想着想
感情	感情障害はないか？ 不安・感情の不安定 抑うつ・躁	 不安焦燥状態，感情易変性，感情失禁 抑うつ状態，躁状態 感情鈍麻，多幸症
意欲	意欲の障害はないか？	精神運動性興奮，多動，行動抑制，無為，自閉 緊張病症状群（緊張病性昏迷，カタレプシー，緊張病性興奮，緘黙，常同症）
自我意識	自我意識障害はないか？ (1) 能動性の意識 (2) 単一性の意識 (3) 同一性の意識 (4) 外界と他人に対する自我意識	 離人症体験，作為体験 二重自我，二重思考 来歴否認症候群 思考吹入，思考奪取，考想伝播，考想察知

復習のための資料

意識 *に関する復習*

（ 意識の覚醒レベルの障害 ）

意識混濁とは？

意識の覚醒レベルが低下すること．

意識混濁のレベル

清明	**意識障害がまったくない状態**
傾眠	**軽度の意識混濁．注意力が低下しているが，呼名などの刺激により覚醒する状態**
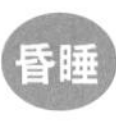 **昏睡**	**重度の意識混濁．意識がまったく消失しており，精神活動はまったくみられない．体動もなく，嚥下反射や痛覚反射などの反射機能も消失している．外部からの刺激にも反応しない**

意識の覚醒レベルの判定：3－3－9 度方式（Japan coma scale）

Ⅰ．刺激しないでも覚醒している状態

1. 意識清明とはいえない
2. 見当識障害がある
3. 自分の名前，生年月日が言えない

Ⅱ．刺激すると覚醒する状態

10. 普通の呼びかけで容易に開眼する
20. 大きな声または体をゆすることにより開眼する
30. 痛み刺激を加えつつ呼びかけを繰り返すとかろうじて開眼する

Ⅲ．刺激しても覚醒しない状態

100. 痛み刺激に対して払いのけるような動作をする
200. 痛み刺激で少し手足を動かしたり顔をしかめたりする
300. 痛み刺激にまったく反応しない

付　**R：不穏状態　Ｉ：失禁　A：自発性喪失**

30R，3Aなどと表現する

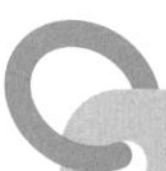

memo　*失神とは？*

昏睡と同じ意識消失に突然に陥り，数秒ないし数分後に正常意識に戻る場合をいう．解離症などにみられる．

（ 意識の変容状態 ）

せん妄とは？

軽度または中等度の意識混濁に，錯覚や幻覚などの意識変容を伴う場合をいう．せん妄状態にある患者は，極度の不安や恐怖に襲われ，興奮し動き回る（**精神運動性興奮**）．また，せん妄状態は夜間にあらわれることが多い．
<原因疾患>　アルコール関連症，認知症，症状性精神障害など．

もうろう状態とは？

意識混濁は軽度だが，意識野（視野）が狭くなることが特徴．ある領域では的確な精神活動が行われるが，他の領域には注意が向かない．
<原因疾患>　てんかん，解離症，器質性精神障害，心因反応など．

アメンチアとは？

意識混濁は軽度だが，思考の混乱がみられ，外界の認識ができないために困惑に陥った意識の変容状態．
<原因疾患>　産褥精神症，症状性精神障害，統合失調感情症，せん妄の前段階や回復期にもみられる．統合失調症の急性期にもみられることがある．

● 知能 *に関する復習*

（ 知能障害の２つの成り立ち ）

知的能力障害とは？

遺伝的あるいは胎生期・周産期および出生後の原因によって，知能の発達が妨げられ，停滞して正常の知能段階にまで達していない場合．

認知症とは？

いったん発達した知能が，脳の損傷によって失われた状態．

ICD－10の知的能力障害の評価指針[1)]

知的能力障害	IQ範囲	精神年齢
軽度	50～69	9～12歳未満
中等度	35～49	6～9歳未満
重度	20～34	3～6歳未満
最重度	20未満	3歳以下

記憶 *に関する復習*

（ 記憶の３つの機能 ）

①記銘力：新しいことを覚える能力.

②保持力：覚えたことを保持しておく能力.

③想起力：覚えたことを引き出す能力.

記銘力障害とは？

記憶障害のうち，特に新しいことを覚える能力が障害された状態で，数分前の出来事が記憶されていない.

＜原因疾患＞　認知症などの器質性精神障害，脳動脈硬化症，CO中毒など.

健忘症候群（コルサコフ症候群）とは？

記憶障害と関連した病態像で，記銘力障害，見当識障害，および作話を特徴とする．ただし作話は必須ではない.

＜原因疾患＞　アルコール関連症の一病型（アルコールコルサコフ病），意識障害からの回復途上，また認知症の一型としてみられることもある.

memo　*作話とは？*

記憶が欠損している部分を穴埋めするために，無意識的にその部分について作り話をすること.

見当識 *に関する復習*

見当識とは？

見当識とは，自分のいる位置を，自分が置かれた状況との関連のなかで，正しく把握する能力のことをいう．つまり，自分が「今，どこにいるのか」「今はいつなのか」「あなたはだれなのか」といった，自分がいる場所，時間，自分のまわりにいる人などを正しく把握する能力のことである.

＜見当識障害の原因疾患＞

意識障害，認知症，
健忘症候群（コルサコフ症候群），
統合失調症の急性期.

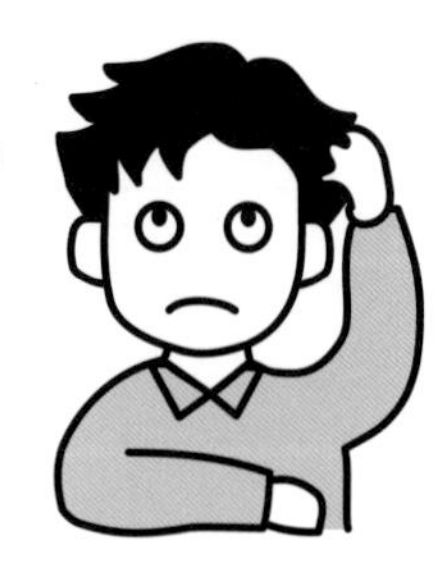

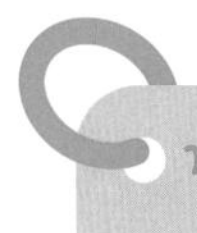

memo　認知症の場合には，通常，時間・場所・人の順に見当識が障害される．

知覚 *に関する復習*

知覚とは？

認知作用のなかでも特に，感覚器官を用いてものを知ること（感性的認知）．

memo　*錯覚と幻覚の違いは？*

錯覚とは？

感覚する対象が現に存在し，それを誤って知覚すること．柳の木を幽霊と見間違ったりする場合などである．錯覚はだれでも経験するが，たいていの場合，自分で誤りを自覚できる．

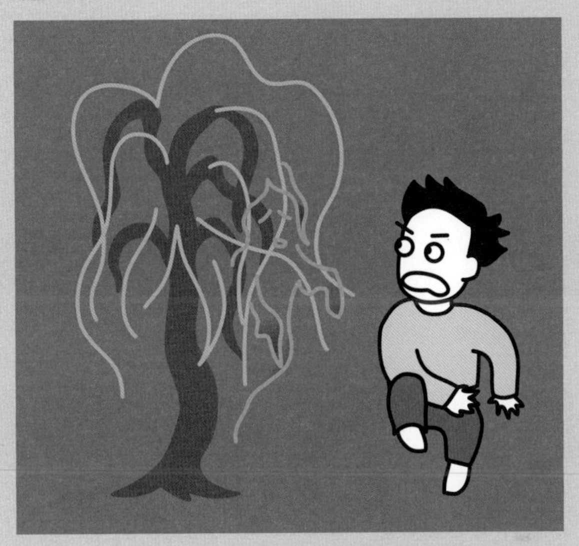

幻覚とは？

感覚する対象がないにもかかわらず，知覚することである．感覚器官に応じて，幻視，幻聴などがある．

＜原因疾患＞　統合失調症，アルコール関連症のせん妄状態，薬物依存症．認知症，器質性精神障害でもあらわれることがある．

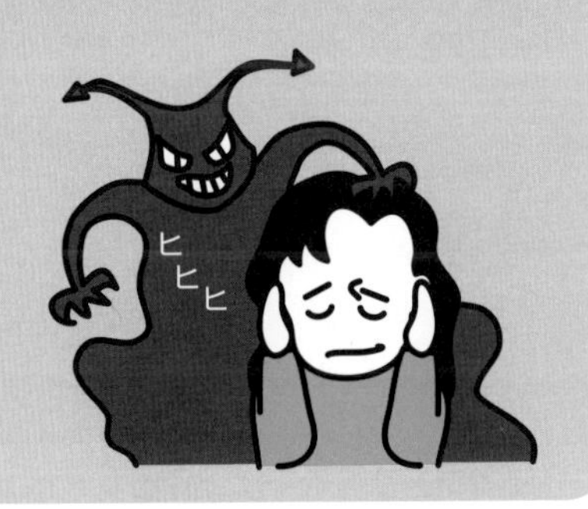

● 思考 に関する復習

(思考の流れの障害)

思考奔逸とは？

次から次へと考えが湧き出して止まらず，早口で話しまくる状態．通常，話題が一定せず，話がとんだり広がったりする．躁状態のときにみられる．

思考制止（思考途絶）とは？

頭のなかに考えがなかなか出てこないで，ゆっくりとしか考えられない状態．抑うつ状態のときにみられる．

(思考の論理性の障害)

連合弛緩（連合解離）とは？

本来論理的であるはずの思考の論理性がくずれた状態．

memo　*統合失調症の基本症状（Bleuler, E., 1911）とは？*

統合失調症（schizophrenia）[*1]という病名を提唱したスイスの精神医学者ブロイラー（Bleuler, E.）は，思考障害（連合弛緩），感情障害（感情鈍麻），自閉，両価性を統合失調症の基本症状とした．また副次症状として，幻覚，妄想，緊張病性症状をあげ，基本症状と副次症状を区別した．

滅裂思考とは？

「連合弛緩」がさらにひどくなり，言葉の論理性がまったくくずれて，何を言おうとしているのか他者にはさっぱりわからなくなるような状態．最近では，向精神薬の発達に伴って，このような症状はきわめて少なくなった．

(思考内容の障害)：妄想の3つの分類

妄想気分とは？

妄想が起こる前の状態で，「何となく周囲の様子がおかしい」など，外界に不快で不気味な変化を，不安とともに感じる気分のこと．

[*1] 日本精神神経学会は，2002年6月29日の評議会においてschizophreniaの訳語である「精神分裂病」という病名を「統合失調症」に変更することを決定した．これは「精神分裂病」という病名が社会的偏見を助長するという社会的観点，およびブロイラーが考えた「連想機能の分裂」が必ずしもこの病気の中心症状とはみなされず，かつ複数の症状から成り立つ症候群であるという医学的観点から，「精神分裂病」という病名が社会的にも医学的にも不適切な病名であるとの合意を得られたためである．厚生労働省は，日本精神神経学会からの申し入れを受け，公文書で「統合失調症」を使用することを認める方針を明らかにした．2005（平成17）年11月7日，障害者自立支援法の公布に伴い，精神保健福祉法の一部が改正され，「統合失調症」がわが国の正式な呼称となった．

memo　*世界没落体験*

「明日，大洪水によって人類が破滅する予感がする」など，妄想気分が極端な形をとったもの.

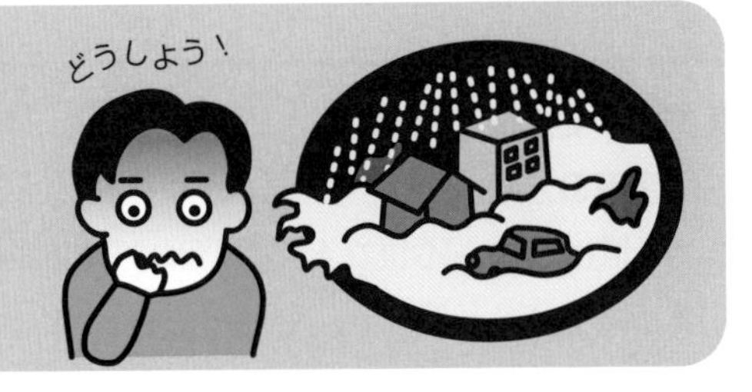

妄想知覚とは？

正常な知覚に，非現実的な意味づけがなされることをいう.「関係妄想」や「被害妄想」などが代表的である.

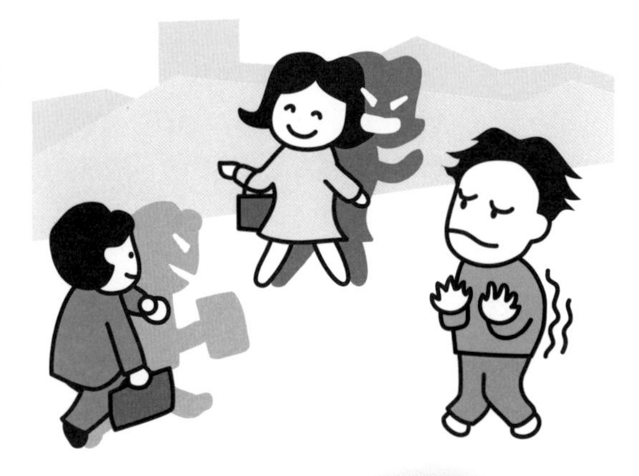

妄想着想とは？

特定の知覚がなく，突然に非現実的な着想がひらめくこと. たとえば，「私は神だ」などと突然思い込むこと.

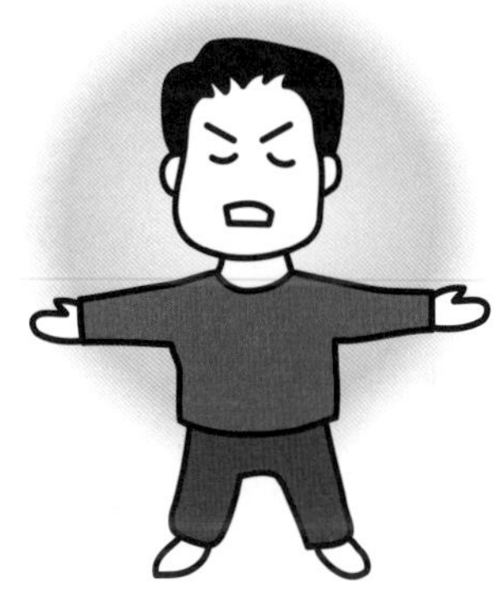

（ 真性妄想と妄想様観念 ）

妄想は，それが心理や状況からみて，他者から理解可能かどうかによって，次のように分類される.

真性妄想（一次妄想）：妄想のなかでも，感情状態や状況から理解されないもの.

妄想様観念（心因性妄想または二次妄想）：感情状態や状況から理解可能なもの.

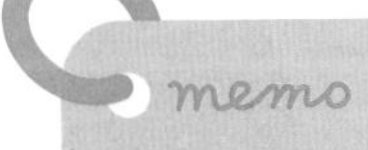

memo　妄想様観念は，統合失調症以外でも，双極症，心因反応，器質性精神障害などにおいてみられる. うつ状態のときに自己を過小評価する「微小妄想」や，反対に躁症状のときに自己を過大評価する「誇大妄想」などがそれに当たる.

● 感情 *に関する復習*

（ 感情の分類 ）

感情は，快－不快などの生理的・身体的感情，飢餓感や性的欲求などの欲求感情，爽快・憂うつなどの気分，怒り・恐れ・不安などの情動に分類される．

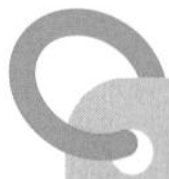

memo　*情動とは？*

感情のうち，怒り，恐れ，喜び，悲しみのように，突然引き起こされた，一時的で急激なものをいう．通常，自律神経系が興奮して内臓や循環器系に変化を起こす．

（ 不安と感情の不安定 ）

不安焦燥状態とは？

何となく落ち着かずイライラしている状態．一般的に，身体的愁訴が多い．

<原因疾患>　不安症群，うつ病，物質関連症，甲状腺機能亢進症，過換気症候群など．

感情易変性とは？

不安のために感情が不安定で，わずかな刺激で動揺しやすい状態．

感情失禁とは？

感情がもろくなり，ちょっとしたことに過度の感情があふれ出る状態をいう．血管性認知症の高齢者などでよくみられる．

（ 抑うつ状態の特徴 ）

- 食欲低下，体重減少
- 睡眠障害
- 性欲の減退
- 物事への関心・意欲の低下，倦怠感の増強
- 思考力・集中力の低下（思考制止・思考途絶）
- 自信喪失．自責感や罪悪感をもちやすい．
- 希死念慮・自殺企図
- 時に非常な焦燥感

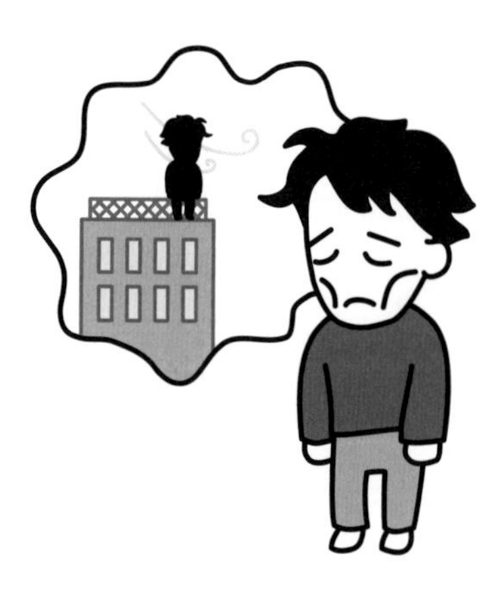

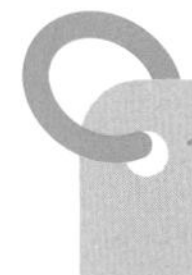

memo　抑うつ状態はうつ病のときの主症状であるが，神経症，器質性精神障害，甲状腺機能低下症でもみられる．認知症の初期にうつ状態を示すこともある．

（ 躁状態の特徴 ）

・高揚気分
・過活動
・睡眠欲求の減少
・性欲の亢進
・自信過剰
・多弁で誇大的
・観念奔逸
・浪費
・無計画な行動

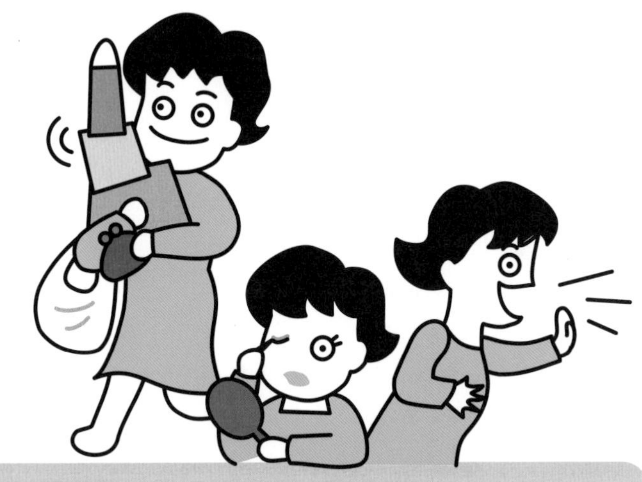

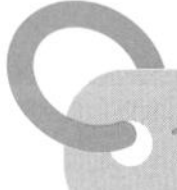

memo　躁症状は，双極症の主症状であるが，進行麻痺などでもみられる．

感情鈍麻とは？

感情の生起が乏しくなること．表情が乏しく，外界に無関心となる．

＜原因疾患＞　統合失調症の慢性退行状態など．

多幸症とは？

常に爽快な気分で，感情状態は単純・単調となる．

＜原因疾患＞　認知症，脳腫瘍，外傷，進行麻痺など．

意欲 *に関する復習*

精神運動性興奮とは？

精神活動も活発で，同時に身体的な動きも活発．感情状態は強い不安にある．

＜原因疾患＞　統合失調症，双極症，てんかん．

多動とは？

不機嫌や焦燥感に伴われる活動性の亢進．双極症などでみられる．

行動抑制とは？

意欲減退に伴う行動の抑制．うつ状態のときにみられる．

無為とは？

統合失調症の慢性退行状態などで，自発性，意欲が低下し，何もせず1日中ゴロゴロしている状態．

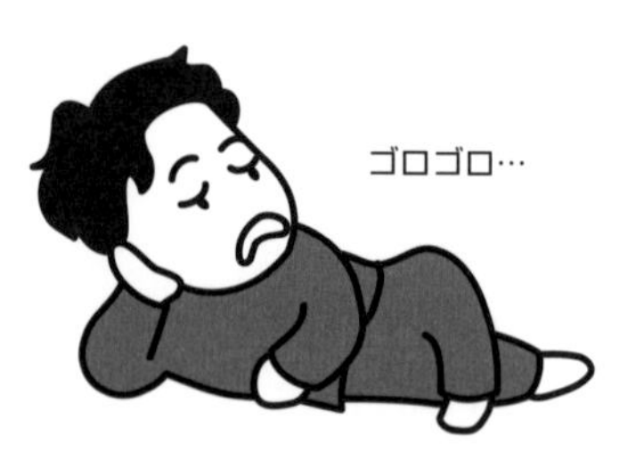

自閉とは？

現実生活から遊離して，自分の世界に閉じこもること．ブロイラーの提起した統合失調症の基本症状のひとつである．

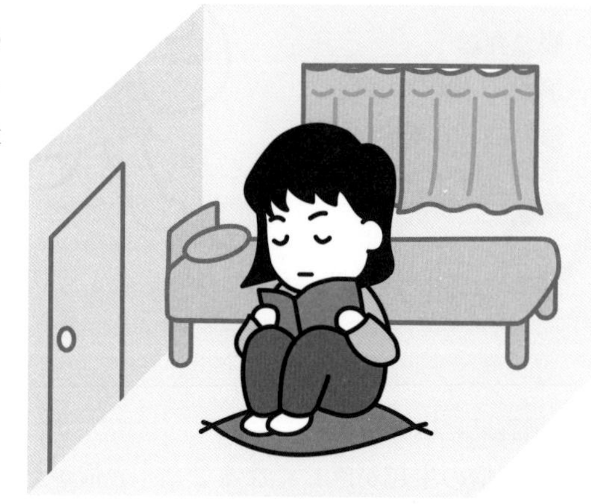

緊張病症状群とは？

表情・態度・行動などに特徴的で奇妙な変化を呈する症状群のこと．

以下のような症状がある．

緊張病性昏迷：意識障害を伴わずに一切の自発的活動が停止している状態．統合失調症の他，うつ病や解離症などの際にもみられる．

カタレプシー（強硬症）：緊張病性昏迷の際にみられる筋緊張の亢進状態．軽症の場合は，筋緊張の亢進，顔貌の硬化などがみられる．重症の場合は，一定の姿勢をとり続ける（蝋屈症）などの症状がある．

緊張病性興奮：目的と意味関連のない突発的・衝動的行為．統合失調症でみられる．

緘黙（無言症）：しゃべるという行動のみが発動されなくなっている状態．統合失調症や解離症でみられる．

常同症：単純な身体の動作を繰り返し行うこと．徘徊などもそれに当たる．認知症，意識障害，知的能力障害，統合失調症などでみられる．

自我意識 *に関する復習*

ヤスパース（Jaspers, K.）による自我意識の４つの機能

能動性の意識	自分が今行ったり見たり感じたりしていることは，「私の」ものであり，「私が」行い，見て，感じているものであるという意識のこと 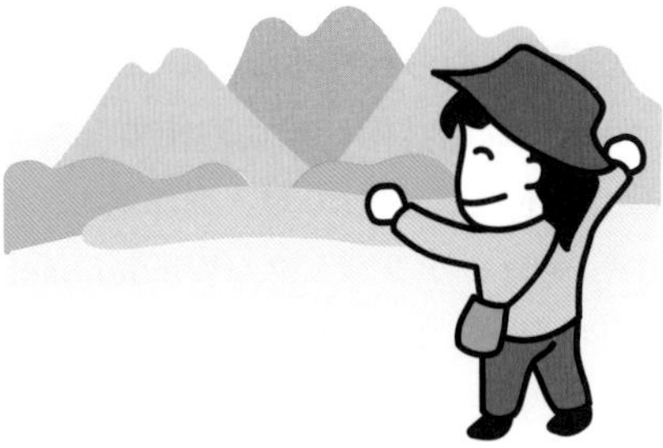
単一性の意識	「私」はひとつだという意識 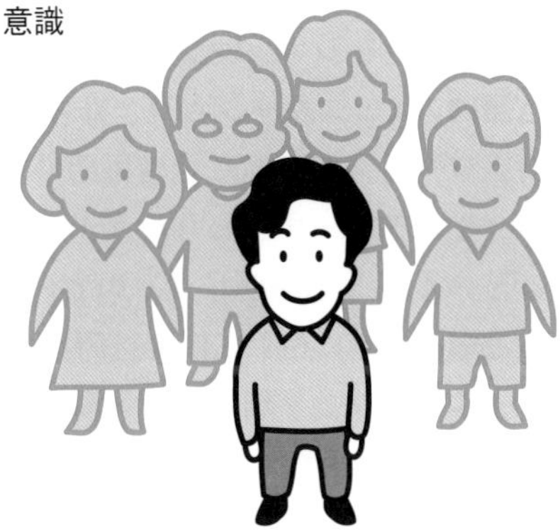
同一性の意識	時間経過のなかで自分が同一であるという意識 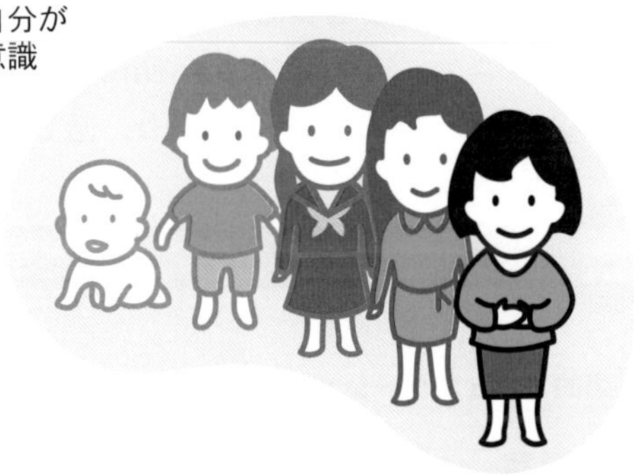
外界と他人に対する自我意識	外界，または他人と自分は別物であるという意識 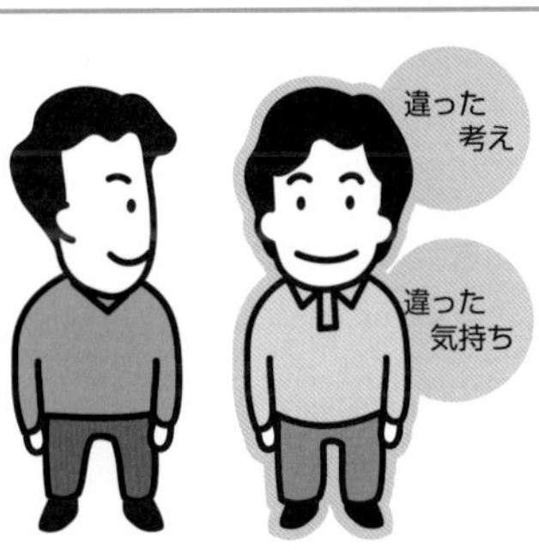

2）対人関係的技術

(1）対人関係的技術と看護

第1章で述べたように，精神看護は一連の対人プロセスを通して，対象の生活援助を行っていく点に大きな特徴がある．したがって，看護師にとって，対人関係的技術は，すべての看護援助の前提となるものである．

対人関係的技術の理論的背景となる主要な理論として，コミュニケーション理論，ペプロウ（Peplau, H.E.）の対人関係論[1]，オーランド（Orland, I.J.）の看護師－患者の相互作用理論[2]，ウィーデンバック（Wiedenbach, E.）の援助技術論[3]，ロジャース（Rogers, C.R.）[4,5]のカウンセリング理論などがある．以下に，これらの理論のいくつかについて概説し，対人関係的技術の基礎について述べていく．

(2）コミュニケーション理論
－言語的コミュニケーションと非言語的コミュニケーション－

対人プロセスを通した看護援助の実践過程においては，そこに常に相互作用が展開している．相互作用－すなわち，人が互いに影響しあう過程は，すべてコミュニケーションであるといえる． 看護師には，患者の気持ちや意図を正確に察知するとともに，自分の気持ちや意図を正確に相手に伝え，円滑なコミュニケーションを行っていく能力が求められる．コミュニケーション理論は，メッセージを正しく受け取り，また正しく伝えるために，どのような点に気をつけたらよいのかという点で多くの示唆を与えてくれる．

a. コミュニケーションのレベル（表 1-2-2）

コミュニケーションには，言語的と非言語的の２つのレベルがある．言語的コミュニケーションは言葉によるものであり，話し言葉と書き言葉がある．非言語的コミュニケーシ

表 1-2-2　コミュニケーションのレベルとその内容

言語的コミュニケーション	非言語的コミュニケーション	
話し言葉 書き言葉	物質(外観)	衣服・髪型・持ち物・装飾品・家具など
	音　声	声のトーンやピッチ・音質・大きさ・激しさ・速さ・リズム・間合い・笑い声・咳払い・うなり声・「あー」「えー」などのつなぎの音声
	動　作	姿勢・表情（笑顔など）・ジェスチャー・しぐさ・うなずき・目を合わせる・見つめる・あいさつなどの儀式
	タッチ（触れること）	握手・手をつなぐ・抱擁・なでる・さする・つかむ・叩く・おさえる・だっこ・おんぶ・看護処置に伴うタッチなど
	距離・位置	話すときの距離・高さの違い・からだの向き(対面・斜め)・場所のとり方(座る位置などで示される縄張り)・物理的設定(自分の家か否か) など

ョンは身振りやサインなどであり，聴覚を含むあらゆる感覚器官を通して伝えられ，言語的コミュニケーションを補い支える機能がある．コミュニケーションの大部分は，この非言語的なレベルで起こっていることを心得ておくことは重要である．非言語的コミュニケーションは，社会関係を成立・発展・維持させる機能をもつといわれ，対人関係で多くの働きをする．看護師にとって，自分自身の発している非言語的コミュニケーションを自覚し，患者への真の関心や敬意をあらわすものとなっているかを振り返ってみることは大切なことである．

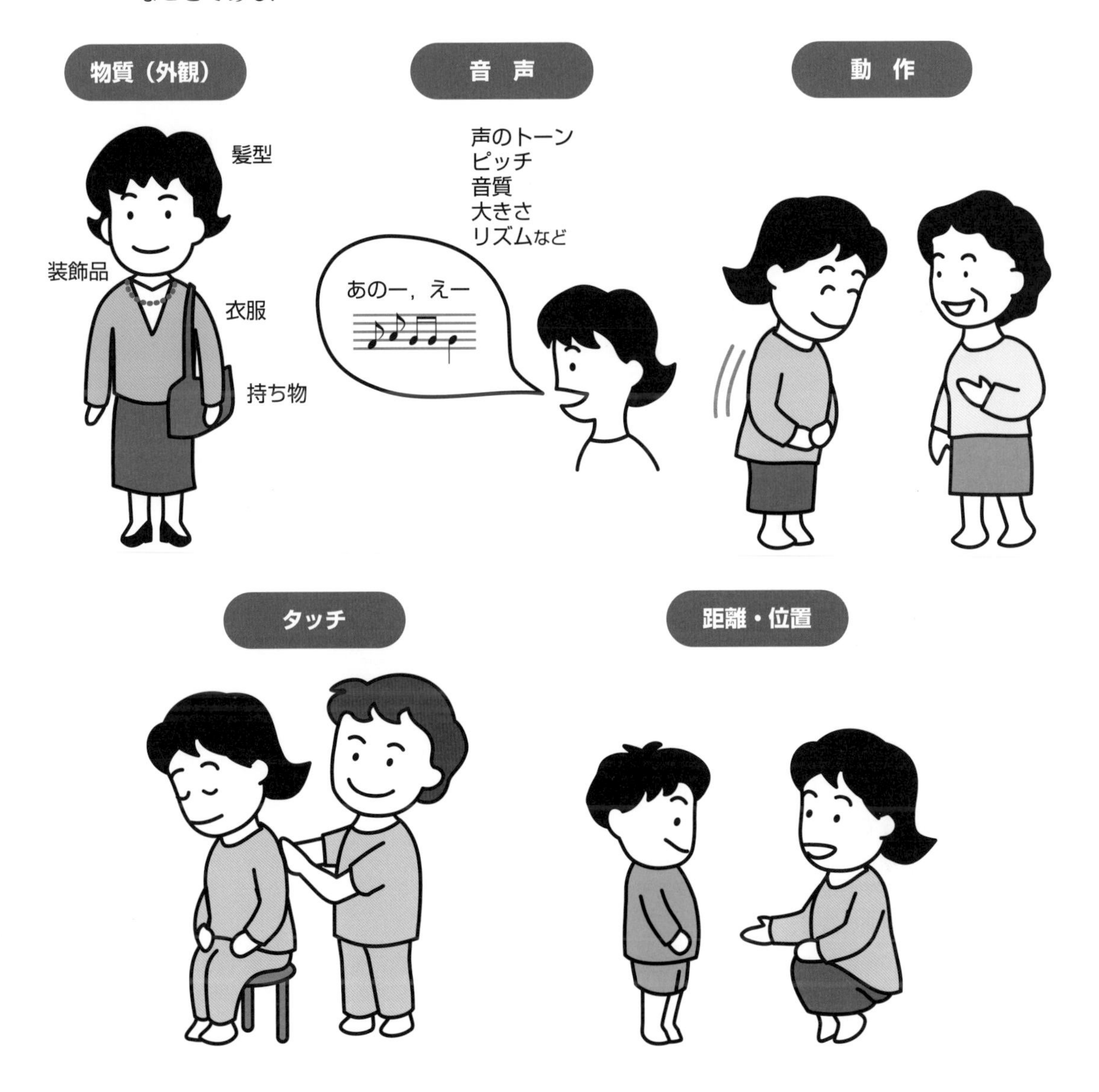

b. コミュニケーションの構造と過程

コミュニケーションは，送り手・メッセージ・受け手・フィードバック・状況の5つの要素から成り立っている．送り手から発信されたメッセージは，受け手に受け取られ，受け手はメッセージにより何らかの作用を受け，その反応としてフィードバックをする．このようにしてコミュニケーションは循環し，継続的な過程を形成する．またこの過程には，コミュニケーションが行われる状況（場所・音・両者の関係など）が影響を及ぼす（**図1-2-1**）．

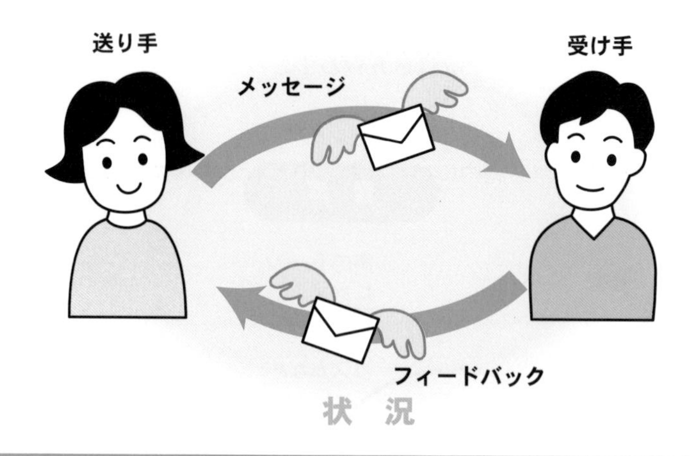

図 1-2-1 コミュニケーションの構造と過程

円滑なコミュニケーションは，送り手のメッセージが受け手に正確に伝わり，理解されることで成り立つ．このような円滑なコミュニケーションを阻害する要因として以下のものがあげられる（**表 1-2-3**）．

表 1-2-3 円滑なコミュニケーションを阻害する要因

① **言語的コミュニケーションと非言語的コミュニケーションの不一致**（p.27 コラム：「**二重拘束**」参照）

言葉で言っていることと表情が一致していない場合など

② **不十分で不適切なメッセージ**

説明不足・言葉足らずなメッセージ，的外れなメッセージ，タイミングを外したメッセージ，簡潔さや明瞭さに欠けるメッセージなど

③ **受け手側の誤認**

自分に都合のよいところだけを選択的に聴く（**選択的不注意**），他のことに夢中になっていて誤って聴く，自分の固定観念や先入観で解釈するなど

④ **状況の問題**

騒音がある場所，人の出入りが多く落ち着けない場所，両者の関係が心理的にうまくいっていない場合，両者の価値観や文化に開きがある場合など

コラム *二重拘束(ダブルバインド double bind)*

家族精神医学の分野でベイトソン(Bateson, G.)が，統合失調症者とその親とのコミュニケーション・パターンとして提起した概念である．二重拘束とは，言語的コミュニケーションと非言語的コミュニケーションが一致していないなど，同時に相矛盾するメッセージが伝達され，受け手はその矛盾を指摘することができず，しかも何らかの応答をしなければならない状態のことをいう．このようなメッセージを送られると，受け手はどちらのメッセージに答えたらよいのかわからなくなるというジレンマに陥り混乱する．このような矛盾に巻き込まれた子どもを支持する人が家庭内にいないと，子どもの意味体系の発達が妨げられるとした．

(3) ペプロウの対人関係論と看護師-患者関係の諸段階

1952年に出版されたペプロウの『人間関係の看護論』は，看護を「有意義で，治療的な，対人的プロセスである」と定義し，看護を初めて対人関係のプロセスとして位置づけ，その後の対人関係的看護理論の発展の源泉となった(コラム参照)．ペプロウの対人関係論は今なお，看護師の対人関係的な技術のよりどころのひとつであり，なかでも，看護師-患者関係の諸段階という考え方は，対人関係のプロセスとしての看護を導く理論枠組みを提供している．

コラム *ペプロウの看護の定義*

看護とは有意義で，治療的な，対人的プロセスである．看護は地域社会にある個々人の健康を可能にする他の人間的諸プロセスと協同して機能する．保健医療チームが保健サービスを提供する特定の場では，看護は人体のなかで目下進行している自然の諸傾向を助長する条件を編成するのに参加する．看護とは，創造的，建設的，生産的個人生活や社会生活をめざす，パーソナリティの前進を助長することを目的とした教育的手だてであり，成熟を促す力である．

(Peplau, H.E./稲田八重子・他訳：人間関係の看護論．pp.15～16，医学書院，1973.)

コラム *ペプロウとサリヴァン*

ペプロウの対人関係論は，社会精神医学，なかでもサリヴァン(Sullivan, H.S.)の対人関係理論に大きな影響を受けている．サリヴァンは，人間を他者との相互作用のなかで生きる社会的存在としてとらえ，人格形成における社会・文化的要因を重視した．特に不安を人格形成の根本となる概念として位置づけ，人は安全が脅かされるとき，自分が経験している不安を軽減しようとすると考え，＜不安-安全操作＝自己体系＞とし，人間の行動を安全を追求するものとしてとらえた．

このようなサリヴァンの対人関係理論に影響を受けたペプロウの理論は，人間の体験における不安という要素を重視し，対人関係を通して患者の不安を軽減し，人格の成熟に向けて援助するという看護の心理療法的役割を強調し，それを概念化した．

〔ペプロウによる看護師-患者関係の諸段階*〕

① **方向づけ**（orientation）の段階：

この段階において患者は，ある切実なニードに基づいて援助を求めている．看護の機能は，この援助を求める行動を，個人的・社会的成長のための建設的な第一歩として方向づけることである．つまり，患者が，「自分の抱えている問題やどの程度の援助が必要かということを認識し理解する」よう方向づける．看護師は，当面の問題を評価するために，他の保健医療チームと協力して客観的なデータを集める一方で，問題を明らかにするために患者自身の参加をも促していく．

② **同一化**（identification）の段階：

患者が自分の置かれている場が自分に何を提供してくれるのかがわかってくると，患者は自分のニードに応えてくれそうな人を選んで反応するようになる．これを同一化の段階とよぶ．患者は効果的なサービスを受けることによって，看護師と同一化する．この時期に優れた看護を受けると，患者は心理的に幼児時代の経験に引き戻され，心和む体験を得る（筆者注：患者の幼児期，特に口唇期への退行現象と，それに対する看護師の心理療法的役割としての心理的母親役（マザーリング）のこと）．

この段階で患者が示す反応として，次の3つがある．

①看護師との協同あるいは相互依存的関係を基礎としているもの

②看護師から独立あるいは分離した関係を基礎としているもの

③自分ではどうすることもできず，看護師に依存しきった関係を基礎としているもの

この段階では，看護師は，率直な態度で，患者自身の切実な問題へのニードについて尋ねてみることが必要である．

同一化の段階における観察の主要な目的は，以下の2つである．

①看護師と看護に対する患者の先入観と期待を明らかにすること

②特定の患者と，問題に対処する彼（または彼女）の技能に対する看護師側の先入観をはっきりさせること

③ **開拓利用**（exploitation）の段階：

患者がその場の状況における人間関係を認識し，看護師と同一化するようになると，患者は自分に与えられたサービスを十分利用できる段階へとすすむ．これが開拓利用の段階である．

この段階は，先の2段階をふまえて，さらに将来に向かって患者の自我を拡大していく段階である．さまざまなニードが混入し，前進したり後退したりすることが特徴的であり，複雑なニードが表現され，行動はめまぐるしく変化する．

回復期はこの段階からすでに始まるが，ここでは患者は青年期によく似た依存したいニードと独立したいニードの間の葛藤を経験する．看護師は，患者の行動上の矛盾を指摘するよりも，その時々に生じたニードを満たしていく方法で援助する．そのほうが患者の行動上の変化を促すうえでより効果的である．

④ **問題解決**（resolution）の段階：

この段階では，患者は援助者との同一化から徐々に抜け出し，多少とも一人立ちできる能力を身につけ，それを強めていく．この段階にまで達することができるのは，それ以前

の3段階のすべてが，＜心理的母親役（マザーリング）＞によって満たされているときだけである．

＜心理的な母親役（マザーリング）＞とは，「十分なニードを満たすような支持的関係において相手を無条件に受容すること，患者から湧き出てきた成長のきざしはいかに小さなものでもそれを認め反応を示すこと，患者が自分の願望の充足が遅れることもいとわず，新しい目標を達成するためにすすんで努力するようになったとき，看護師から患者へと実権を移すことである」．

この段階では，古くからもっているニードが十分に満たされることによって，そのニードが患者自身によって自主的に取り除かれ，看護サービスを利用している間に明らかになってきた新しい目標に自分の願望を合わせるようになる．問題解決とは，基本的には患者が自由になるプロセスであるといえる．

*「Peplau,H.E./稲田八重子・他訳：人間関係の看護論，pp.17～44，医学書院，1973.」の要約抜粋．ただし，一部筆者により修正を行っていることをお断りしておく．なお，訳書で「看護婦」となっているところは，「看護師」とした．

ペプロウは，これらの4つの段階を入院から退院までの各時期に対応させているが，同時に，これらの4つの段階は相互に重なり合うものであるとも述べている（**図 1-2-2**）．

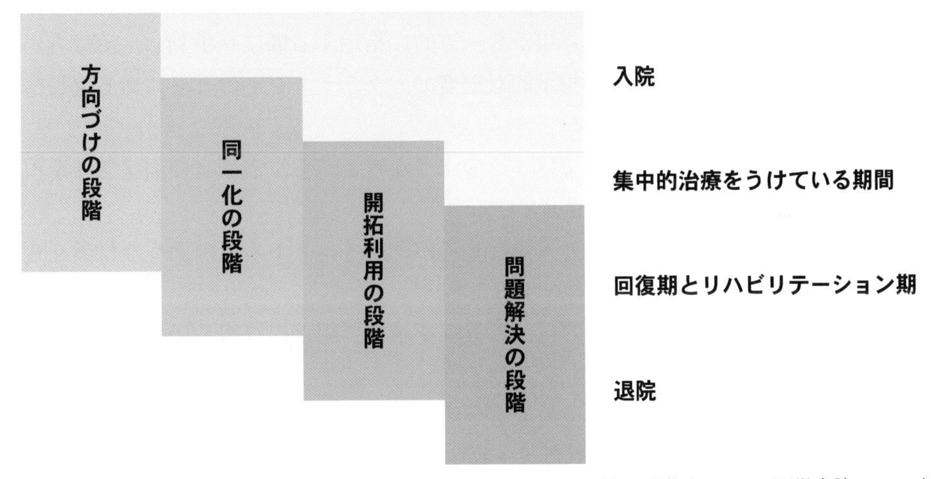

（Peplau, H. E./稲田八重子・他訳：人間関係の看護論．p.22，医学書院，1973.）

図 1-2-2　看護師–患者関係における重なり合った諸段階

コラム *ペプロウによる看護の役割*

ペプロウは，以下の６つを看護の役割としている
①見知らぬ人：患者に初めて出会ったときの役割
②資源的人材：医療に関する情報提供者
③教師：学習者である患者に対する教師
④指導者：患者の意見を取り入れながら，看護過程を実践し，患者が治療に取り組むよう導く者
⑤代理人：患者が過去に親密な関係にあった人（母親など）の代理人
⑥カウンセラー：患者が病気の体験を意味あるものとして人生体験に統合できるよう援助する人

（Peplau, H. E./ 稲田八重子・他訳：人間関係の看護論．pp.45 ～ 75，医学書院，1973.）

（4）カウンセリング理論－ロジャースのクライエント中心療法－

看護師は，対人関係を通した生活援助を通して，患者の悩みや葛藤に日常的に出会い，それへの援助を求められる．精神的に困難な問題を抱えた人に対して，訓練された治療者が対人関係を通して治療を行う精神療法の技法は，このような看護援助を導くものとして有効である．ここでは，精神療法のなかでも，最も看護に導入されているカウンセリング理論としてロジャースの**クライエント中心療法**について概略する[4,5]．

ロジャースによって創始されたクライエント中心療法は，非指示的カウンセリングともよばれ，治療者が診断的立場から一方的に指示する態度を批判し，治療者がクライエント自身の考えを尊重し，**非指示的な態度**で，クライエントのうちにある成長への動機づけを全面的に解放しようとする．

クライエント中心療法では，このような考えから，治療者の面接態度を重視し，これを以下の３つの態度に集約させている．

①**無条件の肯定的配慮**：人間としてのクライエントのどのような特徴をも条件づけずにありのままに受容し尊重すること．

②**共感的理解**：今までの自己の経験を越え，相手の枠組みのなかに入り込み，相手の感情体験を理解し共感すること．

③**真実性**または**透明性**：治療者が治療状況で感じていることと，クライエントに表出する態度や言葉を一致（**自己一致**）させ，治療者自身の真実の姿を解放すること．

以上のクライエント中心療法における面接者の態度は，患者の悩みを傾聴し，理解することによって，患者自らが問題解決に向けて歩むことができるよう助力していくうえで，看護師にとっても基本となる態度である．

（5）コミュニケーションの技法

精神看護においては，とりわけ看護師の訓練されたコミュニケーションの技法が重要となる．ヘイズ（Hays, J.S.）とラーソン（Larson, K.H.）は，患者の成長を促す治療的な人間関係の提供を看護の重要な役割として位置づけ，このような治療的関係を発展させる治療的コミュニケーションの技法と，それを阻害する非治療的コミュニケーションの技法のそれぞれについて明らかにしている．ここでは治療的コミュニケーション技法に限って，以下

に提示することとする（**表 1-2-4**）.

表 1-2-4　ヘイズとラーソンの治療的コミュニケーション技法（要約抜粋）[6)]

治療的コミュニケーション技法	内容と具体例
沈　黙	関心と期待が寄せられる沈黙は，患者にすすんで話をしたいという気持ちを起こさせる
受　容	相手を受け入れている表示 「ええ」「ふーん，ふーん」「そうですねえ」「うなずく」など
認　知	相手を認め，気づいたことを知らせる 「Sさん，おはようございます」「あら，髪をきれいになさったのね」
献　自	看護師の存在を患者に利用させること 「しばらくそばに座っていましょうね」「あなたとここにいましょう」
開　示	話題導入の主導性を患者にとらせること 「何かお話ししたいことはありませんか？」「何を考えていらっしゃるんですか？」
一般的リード	話を続けられるよう励ますこと 「続けて」「それから？」
順序立て	出来事の関係を時間的系列的に明瞭にすること 「どういうことがあって……になったのでしょうね？」 「それは……の前でしたか，あとでしたか？」
観　察	気づいたことを言葉にすること 「緊張しているようですね」「あなたが……だと私もつらいわ」
表現の促し	患者に気づいたことを話させること 「不安なときは言ってくださいね」「どうなさいました？」
比較の促し	類似点と相違点を気づかせること 「それは……のようなものでしたか？」 「似たような経験をしたことがありますか？」
反　復	言いあらわされたことの主な点を繰り返すこと 患　者：「眠れないんです．一晩中，目を覚ましていたんですよ」 看護師：「眠れないんですね」
反　射	患者に質問や感情や考えの内容をそのまま返すこと 患　者：「先生にお話しすべきでしょうか？」 看護師：「あなたはそうすべきだと思いますか？」
焦点化	話題を一点に集中させること 「それは大事なことのようね．それを理解するのにもっと時間をかけてもいいわね」
探　索	問題や考えを深く探ること 「それについてもっと話してください」
情報提供	患者が必要とする情報を提供すること 「面会時間は○時～○時までです」
明確化	意味がはっきりしないことや，あいまいなことを明瞭にしようとすること 「お話がよくわからないんですけど」
現実提示	何が実際に起こっていることなのかを考えるように仕向けること 「部屋にはだれもいませんよ」 「お母さんはここにはいませんよ．私は看護師です」
疑念の表明	患者の現実の受け取り方の不確実な点を口に出して指摘すること 「そんなおかしいことってあるかしら？」 「ほんとう？」「信じられないわ」
合意による確認	言葉の意味の一致を求めて，相互理解を探し求めること 「あなたと同じように理解したのかしら，どう？」

言語化	患者がにおわせたり，ほのめかしたりしたことを口に出して言うこと 患　者：「あなたにも他のだれにも言えません．時間の無駄ですよ」 看護師：「だれもわかってくれないと思っているんですね？」
評価の促し	患者に自分の経験を評価するように求めること 「……についてはどう感じますか？」
感情理解の試み	間接的にしか表現されていない患者の感情を，言葉に出して探ること 患　者：「大海に放り出されたようです」 看護師：「とても寂しいのでしょうね？」
協同の提言	ともに分かち合い，一緒に努力してやっていこうと，患者に申し出ること 「何が不安の種なのか，話し合って見つけられるかもしれませんね」
要約化	前に話したことを筋立ててまとめること 「……と言ったんですね」
行動計画の促し	どのような行動をとれば，将来の状況にふさわしいかを，患者に考えさせる 「どうしたら他の人に迷惑をかけずに，あなたの怒りを表現できるかしら？」

ここにあげられた治療的コミュニケーション技法の他に，聴くこと（筆者注：ヘイズとラーソンでは，沈黙にほぼ相当），ユーモア，示唆（問題についての自分の考えやアイデアを提示すること）なども，治療的コミュニケーション技法として知られるものである[7]．特に，ユーモアは，緊張感やわだかまりを解く効果があり，相手との関係性や状況を判断し適切な用い方をすれば，コミュニケーションを円滑化するうえで有効な働きをする．

（6）看護過程記録－相互作用を記録し振り返る方法－

看護師と患者の相互作用を記録し，看護師自身のあり方を振り返り，同時に患者理解を深める方法として，いくつかの看護過程記録が考えられてきた．代表的なものに，オーランドの看護過程記録，ペプロウのプロセスレコード，ウィーデンバックの看護場面の**再構成**などがある．これらの記録様式は，いずれも対人プロセスとしての看護過程を記録する点が特徴的であり，相互作用を洞察するトレーニングをするうえで有効であり，看護教育，なかでも演習や実習において活用されてきた．

それぞれの様式は，基づく理論やそのねらいによって微妙に異なっている．ここでは，精神看護学実習での＜学生用プロセスレコード＞を参考として提示する（**資料 1-2-1**）．

資料 1-2-1 精神看護学実習〔学生用プロセスレコード〕

精神看護学実習〔学生用プロセスレコード〕

学生氏名：

（患者の年齢　歳　性別　男・女）

1. 場面

2. この場面を選んだ理由

患者の言動	学生の言動	分析と考察
①患者について観察したこと ③学生の言ったことや態度に対する患者の言動（それに付随する非言語的コミュニケーションも含めて書く）	②最初に言った言葉 患者について思ったり，感じたりしたこと ④学生の言動（それに付随する学生の非言語的コミュニケーションや学生が感じ，考えたことも含めて書く） 以下繰り返す	<視点> もう一度やりとりを振り返って， 1）患者の言動はどうであったか 2）自分の言動はどうであったか 3）２人の相互作用はどうであったか

<全体の評価>

①自分のコミュニケーションの仕方についてどのようなことがわかったか

②患者理解を深めることができたか

③この場面を選んだ理由は明らかになったか

ワンポイント・アドバイス　もし，看護が…

もし看護が人の考えや思い，さらにその生きざまにまで関与する仕事であるならば，私たちはその基盤となる自分自身の体験について，十分に考えてみる時間や機会をもつべきでしょう．真心のこもった対人関係は，自分が学び，努め，体験することによって，初めて身についていくものです．これまで述べた対人関係的技術も，机上の学習だけで身につくものでは決してありません．

私たちは，多くの体験を通して自分自身を知っていきます．看護に高い理想を抱いて臨むことで，逆に挫折感をもつこともあるでしょう．患者さんに思いを寄せるあまり，現実の矛盾に怒りを感じることもあるでしょう．また，学びの途中の年若い学生にとっては，社会的責任を負っていくことの困難に出会うこともあるでしょう．時には，人の生き死にという背負いがたい現実にも出会い，看護を学びながら，看護師として自分は適格なのか，あるいはそれを本当に自分は望んでいるのかと思い悩むこともあるでしょう．しかし，これらの悩みや葛藤は，より深く人を理解し，自分のもてる能力を十二分に発揮して自由に生きるための養分であり，人に関与する仕事である看護にとって自分を耕す大切な行程であることを忘れないでください．大いに悩んで妥協せずに，そして自分を見つめ，看護を探求していってください．

2. 精神看護実践に共通する働きかけの技法

精神機能の障害とは，基本的には対人関係能力の障害と，生活能力の障害という2つの側面にあらわれる．では，精神看護実践は，精神機能の障害に対して，どのような働きかけをするのであろうか．このように，精神機能の障害をもつ対象に対する働きかけという次元から，精神看護実践をみてみれば，それは以下のようにとらえることができる．

精神看護実践の機能

精神看護実践とは，対人プロセスを通した生活援助によって，対象の生活能力ならびに対人関係能力に働きかけつつ，支持的な環境を整えることで，対象の健康な力を総合的に引き伸ばし，その結果，対象のQOLの維持・向上を目指していくものである（**図 1-2-3**）．

このような精神看護実践においては，以下のような共通する働きかけの技法が用いられる（**図 1-2-4**）．

QOLの維持・向上
健康な力を伸ばす
生活能力
対人関係能力
支持的環境
支持的環境
間接ケア
対人プロセスを通した
生活援助
間接ケア
直接ケア

図 1-2-3　精神看護実践の働きかけの機能

QOL

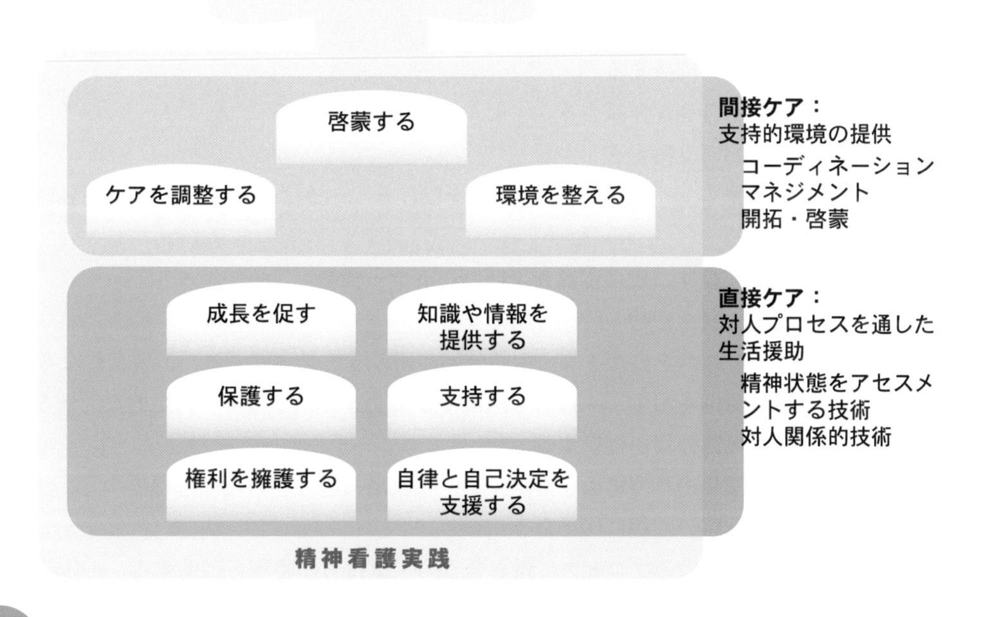

図 1-2-4　精神看護実践に共通する働きかけの技法

(1) 権利を擁護する（権利擁護・代弁機能）

①個人としての患者を尊重する

・意思や希望を尊重する　・好みや趣向を取り入れる　・その人らしさを保てるよう援助する

②権利を擁護する

・情報を提供する　・諸権利について説明する　・患者の意向をくみ取る　・患者の意向を代弁する

(2) 自律と自己決定を支援する（自己決定支援機能）

・ニードを掘り起こす　・意思の表明を支持する　・気持ちや意思の確認をする　・動機づけを促進する　・選択肢を示す　・具体的な提案をする　・意思決定や責任を負う機会を提供する　・目標を共有する

(3) 保護する（保護機能）

①心身の安全を確保する

・身体・精神状態を観察する　・心身の危機に介入する　・休養および栄養を確保する

・外的な制限を加える（ただし，医師または精神保健指定医（p.67 コラム参照）によりその必要性が判断されたときに限る：p.96 コラム「行動制限」参照）

②安心感・安全感を提供する

・安全な環境を提供する　・状況を説明する　・味方であることを告げる　・緩やかに関係をつくる　・自我を脅かさない距離を保つ　・秘密を守る　・約束を守る　・一貫した態度で接する

(4) 支持する（支持機能）

①身体的に支持する

・身体的苦痛を軽減する　・セルフケアを補助する

②心理的に支持する

・話を聴く　・理解する　・相談を受ける　・そばにいる　・行動を共にする　・待つ　・見守る

(5) 成長を促す（成長促進およびパートナー機能）

①健康な日常活動の時間を増やす

・生活リズムを整える　・生活時間の組み立てを支持する　・現実的な考えを支持する

・現実原則を示す　・自信を回復する機会を提供する　・肯定的な評価を返す

②生活体験の場を提供する

・人間関係の学習場面を提供する　・生活技能の学習場面を提供する

③生活体験の道程に付き合う

・不安や失敗のプロセスに付き合う　・気持ちの整理を補助する　・体験を振り返り共有する　・将来への見通しを共に立てる

(6) 知識や情報を提供する（教育機能）

①患者教育

・病感を保護し，病識を育む　・薬の作用・副作用について知識や情報を提供する

・症状の自覚を促す　・症状への対処技能を育む　・社会資源について情報を提供する

②家族教育

・家族に患者の病気や薬に対する知識や情報を提供する　・家族に患者への対応について知識や情報を提供する　・家族の困難を受け止める　・社会資源について情報を提供する

(7) 環境を整える（環境調整機能）

・医療環境を改善する　・生活の場を整える　・仲間づくりを行う　・支援体制をつくる

(8) ケアを調整する（コーディネーション・マネジメント機能）

・看護チーム内で有効なケア体制をつくる　・多職種をつなぎ必要なケアを調整する（コーディネーション）　・時間軸に沿って，必要なケアを調整する（ケースマネジメント）

(9) 啓発する（開拓・啓発機能）

・家族・地域の理解を促す　・一般の理解を促す

第2章－1－1）引用・参考文献

1) World Health Organization (1993)：The ICD－10 Classification of Mental and Behavioural Disorders／融　道男・他監訳：ICD－10 精神および行動の障害．臨床記述と診断ガイドライン，新訂版，pp.237～240，医学書院，2005.
2) G.W.スチュアート，S. J.サンディーン／樋口康子・他監修：新臨床看護学大系 精神看護学Ⅱ．pp.509～532，医学書院，1986.
3) 川本利恵子編著：フィジカル・アセスメント 1 診査技術編．pp.162～168，メヂカルフレンド社，1997.
4) 川本利恵子編著：フィジカル・アセスメント 2 看護診断編．pp.226～239，メヂカルフレンド社，1997.
5) 中村美知子編：ナースのためのフィジカル・アセスメント．第2版，廣川書店，2001.
6) 外口玉子・他：系統看護学講座専門13 成人看護学10 精神疾患患者の看護．医学書院，1993.
7) 荒木富士夫編著：コンサルテーション・リエゾンの実際．岩崎学術出版社，1992.
8) 加藤正明・他編：増補版精神医学事典．弘文堂，1985.
9) 宮城音弥編：岩波心理学小辞典．岩波書店，1982.
10) 田中美恵子：精神状態．成人看護学 G. 成人看護技術Ⅰ フィジカルアセスメント（氏家幸子監修，大森武子・小松浩子編）．廣川書店，1999.

第2章－1－2）引用・参考文献

1) Peplau, H.E.：Interpersonal Relations in Nursing―A Conceptual Frame of Reference for Psychodynamic Nursing. G.P.Putnams' Sons，1952（稲田八重子・他訳：人間関係の看護論．医学書院，1973）.
2) Orlando, I.J.：The Dynamic Nurse-Patient Relationship-function, process and principle. G.P.Putnams' Sons，1961（稲田八重子・訳：看護の探求－ダイナミックな人間関係をもとにした方法．メジカルフレンド社，1964）.
3) Wiedenbach, E.：Clinical Nursing―A Helping Art，Springer Publishing Company，1964（外口玉子，池田明子訳：臨床看護の本質－患者援助の技術．現代社，1969）.
4) Rogers, C.R.／友田不二男訳：カウンセリング．ロジャース全集2，岩崎学術出版社，1966.
5) 友田不二男：カウンセリングの技術－クライエント中心療法による．第2版，誠心書房，1996.
6) J.S. ヘイズ，K.H. ラーソン／日本赤十字社医療センター看護研究会訳：看護実践と言葉－患者との相互作用．pp.15～37，メヂカルフレンド社，1975.
7) G.W. スチュアート，S.J. サンディーン／樋口康子・他 日本語版監修，今井敬子・他訳：新臨床看護学大系 精神看護学Ⅰ．pp.80～86，医学書院，1986.
8) 外間邦江，外口玉子：精神科看護の展開－患者との接点を探る．医学書院，1967.
9) 小林富美栄・他：現代看護の探求者たち－人と思想．増補版　日本看護協会出版会，1989.
10) 村尾　誠・江川隆子監訳：ヘルスケアのためのコミュニケーション－理論に基づいたコミュニケーション技法

訓練．廣川書店，1999．
11）Sandeen, S.J., Stuart,G.W., et al.／川野雅資，森　千鶴訳：看護過程における患者－看護婦関係．医学書院，1999．
12）Sullivan, H.S.／中井久夫・他訳：精神医学は対人関係論である．みすず書房，1990．
13）田中美恵子：私の看護の原体験としての臨床実習．看護教育，39(12)：1076～1080，1998．

第2章－2　参考文献

1）外口玉子・他：系統看護学講座専門24 精神看護学［1］，精神保健看護の基本概念．医学書院，1997．
2）外口玉子・他：系統看護学講座専門25 精神看護学［2］，精神保健看護の方法と技術．医学書院，1997．
3）野嶋佐由美・他：こころのケア技術研究．平成6年度厚生省看護対策総合研究事業研究報告書，1995．
4）青木典子・他：意思決定を支える看護の技に関する調査－選択肢の提示．高知女子大学看護学会誌，23(1)：29～36，1998．
5）萱間真美：精神分裂病急性期患者に対する看護ケアの意味とその構造．看護研究，24(5)：455～473，1991．
6）田中美恵子，萱間真美：精神分裂病患者の社会復帰を促す看護実践の構造．臨床看護研究の進歩，7：145～154，1995．
7）田中美恵子：ある精神障害・当事者にとっての病いの意味－地域生活を送るNさんのライフヒストリーとその解釈．看護研究，33(1)：37～59，2000．
8）田中美恵子：精神障害者のリハビリテーション看護．TACSシリーズ精神看護学（中西睦子監修，安藤幸子・他編）．健帛社，2000．

第3章　セルフケアへの援助

1. セルフケアと精神看護

一般に精神的な病に陥ると，人は退行しセルフケアレベルは低下する．また精神障害をもつ人は，その生活史上で十分にセルフケア行動を学習してこなかった場合も多い．したがって，精神看護において対象に生活援助を行う際に，セルフケアという概念が有用な概念として注目される．

看護においては，セルフケアという概念は，1971年に，オレム（Orem, D.）が発表した『オレム看護論』[1]（p.40 コラム参照）のなかで，看護実践を導く中核的な概念として定義され，広く知れわたるようになった．精神看護の領域においては，アンダーウッド（Underwood, P.）によって，精神障害者に適した看護理論として修正され，オレム-アンダーウッド・セルフケア看護モデルとして，わが国の精神看護領域で用いられるようになった[2〜4]．

本章では，以上のオレム看護論およびオレム-アンダーウッド・セルフケア看護モデルにおけるセルフケアの考え方に依拠し，精神障害者に対するセルフケアへの援助について述べていく．

2. オレムによるセルフケアの定義

オレムはセルフケアを以下のように定義している．

オレムのセルフケアの定義

セルフケアとは，個人が生命，健康，および安寧を維持するために自分自身で開始し，遂行する諸活動の実践である[5]．

オレムは，セルフケアとは社会・文化的に学習された行動であり，また目標志向的で意図的な行動であるとした．また人間には本来，セルフケア行動を決定する自己決定能力があり，個人が自分自身の要求を認識し，判断し行動すると考えた．このように人間は健康であれば，自分でも気づかないうちにセルフケアを行っている．しかし何らかの理由によってセルフケアの不足が生じた場合，特に病気や障害により，セルフケアニード（治療的セルフケア・デマンド）に対して，セルフケアを充足する能力（セルフケア・エージェンシー）に不足が生じたときに，看護が必要となってくるとした．看護はどのようなセルフケアが不足しているのかをアセスメントし，患者がその部分を認識，判断，決定，行動できるように援助していく*．

*アンダーウッドは，個人がセルフケアに必要な活動を自分自身で決定していく＜自己決定能力＞を援助することが，看護の最も重要な機能であるとしている[3]．

コラム *オレムのセルフケア理論*[5]

オレム看護論の中核をなすのは，セルフケア不足看護理論とよばれる一般理論であり，それは，次の3つのサブ理論から構成されている．

セルフケア理論：セルフケアとは何かについて明らかにしている．

セルフケア不足理論：どのようなときに看護が必要とされるのかを明らかにしている．

看護システム理論：看護の提供システムについて明らかにしている．

オレムは，セルフケアを行うために必要な活動をセルフケア要件とよび，次の3つの種類があるとした．

〔セルフケア要件の3つの種類〕

普遍的セルフケア要件（要素）：ライフサイクルのあらゆる段階のすべての人間に共通してみられるセルフケア．年齢，発達段階，環境およびその他の要因によって変化する．次の8つから構成されている．

- ・十分な空気摂取の維持
- ・十分な水分摂取の維持
- ・十分な食物摂取の維持
- ・排泄過程と排泄物に関するケアの提供
- ・活動と休息のバランスの維持
- ・孤独と社会的相互作用のバランスの維持
- ・人間の生命，健康，安寧に対する危険の予防
- ・人間の潜在能力，既得の能力，および正常でありたいという欲求に応じた，社会集団のなかでの人間の機能と発達の促進

発達的セルフケア要件（要素）：人間の発達過程，ライフサイクルのさまざまな段階で生じる状態や出来事，および発達を阻害する出来事に関連して起こるセルフケア（例．妊娠，出産など）

健康逸脱に関するセルフケア要件（要素）：病気や障害，医学的な診断，治療に関連して起こるセルフケア（例．糖尿病の食事管理など）

3. アンダーウッドによるオレム看護論の修正・操作化

1）基本的条件づけの要素

アンダーウッドは，精神障害者への看護にセルフケア理論を適用する際，普遍的セルフケア要件を最も重要なものと位置づけ，発達的セルフケア要件や健康逸脱に関するセルフケア要件は，普遍的セルフケア要件に影響するものとして，「基本的条件づけの要素」という概念でとらえている．

アンダーウッドが提起している基本的条件づけの要素は，以下の6つである[3]．

〔アンダーウッドの提起する基本的条件づけの要素〕

①年齢：生活年齢をはじめ，発達レベル的に考えても，現在どのレベルにあるのかも合わせて考慮する必要がある．

②性別：単純な男性・女性の区分の他に，外見からみてどうであるかも重要である．

③社会・文化オリエンテーション：本人や家族の社会的地位や宗教をはじめ，文化的・民族的背景（地域性，風習，文化など）が含まれる．

④ソーシャルサポートシステム：家族，友人，職場の上司や同僚などがどの程度いて，

どのような関係にあるのか，どのように患者に対して期待しているのか，加えて患者はどのようにそれらの人々をみているのかについて．
⑤ライフスタイル：どのような生活をしているのか，具体的な経済状況，生活様式など．
⑥健康状態：現在または過去の身体的・精神的な診断名，治療，経過，本人の障害の受容などが含まれる．

2）普遍的セルフケア要素

アンダーウッドは，オレムの8つの普遍的セルフケア要件（本書では以下，「普遍的セルフケア要素」とよぶ）を，5つのセルフケア要素に修正している．またわが国の精神看護領域に適用する際に，わが国の臨床家からの提案によって，さらに1つのセルフケア要素（安全を保つ能力）がつけ加えられ，現在わが国では，以下の6つのセルフケア要素が臨床的に用いられることが多い[4]．本書では，この6つの要素によってセルフケアをとらえていくこととする．

〔**アンダーウッドの普遍的セルフケア要素**〕[2)*]

①空気・水・食物の十分な摂取
・要求量への内的・外的な因子による影響を調整し，正常な機能を保つのに必要な量を摂取すること．また資源が欠乏している場合，将来，元の統合された機能に最もうまく戻れるような形で消費量を調整すること．
・解剖学的構造と，生理学的プロセスの統合性を保持すること．
・濫用することなく，呼吸する，飲む，食べるという満足的な経験を楽しむこと．
②排泄物と排泄のプロセスに関するケア
・規則的な排泄のプロセスに必要な内的・外的状態を達成し，維持すること．
・排泄のプロセス（関連する諸構造と諸プロセスの保護を含む）と排泄物の処理ができること．
・排泄後の身体表面と身体部分の衛生的ケアを行うこと．
・環境を整え，清潔な状態を維持すること．
③体温と個人衛生の維持
・体温調節に必要な内的・外的条件を達成し，維持すること．
・文化的に規定された規範とともに，個人の能力と価値観を用い，それを基にして個人衛生を維持すること．
・健康な生活状況を維持するために環境に気をつけること．
④活動と休息のバランスの維持
・身体的活動，情緒的反応，知的努力，社会的相互作用を刺激し，行わせ，さらに各々のバランスを保つような活動を選んで行うこと．
・活動と休息のニーズのあらわれに気づき，注意を払うこと．
・文化的に規定された規範とともに，個人の能力・関心・価値観を用いて，活動-休息パターンを発達させること．
⑤孤独と社会的相互作用のバランスの維持
・個人が効果的に機能するために個人の自律性や持続的社会関係の発達に必要な質とバ

ランスを保つこと.

・愛情や親しみや友情の結びつきを促すこと. つまり, 利己的な目的のために, 相手の個性, 統合性, 権利を無視して, 利用しようとする衝動を管理すること.

・発達と適応を維持するために, 必須な社会的あたたかさと, 親密さの状態を供給すること.

・グループメンバーシップとしての属性とともに, 個人の自律性を育てること.

⑥安全を保つ能力

・自己や他者の安全を保って生活することができる能力.

*①~⑤の項目は, アンダーウッドによるもの. ⑥の項目は長谷川病院看護部の開発した項目[4].

4. ケアレベル

オレムは, セルフケア提供システムとして, 全代償システム, 一部代償システム, 支持教育システムの3つのシステムをあげている. これらのセルフケア提供システムが, 臨床的に操作化されたものが, ケアレベルである. ケアレベルとは, セルフケアの不足が生じた場合, 看護がどのレベルのケアを提供するかを示したものである[4].

それぞれのセルフケア要素について, 患者のケアレベルがどの位置にあるかを, 以下の5つのケアレベルによって評価する[4] (**表 1-3-1**).

表 1-3-1 ケアレベルと援助内容

ケアレベル		援助内容
1	全介助	患者は自己のセルフケアニードを満たす活動がまったく行えない. 看護師の全面介助を必要とする.
2	部分介助	患者は自己のセルフケアニードを自力ではほとんど満たすことができない. 看護師の全面的な声かけによって, 患者自身でできるときがあるが, それ以外は絶えず看護師の援助を要する.
3	声かけ指導	ある程度のセルフケアニードを患者自身で満たすことができるが, まだ一部分はサポートを要するレベル. 患者は声かけをされながら, セルフケアを行うことができる.
4	教育指導・支持	自己のセルフケアニードを, 自力である程度満たすことができる. しかしセルフケア不足を起こす可能性がある. 看護師は部分的に声かけしたり, 助言をしたり相談にのる.
5	自　立	患者は自立している. 看護援助を必要としない.

5. 本書におけるセルフケア評価表（表 1-3-2）

本書では，以上のオレム-アンダーウッド・セルフケア看護モデルとわが国におけるその修正に準拠して，6つのセルフケア要素と，5つのセルフケアレベル*を用いて，患者のセルフケアをアセスメントしていくこととする．

なお，現在の精神科の治療の中心は，薬物療法である．したがって，薬物の影響や，患者の服薬のセルフケア行動をアセスメントすることは，精神障害者の看護援助において重要である．そこで本書の第Ⅱ部・各論－臨地実習では，本来ならば，「健康逸脱に関するセルフケア要件」に入るべき「薬」の項目を，体内への摂取という観点から，「空気・水・食物」のセルフケア要素のなかに含めて考えることとする．

*看護の提供するケアのレベル（ケアレベル）と患者のセルフケアのレベル（セルフケアレベル）は相補的であることに基づき，本書では，ケアレベルの代わりにセルフケアレベルという表現を用いることとする．

表 1-3-2　セルフケア評価表

セルフケア要素	レベル	観察内容
空気・水・食物・(薬)		
排泄		
個人衛生		
活動と休息		
孤独とつきあい		
安全を保つ能力		

セルフケアレベル　1：全介助　2：部分介助　3：声かけ指導　4：教育指導・支持　5：自立

6. セルフケア行動の観察ポイント（表 1-3-3）

精神状態とセルフケア行動は密接なかかわりをもっており，一般に精神状態が悪化するとセルフケアレベルは低下する．

看護の視点からは，患者の精神状態の変化がセルフケア行動のなかに，具体的にどのような形であらわれるのかを知ることが必要となってくる．以下に精神状態と関連したセルフケア行動の観察ポイントを示す．

表 1-3-3 精神状態と関連したセルフケア行動の観察ポイント

セルフケア要点	観察ポイント
空気・水・食物・(薬)	食習慣はどうか？ 食欲はあるか？ 偏食はないか？ 盗食や異食がないか？ 拒食や過食がないか？ 極端なやせや肥満がないか？ 栄養状態はどうか（貧血，低蛋白血症）？ 水分摂取はどうか？（水中毒に注意：コラム参照） 口渇（向精神薬の副作用）はどうか？ 飲酒はどうか？ タバコの乱用はないか？ （拒薬はないか？）（服薬に対する気持ちはどうか？）
排　泄 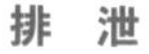	排泄習慣はどうか？ 便秘（便秘の自覚，訴え，予防）はどうか？ 下痢（下剤の調節，訴え）はどうか？ 失禁や頻尿がないか？ 嘔吐がないか？ 下剤の乱用がないか？ 尿閉（向精神薬の副作用）がないか？ 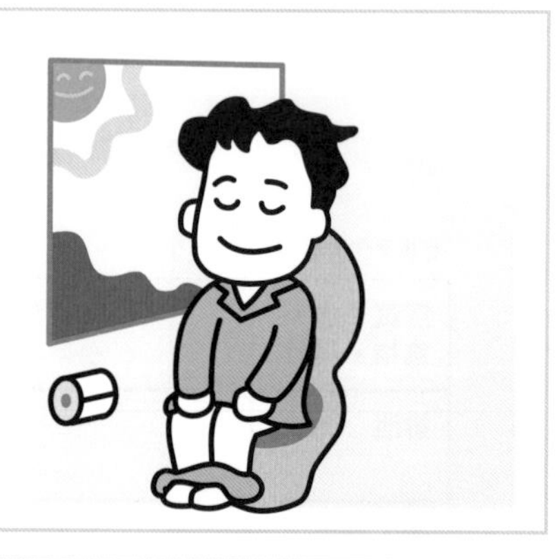
個人衛生	発熱（悪性症候群に注意：付録2：「精神科で使われる主な薬剤とその副作用」参照）はないか？ 清潔習慣はどうか？ 衣類の調節（季節感，暑さ・寒さ）はどうか？ 更衣・入浴・洗面（ひげ剃り・化粧）はどうか？ 洗濯・身辺整理・掃除はどうか？ 不潔恐怖に伴う強迫行為はないか？ 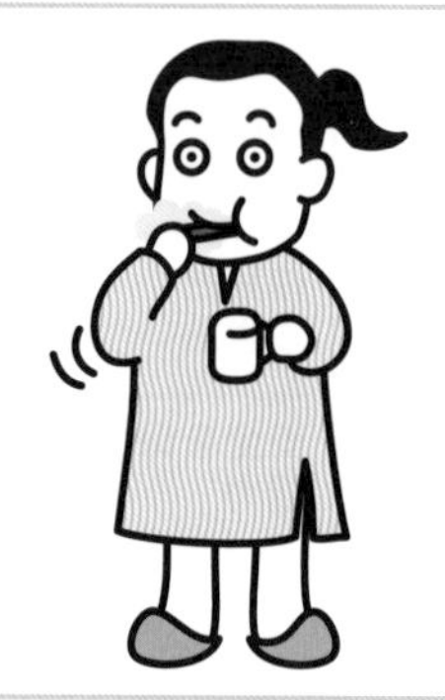
活動と休息	無為的か？ 過活動（多弁・多動）か？ 睡眠障害（入眠困難・早朝覚醒）はないか？ 昼夜逆転していないか？ 強迫的（儀式的）な行動はないか？ 規則的な日常生活を送れているのか？ １日１日を自分なりの計画を立てて過ごしているのか？ １週間のスケジュールを決めているのか？ 余暇活動（趣味）はどうか？ 金銭管理はどうか（浪費癖はないか）？ 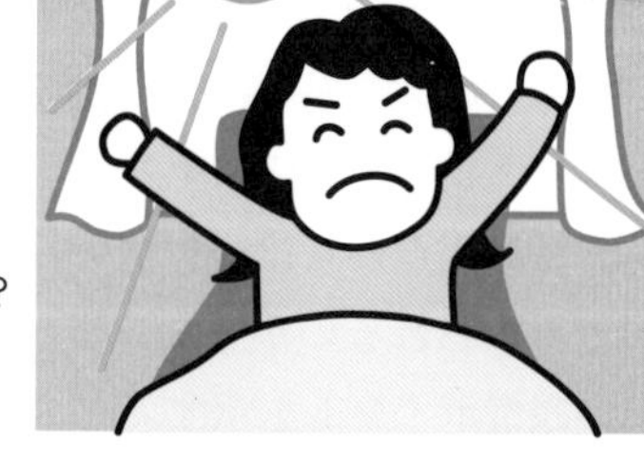

	作業能力や家事能力はどうか？ 就労能力はどうか？ 将来に対する見通しを立てているか？

孤独とつきあい	他者との関係はどうか（被害的・依存的・操作的）？ ひとりで過ごすことが多いのか？ 特定の親しい友人はいるか？ グループをつくっているか？ 人によって態度を極端に変えるか？ 特定の人に敵意をもったり，反対に好意を寄せたりしているか？ 異性とのつきあい方はどうか？ 家族関係はどうか？ 自己および他者のプライバシーを保持する能力はどうか？ 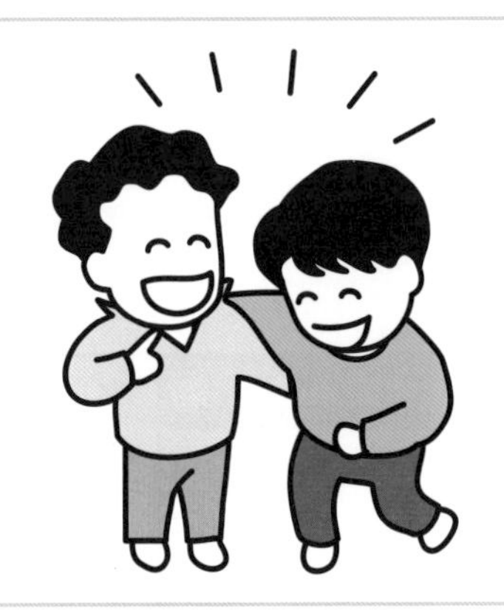

安全を保つ能力	意識レベルはどうか？ 見当識障害はないか？ 自殺企図や希死念慮（絶望感・無力感）はないか？ 自傷行為はないか？ 自己コントロール感（衝動行為の有無）はどうか？ 不穏な言動（暴言・怒声）はないか？ 暴力や破損行為はないか？ 火の始末はどうか？ 注意力の低下はないか？ ふらつき（向精神薬の副作用）はないか？ 自分についての表現（自尊感情の低下，自己の過剰評価）はどうか？ 性的逸脱行為がないか？ 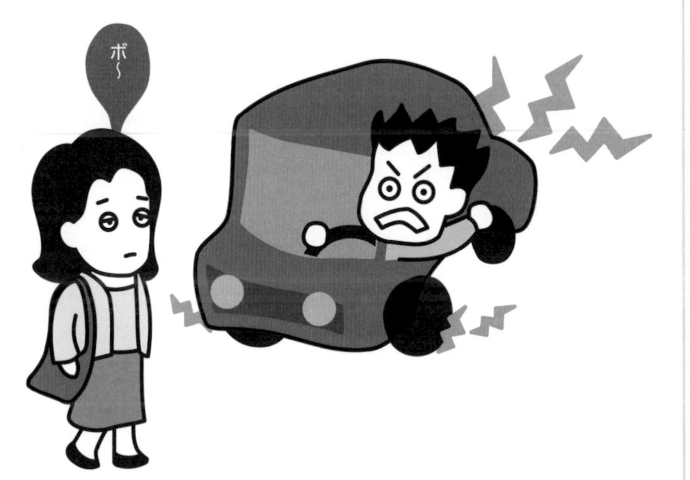

コラム *水中毒*

体内に水分が過剰となり，電解質が希釈した状態になることを水中毒という．精神科領域では，抗精神病薬を長期服用した患者に，心因性の多飲による水中毒があらわれることがあり，痙攣発作，心不全，横紋筋融解症などが引き起こされることがある．水分摂取の管理や，体重の日内変動の観察，心電図測定などの身体管理が行われるが，できるだけ閉鎖的な環境を避け，対人的かかわりを十分とることによって多飲が軽減されるという報告もある[6,7]．

7. セルフケアの具体的援助方法

ここでは，各セルフケア要素ごとに，セルフケアレベルに応じた具体的な援助方法と，各セルフケア要素に関連する主な精神状態を示すこととする（**表 1-3-4**）.

表 1-3-4　セルフケアレベルに応じた具体的援助方法と関連する主な精神状態

	セルフケア要素/レベル/具体的な援助方法
空気・水・食物・(薬)	**セルフケアレベル 1**：空気・水・食物の全介助
	・酸素吸入の管理 ・換気 ・in/out バランスの観察（脱水・過飲水の有無） ・水分摂取の管理 ・経管栄養の管理 ・点滴の管理 ・食事介助 ・食事摂取量の観察 ・依存性薬物（アルコールなど）の禁止 ・生化学検査データの確認 （・服薬の確認）
	セルフケアレベル 2：食事・水分摂取の部分介助
	・食べやすい食品（流動食やプリン，ヨーグルトなど）の工夫 ・食物を本人の好みに合わせる ・食事の量や回数の調整 ・摂取量の調整のための補食の用意 ・食事介助 ・水分摂取の管理 （・服薬の確認）
	セルフケアレベル 3：食事・水分摂取に対する声かけ指導
	・食事の時間を知らせる ・食堂への誘導 ・配膳や下膳の声かけ ・安心して食べられるような説明やそばにいること ・栄養管理（体重の確認・制限食の適用・偏食や間食に対する声かけなど） ・適切な水分摂取のための声かけ ・水分の部分的管理（1 日の水分量の約束など） （・服薬の声かけ）
	セルフケアレベル 4：食事・水分摂取に関する教育指導・支持
	・栄養指導 ・水分摂取の指導 ・調理方法の指導 ・買い物の仕方の指導 ・代用食品の活用の指導 ・外食の場所の把握 ・コンビニエンスストアの弁当や出前の活用の指導 （・服薬教育や服薬指導）

関連する精神状態など
うつ状態による食欲低下
被毒妄想による拒食・偏食
昏迷状態による拒食
摂食症群による過食・拒食・嘔吐
ストレスによる過食
水中毒による過飲水
薬の副作用による嚥下障害・過食
意識障害や認知症などによる時間的見当識障害
幻聴による異食
高齢による機能低下による誤嚥
アルコール使用症による飲酒
生活の乱れによる偏食

排泄

セルフケアレベル 1：排泄の全介助

- in/out バランスの観察
- 腹部の観察（腹部膨満感・イレウス）
- 排泄状態の観察（排泄物や排泄回数の観察，下痢・便秘の有無）
- 留置カテーテルの管理
- おむつの交換
- 浣腸，摘便

セルフケアレベル 2：排泄の部分介助

- 下剤の調整
- 便秘・下痢・嘔吐の処置
- ポータブルトイレの設置など環境の整備
- トイレへの誘導

セルフケアレベル 3：排泄に対する声かけ指導

- 排泄習慣をつけるための時間誘導
- 就寝前の排尿誘導
- 排泄回数（便秘・下痢の有無）の確認
- 下剤の必要性の確認

セルフケアレベル 4：排泄に関する教育指導・支持

- 排泄に関する教育
（排泄習慣，運動，水分・食物繊維の摂取，便秘への配慮，下剤調整など）

関連する精神状態など
退行によるセルフケアの低下
昏迷によるセルフケアの低下
向精神薬の副作用による尿閉や便秘
水中毒による多尿や尿失禁

個人衛生

セルフケアレベル 1：個人衛生の全介助

- 体温の観察（合併症や悪性症候群への注意）
- 室温の調整
- 皮膚状態の観察
- 全身清拭
- 入浴介助
- 爪切り
- 更衣の介助
- 部屋の片づけ

セルフケアレベル 2：個人衛生の部分介助

- 室温の調整
- 自力でできない清潔行動の部分介助
- 皮膚炎などの処置
- 過度の清潔行動の制止
- 薄着または着込みすぎの調整

セルフケアレベル3：個人衛生に対する声かけ指導

- 洗面・歯みがきの声かけ
- 入浴の声かけ
- 衣服選択の声かけ
- 爪切り・ひげ剃り・整髪・散髪など，清潔行動への注意の促しと見守り
- 身の回りの片づけの声かけ

セルフケアレベル4：個人衛生に関する教育指導・支持

- 発熱時の対処方法（体温計・氷枕の使用方法など）の指導
- 皮膚炎などの自己管理（消毒・絆創膏の貼布などの方法）の指導
- 洗濯や衣類の片づけ方の指導
- コインランドリーの活用法の指導

関連する精神状態など

うつ状態によるセルフケアの低下
退行やホスピタリズムによるセルフケアの低下
妄想や昏迷による清潔行動や更衣の拒否
強迫症による手洗いなどの強迫行為

活動と休息

セルフケアレベル1：活動と休息の全介助

- 隔離または抑制時の援助
- 活動または休息（睡眠）時間の観察
- 休息の確保
- 刺激を減らした静かな環境の提供
- 時間見当識を刺激する声かけ（朝・昼・夜のあいさつ）
- 薬物療法の効果の観察

セルフケアレベル2：活動と休息の部分介助

- 活動と休息時間の観察
- 活動時間や活動範囲の約束・部分制限
- 日常生活のスケジュール化
- 休息または活動のための環境調整（同室者の調整，休息場所の確保，温度や照明などの調整）
- 薬物療法の効果の観察
- 睡眠薬の調整

セルフケアレベル3：活動と休息に対する声かけ指導

- 生活リズムをつくるための声かけ（朝，昼，夜に応じた起床・活動・臥床を促す声かけ）
- 疲労感の有無を問い，疲労感の自覚を促す声かけ
- 必要に応じて，休息（午睡）の声かけ
- 1日や1週間のスケジュールを一緒につくる
- 余暇活動や趣味を取り入れる
- 運動や散歩，作業療法などを一緒に行う
- 行事やレクリエーションへの参加を促す

セルフケアレベル4：活動と休息に関する教育指導・支持

- 病状に応じた休息の必要性に関する教育
- 運動の方法，リラクセーションの方法についての教育
- 十分な睡眠をとるための方法についての教育
- 自分に合ったスケジュール調整の仕方に関する教育
- 外泊時の過ごし方について一緒に考える
- 今後の見通しや計画を考える際に支持する
- 社会資源などに関する情報を提供する

関連する精神状態など		
	統合失調症急性期の精神運動性興奮 不安・うつ状態による睡眠障害 躁状態による過活動 摂食症群における過活動	引きこもりなどによる昼夜逆転 統合失調症慢性期の意欲低下などの陰性症状 昏迷状態による無動

孤独とつきあい

セルフケアレベル1：孤独とつきあいの全介助

- 隔離または抑制時の援助
- 対人刺激の調整
- 安心感のもてるかかわりの提供
- 看護師との一対一でのコミュニケーションの練習

セルフケアレベル2：孤独とつきあいの部分介助

- 対人関係の観察
- 対人刺激の調整（個室の確保，同室者の調整，面会者の調整）
- 他者との対人関係がとれるようなコミュニケーションの補助
- 看護師とのコミュニケーションの練習
- 身体化や行動化に対する対処

セルフケアレベル3：孤独とつきあいに対する声かけ指導

- グループ活動，集団療法への導入
- 一人になる時間の確保
- 対人トラブルがあった際の問題解決の援助

セルフケアレベル4：孤独とつきあいに関する教育指導・支持

- 日常の他者とのつきあいについて共に振り返る
- 異性とのつきあい方に関する相談・指導
- 家族とのつきあい方に関する相談・指導
- SST，作業療法，集団療法への導入

関連する精神状態など		
	統合失調症における対人技能の不得手 躁状態による他者への過干渉	うつ状態や統合失調症慢性期の引きこもり ボーダーラインパーソナリティ症における攻撃と依存

安全を保つ能力

セルフケアレベル1：安全を保つ行為の全介助

- 隔離または抑制時の援助
- 精神状態（興奮・混乱など）の観察
- 安全な環境の提供
- 身体への援助（けがなど）
- 薬物療法の効果の観察

セルフケアレベル2：安全を保つ行為の部分介助

- 安全な環境の提供
- 時間ごとの状態観察
- 行動範囲の約束・部分制限など
- 時間ごとの所在の確認
- 危険物の管理
- 危険な場面での誘導
- 薬物療法の効果の観察

セルフケアレベル3：安全を保つ行為に対する声かけ指導

- 病感を保護する
- 危険な行動の自覚を促す声かけ
- 緊張，興奮，よそよそしさなどいつもの行動パターンと違う場面での声かけ

セルフケアレベル4：他者と自己の安全を保つための教育指導・支持

- 自分にとって危険なサイン（悪化のサイン）をキャッチできるよう話し合う
- 他者の助けを求めることができるような指導・教育
- 自己の感情表現とそのコントロール方法についての教育
- 症状の自覚を促し，症状への対処技能を育む教育

関連する精神状態など		
	幻聴・妄想，精神運動性興奮による暴力・衝動行為 うつ状態による自殺企図や希死念慮 ボーダーラインパーソナリティ症における（見捨てられ不安による）行動化・自傷行為	依存性薬物の離脱期における衝動行為 器質性疾患・認知症などによる見当識障害や注意力低下 向精神薬の副作用による起立性低血圧・ふらつき

引用・参考文献

1）Orem, D.E.；Nursing；Concepts of Practice. McGraw-Hill, 1971／小野寺杜紀訳：オレム看護論－看護実践における基本概念. 医学書院, 1979.

2）Underwood, P.：オレム理論の概観. 看護研究, 18(1)：81～92, 105, 1985.

3）南 裕子, 稲岡文昭監修：セルフケア概念と看護実践. pp.40～41, 45～49, へるす出版, 1987.

4）野嶋佐由美監修, 粕田孝行・他：セルフケア看護アプローチ. 第2版, pp.37, 43～44, 61, 日総研, 2000.

5）Orem, D.E.／小野寺杜紀訳：オレム看護論－看護実践における基本概念. 第4版, 医学書院, 2005.

6）宮崎和子監修, 川野雅資・他：新看護観察のキーポイントシリーズ 精神科Ⅱ. pp.67～72, 中央法規出版, 2011.

7）田巻広之・他：病的多飲水患者のケアについて. 日本精神科看護技術協会学会誌, 41(1)：425～430, 1998.

第Ⅱ部

各論

臨地実習

第1章　実習のための心構え

1. 精神看護学実習の始まり

講義や教科書でいろいろ学んできたとはいえ，いよいよ実際に精神看護を実践するとなると，不安で頭がいっぱいになるのが普通である.「身体的な看護については，今まで実習でいろいろ実践してきたとはいえ，精神看護はまた別のような気がしてならない」「精神科病院とはどのようなところなのだろうか」「やはり精神障害者は恐ろしいような気がする．自分の身に危険が及ぶことはないのだろうか」「私の一言が患者を悪化させてしまうことはないだろうか」「患者の精神状態に巻き込まれて，自分まで取り乱してしまうことはないだろうか」「患者の前ではごまかしがきかず，ありのままの自分が隠せず出てしまうのではないだろうか」「いったい私には，精神障害者を看護することなどできるのだろうか」等々，頭のなかを不安な考えが駆けめぐるかもしれない.

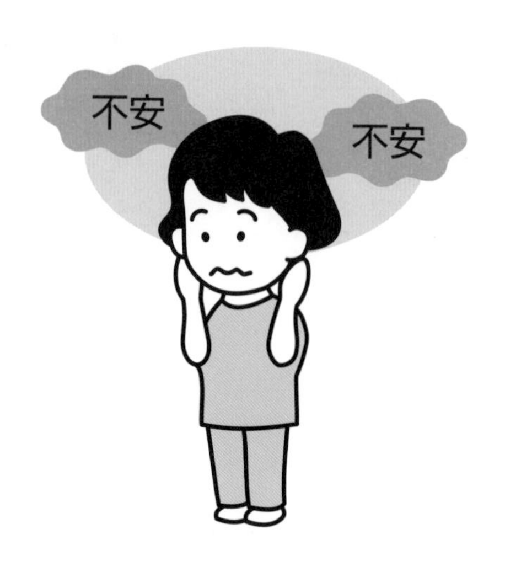

この時期に求められる第一の態度は，自分の思考・感情を意識化することである．時に自分のなかの偏見（コラム参照）に気づかされるかもしれない．知らず知らずのうちに偏見を身につけてしまっている自分を知ることは悲しいことである．しかし，まずそうした自分自身の内に巣くっている偏見を意識化することこそ，精神看護の実践の第一歩といってもよいであろう．偏見を克服するための第一の解決法は，自分の内にある偏見を意識化し，正しく精神障害者のことを知ろうとする努力を開始することである．このような試みを継続することを通して，看護師としての自分の行為に，偏見による歪みが生じていないかどうか振り返ってみることができるようになる.

コラム　*偏　見*

オルポート（Allport, G.W.）は，偏見，とりわけ民族的偏見について社会心理学的な立場から探求した著書において，次のように定義している[1].

「偏見とは，十分な証拠なしに他人を悪く考えることである.」

「偏見とは，ある集団に所属している人が，たんにその集団に属しているからとか，それゆえにまた，その集団のもっている嫌な性質をもっていると思われるとかという理由だけで，その人に対して向けられる嫌悪の態度，ないしは敵意ある態度である.」

「民族的偏見とは，誤った，柔軟性のない一般化に基づいた反感である．それは意識化されたり，表明されたりするかもしれない．それはまた集団全体に向けられるか，さもなくば，その集団のメンバーであるという理由だけで，ある個人に向けられるかもしれない.」
　オルポートはさらに，予断と偏見との違いについて，「人が新しい証拠に基づいて自分の誤った判断を修正することができるなら，その人は偏見がかっていない．予断は新しい知識があらわれても，それが改められない場合にのみ，偏見となる」と述べている.

自分の思考や感情，心のなかにある不安を，ありのままに見つめてみましょう！
ここからが本当の精神看護学実習の始まりです.

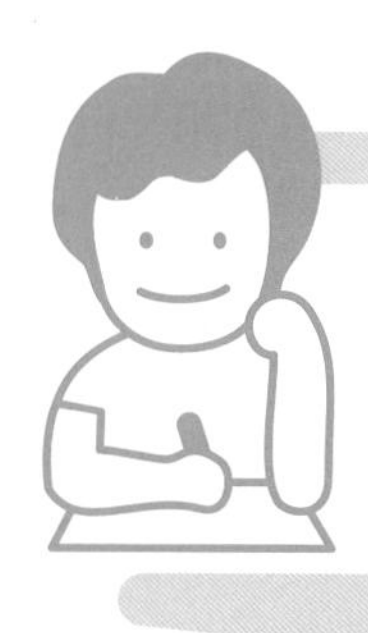

2. 実習の展開－患者との出会いから別れまで[2～6)]－

実習の展開をここでは，初期，中期，後期の３期に分けて考える.

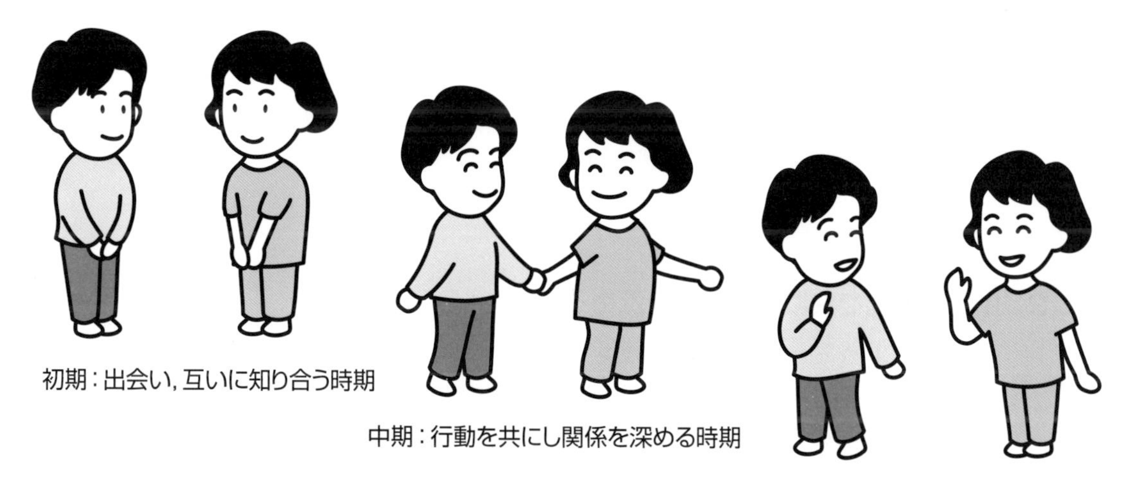

初期：出会い，互いに知り合う時期

中期：行動を共にし関係を深める時期

後期：関係を終結していく時期

1）初期：患者と出会い，互いに知り合う時期

この時期は，患者との最初の出会いがあり，患者との関係がスタートする．人と人との最初の出会いとは，どのようなときでも多少の不安がつきまとうものである．患者が自分

のことをどう思うのか，患者とうまく話せるのか，自分のちょっとした言葉が患者を傷つけてしまうのではないかなど，さまざまな不安がわき起こってくるかもしれない．

この時期に大切なことは，しっかりと自己紹介し，実習の目的や期間，自分の役割を患者にきちんと伝えていくことである．相手を知ると同時に，相手に自分を知ってもらう努力が相互作用において常に大切であることを念頭に置いておく．患者のなかには，その病状のために学生の存在を十分に認識できなかったり，学生に何かしてあげなければならないように思って，学生の存在を重荷に感じたりする人もいる．患者の理解のレベルや，患者の学生に対する認識をアセスメントし，必要に応じてそれらを補いながら，最初の関係をスタートしていく．さらに，患者の表情や反応を観察し，患者のペースに合わせながら，安心できる関係を徐々に形成していくようにする．このとき同時に，学生自身の患者に対する思考・感情・行為も意識化していくことが大切である．両者の相互作用や自分の反応を意識化するうえで，プロセスレコード（第Ⅰ部第2章1.2）「対人関係的技術」p.33 参照）の活用も有効である．

またこの時期は，看護計画立案のための情報の収集・整理を行っていく時期でもある．第2章「看護計画のための情報の整理」を参照して，情報の収集・整理をすすめていただきたい．

コラム　*「初期の出会い」における看護師の職務（トラベルビーによる）**

『人間対人間の看護』を著したトラベルビー（Travelbee, J.）は，患者との初期の出会いにおける看護師の職務を，「患者というカテゴリーを断ち切って，『患者』の中に人間を感ずることである」としている．そして，「『患者』の中に人間を知覚するという能力を強く決定づけているのは，看護師が自分自身を超越する能力，ならびに，カテゴリーとか自分自身の延長とかではなく，別個の人間としての他人に興味を持つことであり，関係性を確立するのは，カテゴリーでもなく，レッテルでもなく，ただ人間のみである」と述べている．

* Travelbee, J.（1966），長谷川　浩・藤枝知子訳：人間対人間の看護．pp.193 ～ 194，医学書院，1974．（一部省略・修正）．

2）中期：行動を共にし，関係を深める時期

この時期になると，患者と学生は少しずつなじみはじめ，お互いをよく知るようになる．さまざまな行動を共にし，患者の抱えている問題や，看護の方向性もみえてくる時期である．日々の患者のセルフケア行動を観察し，患者の状態をアセスメントし，長期目標および短期目標を設定していく．またそれに沿って日々の看護計画を立て実施していく．患者と具体的な言葉で目標を共有し，自分がどのような点で患者を手助けしようとしているのか患者に示していくことも大切である．

しかし，患者とのかかわりがいつもこのようにスムースにすすむとは限らない．患者にかかわるタイミングがうまくつかめなかったり，患者に拒否されたり，攻撃されたり，あるいは過度に依存されたりして負担に感じることもある．また自分の思ったように看護が

すすまず焦ったりすることもある．しかし，このようなときこそ，患者を深く理解するための絶好の機会である．これまでに集めた情報を統合し，両者の相互作用も振り返りながら，患者の全体像をつかんでいく．そして，患者の行動パターンや，その裏に隠れた気持ちやニードを，単に知的な側面からではなく，自分自身の感性も用いて共感的に理解するよう努める．このようにして患者理解を深めることによって，学生－患者の関係を発展させ，次の看護の方向性を見いだしていく．カンファレンスの場で，実習仲間，看護スタッフ，教員と共に考え，多角的な視点から問題を見つめるためのヒントを得ることも大切である．

学生-患者の関係を振り返るための視点

・患者はあなたのことをどう思っている（と思う）か？，それはなぜ（そう思うの）か？
・あなたは，患者のことをどう思っているか？（自己の感情をありのままに見つめること＝自己の感情の客観視）
・2 人の関係の発展のために，今，あなたにできることは何か？

3）後期：関係を終結していく時期

この時期は，患者との関係を終結していく時期である．一般に精神障害者は，人との別れに弱いと考えられる．患者によっては見捨てられ感（p.170 コラム「見捨てられ不安」参照）をもったり，裏切られたような気持ちをもつ場合もある．「実習期間が終了したために別れるのだ」という，現実的な認知ができるよう，患者の自我を支えていくことが大切となる．同時に，学生自身も患者との別れに対する心の準備を行い，今まで築いてきた患者との関係が，今後患者が他の人と関係を形成していく際にも力となるよう，別れのあり方を工夫していく．

そのためには，実習の最初から，学生として学ぶために実習にきたことや，実習の期間をきちんと伝えておくことがまず大切であることはいうまでもない．いよいよ実習が終わりに近づいてきたときには，別れの日を早めにしかもさりげなく患者に知らせ，患者が十分な心の準備ができるようにする．患者によって反応が強くあらわれた場合には，実習期間中にできるだけそれに対処するが，場合によっては，実習終了後に看護スタッフにフォローをお願いするような配慮が必要である．

実習の最終日には，患者とできるだけ静かな場所で，2 人で会話できる時間をもてるようにする．患者に対して，実習を通して感じたことや学んだこと，さらに患者に対する期待などを率直に，自分なりの言葉で具体的に伝えるようにする．また，患者に対しても，学生に対して感じたことや思ったことの表現を促す[6]．別れに際し，このようにお互いの思いを共有することで，患者・学生の双方が，心おきなくその関係を終了することができるようになる．同時に，実習を通して形成された患者と学生の関係はひとつの物語として終結し，それぞれの心のなかに経験として蓄積され，次の新たな関係性へと踏み出す勇気を与えてくれるものとなる．

3. 学生自身の成長と自己評価（図 2-1-1）

患者への援助を通して，学生自身も学習し成長する．しかし，学生自身も張りつめた実習から解放され，さびしさとうれしさの入り交じった奇妙で不思議な脱力感を経験するかもしれない．このような喪失感や脱力感も人間関係の終結や何かを成し遂げたときに伴う感情として，体験的な学びとして活かしていく．最後に自分の行った看護を評価し，どのような援助ができたのか，どのような学びがあったのかなどについて振り返り，自己の成長のための貴重な経験のひとつとしてまとめておくことが大切である（第Ⅱ部第4章「カンファレンスと実習の振り返り」p.238 参照）．

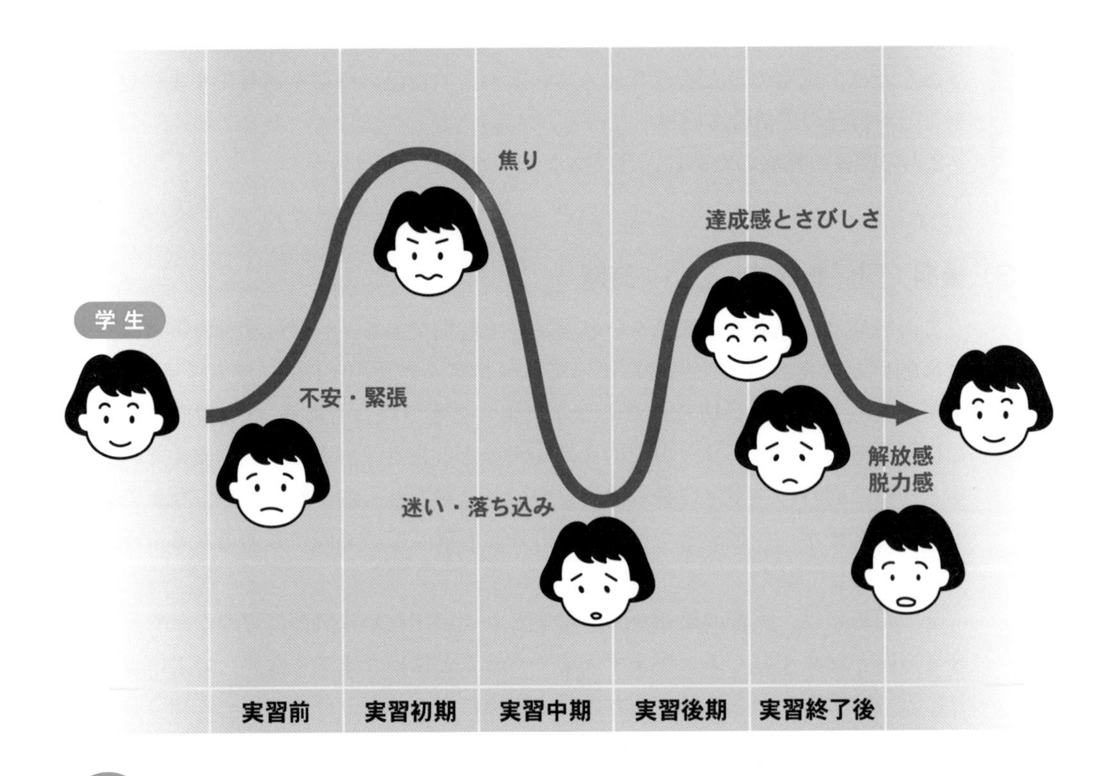

図 2-1-1　学生の心の変化からみた目安としての実習のすすみ方

引用・参考文献

1）Allport, G.W.：The Nature of Prejudice. Doubleday & Company, Inc.（Anchor Edition），New York，1958.（原谷達夫，野村　昭訳：偏見の心理．pp.2 ～ 8，培風館，1961.）．
2）G.W. スチュアート，S.J. サンディーン／樋口康子・他日本語版監修，今井敬子・他訳：新臨床看護学大系　精神看護学Ⅰ．pp.60 ～ 73，医学書院，1986.
3）Peplau, H.E.：Interpersonal Relations in Nursing ― A Conceptual Frame of Reference for Psychodynamic Nursing, G.P.Putnams' Sons，New York，1952（稲田八重子・他訳：人間関係の看護論．医学書院，1973）．

4) 外間邦江，外口玉子：精神科看護の展開－患者との接点を探る．医学書院，1967.
5) 外口玉子・他：系統看護学講座専門24 精神看護学［1］精神保健看護の基本概念．pp.73～87，医学書院，1997.
6) 川野雅資編：患者－看護婦関係とロールプレイング．pp.9～16，日本看護協会出版会，1997.

実習に役立つ 10 カ条

1 あなたの役割を患者さんに知ってもらいましょう！

実習生の役割を患者さんがよくわかっているとは限りません．初めて学生に受け持たれた患者さんは，学生がどんな役割を果たしてくれるのか，ピンときていないことのほうが多いでしょう．実習の期間やあなたが来る曜日をきちんと知らせることはもちろんのこと，実習の目的，患者さんにどんな援助をしたいと思っているのかなど，患者さんがあなたの役割を具体的にとらえられるように説明しましょう．同時に患者さんの希望や都合も尋ね，お互いがスムースに関係をスタートできるように配慮しましょう．

2 あなたがいないときの患者さんのことも知っておきましょう！

あなたがいないときに，患者さんがどのように過ごしていたのかを知ることは，とても大切です．夕食後はどのように過ごしていたのか，夜間はよく眠れたのかなど，患者さんの1日をトータルに知ろうとする姿勢が大切です．看護記録を見たり，直接患者さんに尋ねてみたりするのもよいでしょう．特に実習中に外泊があった場合などは，外泊中の様子を患者さんや家族に尋ね，家での生活がスムースに送れたのか，何か困ったことはなかったのかを把握し，外泊の目的が達成されたのかアセスメントしてみることも大切でしょう．

3 2人だけの関係ではなく，ダイナミックに患者さんをとらえましょう！

受け持ち患者さんと関係をつくっていくなかで，学生と患者さんの2人の関係だけでなく，患者さんが他の人たちとどのような関係をつくっているのかなど，集団のなかで患者さんをダイナミックにとらえる視点が大切です．たとえば，同じ病室の人たちとの関係はどうなのか，医師や看護スタッフとの関係はどうなのか，家族との関係はどうなのかと考えてみましょう．また，学生と患者さんとの関係が，他の患者さんに影響を及ぼしていることもあります．たとえば，学生に受け持たれていることをうらやましいなと思って見ている人もいるかもしれません．そのように2人の関係が，病棟の人間集団に及ぼしている影響をみる視点も大切となります．

4 チームのなかで自分の果たせる役割を見つけましょう！

病棟のプライマリーナースが，すでにあなたの受け持ち患者さんの看護計画を立てている場合もあるでしょう．しかし，患者さんとの関係がすでに確立している病棟のベテランナースと同じように，あなたが看護をしなければならないということはありません．病棟のプライマリーナースが立てた看護計画は，あなたにとってとても貴重なデータになるはずですが，それをそのまま行わなければならないというわけではありません．大きな看護方針には沿っていくとしても，実習生としてのあなただからこそできる看護もあります．また病棟の看護スタッフもそれを期待しています．医療チームのなかで実習生として果たせる役割を見つけ，あなただからこそできる看護計画を立てていきましょう．

5 あなたが役に立てることを，患者さんに行動で示していきましょう！

学生はまだ学びの途中ですから，十分にできないこともあるかもしれません．一方で，学生ならではのひたむきさや，一人の患者さんに十分な時間をとって援助を行えることなどから，“学生にしかできない看護”もあるといえます．患者さんの最もそばにいるあなたこそが，患者さんが今一番困っていることや，患者さんに今一番必要な援助を最もよく見いだすことができるでしょう．日々の看護は一見なんでもないことの積み重ねのようですが，一つひとつの具体的な援助を大切にして，焦らず，あなたが役に立てることを患者さんに行動で示していきましょう．心の病で苦しむ患者さんにとっては，そばにいて一緒にいろいろなことをしてくれる人の存在は，それだけでも大きな支えになります．患者さんはきっとあなたを頼りにしてくれるはずです．

6 積極的に看護スタッフを活用しましょう！

病棟の看護スタッフはやはり患者さんのことをよく知っています．あなたの日々の看護計画やその根拠をしっかり伝え，アドバイスをたくさんもらいましょう．また病棟の看護師が行っている看護を観察して，そこから学ぶこともよいでしょう．経験のなかで培われたベテランナースの看護の技を見つけだし，自分の学びにしていってください．また学生が看護するなかでとらえた患者像やアセスメントの内容も，病棟の看護スタッフにきちんとフィードバックして，一緒に看護をしていく姿勢が大切です．学生と病棟の看護スタッフが協力して看護を行うことで，看護の質はずっと向上することでしょう．

7 実習仲間から学びましょう！

実習中に自分が受け持てる患者さんは，せいぜい1人か2人です．一緒に実習に来ている他の学生が行っている看護から学ぶことで，学びは何倍にもなります．自分の看護だけで精一杯なこともあるかもしれませんが，ゆとりがあれば他の学生の看護からも学ぶ姿勢を大切にしてください．それぞれの学生の持ち味によって皆個性的な看護を展開しているはずです．そのような仲間の看護を見たり，話を聞いたりすることで，違った視点から自分の看護をみることができ，ヒントを得られることもあるでしょう．また実習仲間同士，困ったときには相談し合い協力して実習をすすめることで，実習の学びはいっそう深まることは間違いないでしょう．

8 カンファレンスを有効に活用しましょう！

カンファレンスでは，自分自身の看護の体験を積極的に発表し，実習仲間や病棟の看護スタッフや先生に一緒に考えてもらい，たくさんのヒントやアドバイスをもらうよう心がけましょう．アドバイスや意見をもらうときには，自分の心を開いて，相手の意見を受け止める心構えも大切となるでしょう．同時に，他の実習学生の発言にもよく耳を傾け，相手の気持ちを受け止めながら，自分の意見や考えをフィードバックしていきましょう．フィードバックを受けることで，発言した人も安心して，自分の考えや気持ちをより開放的に表現できるようになります．カンファレンスに参加する人たちが皆，そのように心がけることで，カンファレンスは安心した雰囲気のなかで深まり，その分多くの学びを得るものとなるでしょう．カンファレンスは小さなグループセラピーのようなものです．小集団のなかでの自己表現の訓練の場としても，自己を見つめる機会としても有効に活用していきましょう．

9 自分の気持ちをありのままに見つめてみましょう！

看護をしていく私たち自身もやはり，患者さんと同じく感情をもった人間です．時に落ち込んだり，傷ついたり，悩んだりすることもあって当然です．そのことは人間としてごく自然な反応で，それ自体がいけないということはありません．むしろ精神看護の実習を通して，そうした自分自身の気持ちを押し殺さずに（抑圧しないで），ありのままに見つめて，それを認める（意識化する）トレーニングをすることがとても大切です．自分のありのままの気持ちを，いったん自分自身に対して素直に認めてみることで，なぜそう思ったのか，どうしてこのような気持ちになったのかを知ることができ，自分自身を知ることができるようになります．そして，自分を知ることによって，看護師としてよりよく自己を活かす方法を身につけていくことができるようになることでしょう．

それでもつらい気持ちになったときには，友だちや先生に早めに相談して，気持ちを受け止めてもらったり，アドバイスを積極的に求めていきましょう．まわりの人に上手に相談していくことは，自己の成長のためにも，自分自身のメンタルヘルスを保つためにも大事な技術です．

10　実習が休みの日には，気分転換をしましょう！

精神看護の実習は，あまりやることがないとよく聞きます．確かに，技術的なケアに忙しく立ち回るということは少ないかもしれませんが，それでも意外に疲れるものです．それは患者さんに気持ちを注ぎながら，同時に，実習を通して自分の心のありようも常に振り返っているからです．精神労働というのは思った以上に疲れるものです．実習が休みの日には，記録物もあるかもしれませんが，なるべく気分転換に心がけ，実習日にはさわやかな気持ちで実習に臨めるよう，自分自身のメンタルヘルスへのケアも大切にしてください．毎日，自分の気分をチェックして，疲れすぎていないか，自分の体のサインをキャッチするよう心がけることも大切でしょう．

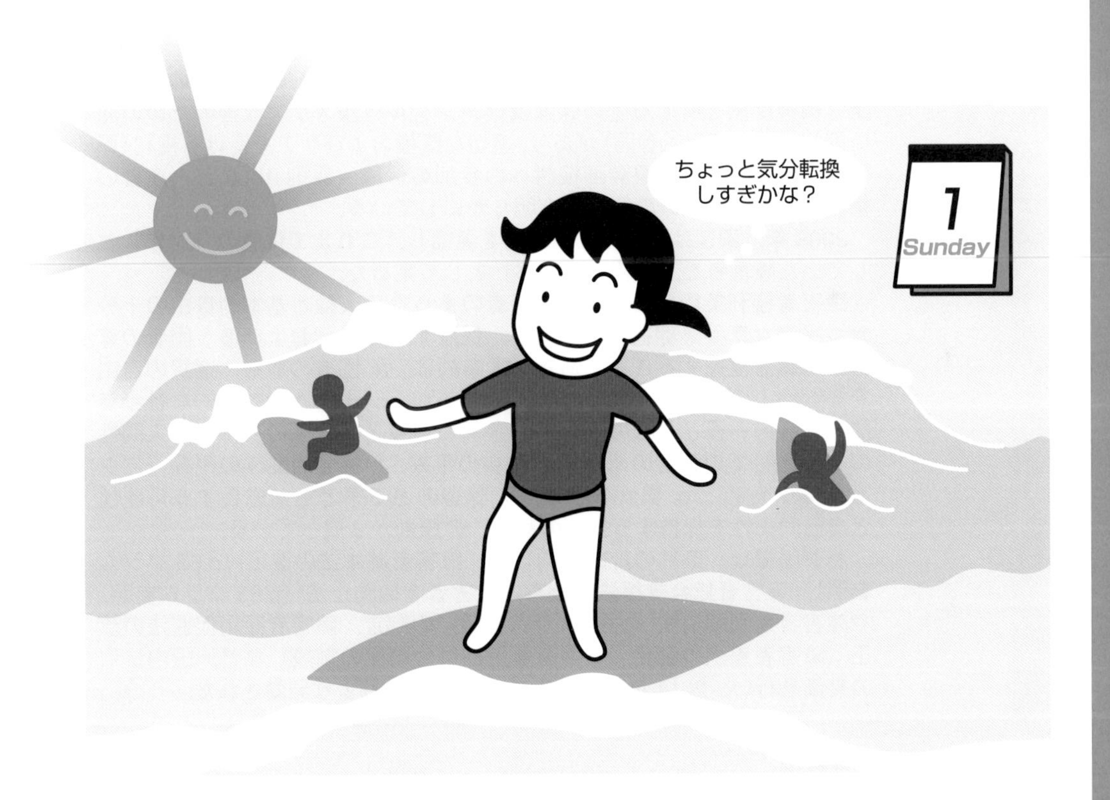

第2章　看護計画のための情報整理

1. 基本的データを把握しましょう！

1）氏名（イニシャルなど）

実習で受け持つ患者の名前は，イニシャルや仮名を用いて，匿名性を確保する．これは患者のプライバシーを保護するためであり，患者の人権（コラム参照）を守ることにつながる．

コラム　*人権・障害者権利条約*

専門職としての看護は，基本的人権の尊重に則り，その実践が行われる．日本国憲法は，生命，自由および幸福追求に対する国民の権利について公共の福祉に反しない限り最大限の尊重を表明し（第13条），すべての国民が健康で文化的な最低限度の生活を営む権利を有すること（第25条）を保障している．

精神医療における国際的な患者の権利条約としては，1991年の国連決議「精神疾患を有する者の保護及びメンタルヘルスケア改善のための諸原則」[1]（巻末資料①参照）があり，適切な医療およびケアを受ける権利（原則8）や，自己の治療計画検討への参加の保障（原則9）など，患者の権利を保障するための諸原則を明らかにしている．

2008年，国連は障害者権利条約を発効し，これまで保護の「対象」としていた障害者を，人権の「主体」として定めた．

障害者権利条約の目的は，障害者のあらゆる人権と基本的自由の十分かつ平等な享受を促進し，保護し，保証すること，および彼ら固有の尊厳の尊重を促進することである．本条約は，a. 固有の尊厳，選択の自由を含む個人の自律と自立の尊重，b. 無差別，c. 十分かつ効果的な社会参加と社会の一員としての受容，d. 差異の尊重と，人間の多様性，人間性の一部としての障害の承認，e. 機会の平等，f. 社会的関与の平等（アクセシビリティ），g. 男女の平等，h. 障害のある子どもが成長する可能性と自己同一性を保持する権利の尊重，の原則から成っている．

わが国では，条約の批准に向けて，障害者基本法の改正（p.63コラム参照），障害者総合支援法の公布，障害者虐待防止法（p.63コラム参照）や障害者差別解消法（p.63コラム参照）の制定，障害者雇用促進法の改正（障害者差別の禁止，障害者雇用納付金制度の創設）など，国内法令の整備を行い，2014年1月に批准し，同年2月より発効された．

コラム　*守秘義務*

看護師は，職務上，対象の秘密に触れることが多いが，看護師にはその職務上知りえた秘密を守る守秘義務がある．看護を学ぶ学生にとってもこれは同様である．特に，実習記録は，患者のプライバシーが記録されたものであり，安易に人の目に触れたり，紛失したりしないよう十分な注意を払って管理しなければならない．

保健師助産師看護師法における守秘義務：

「保健師，看護師または准看護師は，正当な理由がなく，その業務上知り得た人の秘密を漏らしてはならない．保健師，看護師または准看護師でなくなった後においても，同様とする」（第42条の2）．

精神保健福祉法における守秘義務：

精神保健福祉法においては，医師だけでなく病院の職員も職務上知りえた個人の情報を漏らしてはならないと定められている（第53条）．

コラム

障害者基本法の改正

2011年，障害者基本法が改正され，地域社会における共生の促進や，障害を理由とした差別の禁止などがうたわれ，目的規定が見直されるとともに，障害者の定義が以下のよう修正された．

「身体障害，知的障害，精神障害（発達障害を含む）その他の心身の機能の障害がある者であって，障害および社会的障壁により継続的に日常生活または社会生活に相当な制限を受ける状態にある者」（第2条第1項）

精神障害に発達障害が含まれることが明確にされ，心身の機能の障害がある者として，難病患者などが新たにこの法律の対象とされることになった．

コラム

障害者虐待防止法（障害者虐待の防止，障害者の養護者に対する支援等に関する法律）

2011年6月に制定され，2012年10月から施行された．障害者に対する虐待を禁止し，国などの責務を明らかにするとともに，虐待を受けた障害者の保護および自立支援のための措置，養護者に対する支援のための措置などを定めて，障害者虐待の防止，養護者に対する支援を促進し，障害者の権利擁護に資することを目的としている．

なお，障害者虐待の類型として，①身体的虐待，②ネグレクト，③心理的虐待，④性的虐待，⑤経済的虐待の5つが示されている．

コラム

障害者差別解消法（障害を理由とする差別の解消の推進に関する法律）

2013年6月に成立，2016年から施行される．障害者基本法の第4条「差別の禁止」の規定を具体化するものとして位置付けられている．

障害を理由とする差別などの権利侵害行為，社会的障壁を除去するための合理的配慮（車椅子利用者のためのスロープの設置，筆談など意思疎通手段の配慮など）を提供しないことによる権利侵害を禁止するとともに，行政機関および事業者における障害を理由とする差別を解消するための措置を定めている．これによりすべての国民が，相互に人格と個性を尊重し合いながら共生する社会の実現に資することを目指している．

2）年 齢

実年齢は，患者の生物・心理・社会的な成長発達をアセスメントするうえで，基本的指標となる．患者の身体的成長が年齢に見合ったものか，年齢相応にみえるのか，心理・社会的発達段階のどの段階にあるのか，どのような発達課題に直面している可能性があるのかなどをアセスメントするうえで基本となるデータである（**表2-2-1**，**図2-2-1**）．

表 2-2-1 フロイトの精神性的発達段階（リビドー発達段階）

区分	おおよその年齢	精神性的発達
乳児期	0歳～	口唇期：乳を吸う，摂食行動
幼児期	1,2歳～	肛門期：排便の快感，排泄のしつけ
	3,4歳～	男根期：性器への関心 エディプス・コンプレックス
学童期	5,6歳～	潜伏期：性欲動の表面上の消失 羞恥心，勉学などへの関心
	11,12歳～	性器期：性欲動の浮上 思春期

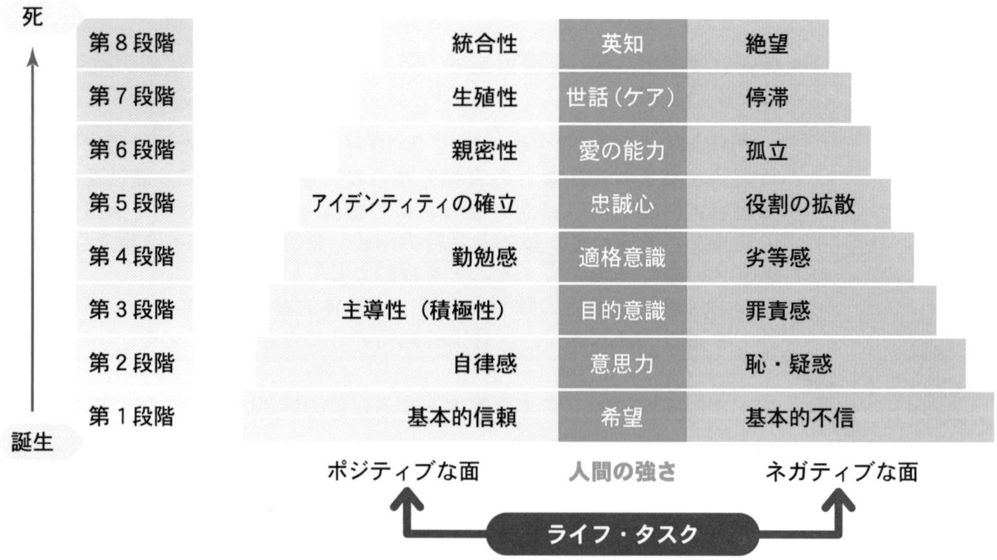

注）エリクソンはこの各段階を必ずしも実際の年齢とは結びつけておらず，社会・文化的環境や個人的要因によっても多少異なるものとしている．

（岡堂哲雄・他：患者ケアの臨床心理－人間発達学的アプローチ．p.37，医学書院，1978）

図 2-2-1 エリクソンの心理・社会的発達段階（人間性の発達段階とライフ・タスクおよび人間の強さ）

ワンポイント・アドバイス

年齢は，あなたと患者さんの年齢差が，両者の関係性にどのような影響を及ぼしているかをアセスメントするうえでも必要なデータとなるでしょう．

3) 性 別

性別は，患者のセクシュアリティ（コラム参照）をアセスメントするための基本的なデータである．身体的な性に対する悩みや葛藤，性同一性や性役割葛藤などについてアセスメントするための基礎となる．

コラム *セクシュアリティ*

セクシュアリティとは，人間の性を，単に生物学的な側面だけではなく，愛情や親密性などの人格的側面，性同一性や性役割などの心理・社会的側面をも含むものとして統合的にとらえる際の性に対する包括的概念である．人間の性意識や性行動は，単に性本能に基づくものではなく，心理・社会的な発達に伴って学習された内容によって方向づけられるものであるという考え方がその根底にある．

ワンポイント・アドバイス

性別は，あなたの性別と患者さんの性別が，両者の関係性にどのような影響を与えているかをアセスメントするうえでも基本となるデータです．自分自身の性に対する価値・信念・態度なども点検してみましょう（**表 2-2-2**）．また，性の発達と健康に向けて対応するときの基本的姿勢として，**表 2-2-3** のことがあげられます．

表 2-2-2 自分自身の性に対する価値・信念・態度

	項目	区分	
		肯定的内容	否定的内容
信念	1．重要なテーマとしての心得	ある	ない
	2．知識・技術の必要性	認識し，努力する	認識あまりなく，努力しない
価値観	3．自分の性価値観	自信と誇り	自信なく，卑下
	4．自分の性の存在（在り方）	安心，落ち着き，解放感	不安，心配，迷い，閉鎖的
	5．性のとらえかた	喜び・楽しみ・生きがいに肯定的	不潔，厄介，タブーに否定的
	6．他の性価値観	寛容的	抑制的
態度	7．性に対する傾聴	受容的	拒否排斥的
	8．性に対する接近	許容，共感的	非難，脅迫的
	9．教育的対応	科学的に，明瞭に，開放的	あやふや，曖昧，ごまかし，回避的
	10．要求の対立解消法	勝負なし法，動機・過程重視，協調	勝負法，結果・結論重視，命令
思考	11．意思決定力，行動選択力	自律的	他律的
	12．行動力，表現力	自発的	依存的

（嶋田紀膺子：性の発達．精神看護学 精神保健（大田保之，藤田長太郎編著）．第3版，p.47，医歯薬出版，2007）

表 2-2-3 性の悩みに対応する際のポイント

(1) 自由な立場で性を考える．すなわち，他人の性価値を受け入れる．
(2) 受容的に傾聴する．すなわち，話したい状況が起きているので，まず話を聴く．
(3) 共感的態度で核心に接近する．すなわち，対象の目線にあわせる．
(4) 相談しやすい環境・雰囲気をつくる．すなわち，自然な表情・態度，明るい音調．
(5) 教育的な対応で働きかける．すなわち，恥ずかしがらず，科学的にはっきりとさわやかに．
(6) 性愛化（恋愛感情）を予防する．関係下のなかでの恋愛感情は，本物でない．予防方法として，①心理的馴れ合いに陥らない，②適度の心的距離を保つ，③私生活での接触を避ける，④誘惑をさりげなく排除する．

（嶋田紀膺子：性の発達．精神看護学 精神保健（太田保之，藤田長太郎編著）第３版，p.46，医歯薬出版，2007）

4）入院形態[2)]

入院形態は，精神保健福祉法（正式名称・精神保健及び精神障害者福祉に関する法律）に基づいて定められている（**表 2-2-4**）．患者の入院が患者の意思に基づくものなのか，緊急度はどうだったのかなどをアセスメントするうえで，基本となるデータである．患者の意思に基づかない入院の場合には，患者の病状をみながら，医師により入院の必要性について説明が行われ，できるだけ速やかに入院に対する患者本人の同意（インフォームド・コンセント：p.67 コラム参照）を得て，任意入院へ移行できるように図られる．

表 2-2-4 精神保健福祉法に定められた入院制度

	概　　要
任意入院 （第20条）	本人の同意に基づく入院．ただし，精神保健指定医（p.67 コラム参照）が認めた場合には，72時間に限って退院を制限することができる． 緊急時，特定医師（p.67 コラム参照）の診察の結果，医療および保護のために入院の継続の必要があると認められた場合には，12時間に限り退院を制限することができる．
医療保護入院 （第33条）	本人の同意に基づく入院が行われる状態になく，精神保健指定医の診察の結果，医療および保護のために入院の必要があると認められた場合に，家族等の同意により行われる入院（p.67 コラム「保護者制度の廃止」参照）．緊急時，特定医師の診察により，家族等の同意で12時間に限り入院させることができる．
応急入院 （第33条の7）	本人の同意に基づく入院が行われる状態になく，精神保健指定医の診察の結果，急速な入院を要し，その家族等の同意が得られない場合の72時間に限る入院．緊急時，特定医師の診察により，12時間に限り入院させることができる．
措置入院 （第29条）	２人以上の精神保健指定医の診察の結果，入院させなければ，自身を傷つけまたは他人に害を及ぼす恐れがあると認められた場合の都道府県知事による入院．
緊急措置入院 （第29条の2）	入院させなければ，自身を傷つけまたは他人に害を及ぼす恐れがあり，かつ急速な入院を要するため措置入院の手続きがとれない場合に，精神保健指定医１名の診察で72時間に限る入院．

コラム

インフォームド・コンセント（説明されたうえでの同意）

医療従事者からの十分な説明のうえで，患者が理解，納得，同意，選択するという意味である．自分の QOL については自己決定権が優先するという倫理的原則から，その必要性が認められている．精神医療におけるインフォームド・コンセントは，「精神疾患を有する者の保護及びメンタルヘルスケアの改善のための諸原則」のなかで規定されている（原則 11：治療への同意）．（巻末資料①参照）

コラム

精神保健指定医

5 年以上の診断または治療に従事した経験，および 3 年以上の精神障害の診断または治療に従事した経験を有し，厚生労働省令で定められた研修の課程を修了した医師のうち，厚生労働大臣がその申請に基づき指定する専門の医師．措置入院などの強制入院の要否の判定，行動制限（隔離・身体拘束）の必要性の判定などを行う．（巻末資料②参照）

コラム

特定医師

特定医師とは，医師法第 16 条の 4 第 1 項の規定により登録を受けている医師で，①医籍登録後 4 年間以上を経過し，② 2 年間以上の精神科臨床の経験をもつことを要件としている．

コラム

保護者制度の廃止

これまで，主に家族がなる「保護者」には，精神障害者に治療を受けさせる義務などが課されてきたが，2013 年の精神保健福祉法の改正により，「保護者」に関する規定が削除された．これは，家族の高齢化に伴い，負担が大きくなっているとの理由によるものである．

これまで医療保護入院や応急入院では，保護者の同意を条件としていたが，それに代わり「家族等」の同意が条件とされることとなった．「家族等」とは，当該精神障害者の配偶者，親権を行う者，扶養義務者，後見人または保佐人をいう（第 33 条の 2）．

コラム

退院後生活環境相談員

精神保健福祉法（第 33 条の 4）では，精神科病院の管理者に，医療保護入院者が可能なかぎり早期に退院できるよう，精神保健福祉士や看護師などのうち一定の経験を有する者から，退院後生活環境相談員を選任することを義務づけている．退院後生活環境相談員は，医療保護入院者の退院後の生活環境に関して，患者や家族からの相談に応じ，指導を行う者とされる．

その他にも，精神保健福祉法では，精神科病院の管理者に，医療保護入院者の退院促進のために必要な情報を提供する地域援助事業者との連携（第 33 条の 5）や，退院促進のための体制整備（第 33 条の 6）を義務づけている．

コラム

書面告知（資料 2-2-1，2-2-2）

精神保健福祉法の定めるところにより，精神科病院の管理者は，入院に際し，退院請求*などの事項を書面で知らせなければならないとされている．任意入院の場合は，自ら入院する旨を記載した書面を本人より受け取らなければならない．また措置入院などの強制入院の場合は，その入院措置をとる旨を書面で知らせなければならない．

*退院請求：精神科病院に入院中の者またはその家族など（家族などができない場合にあっては，その者の居住地を管轄する市町村長）が，都道府県知事に対し，退院の請求を行える権利，または，精神科病院の管理者に対し，退院の請求もしくは処遇の改善を命じることのできる権利（第 38 条の 4）

資料 2-2-1　任意入院の場合の書面告知と同意書

任意入院に際してのお知らせ

○　○　○　○　殿

令和　　年　　月　　日

1. あなたの入院は，あなたの同意に基づく，精神保健及び精神障害者福祉に関する法律第20条の規定による任意入院です．
2. あなたの入院中，手紙やはがきを受け取ったり出したりすることは制限なく行うことができます．ただし，封書に異物が同封されていると判断される場合，病院の職員と一緒に，あなたに開封してもらい，その異物は病院であずかることがあります．
3. あなたの入院中，人権を擁護する行政機関の職員，あなたの代理人である弁護士との電話・面会や，あなた又はあなたのご家族等の依頼によりあなたの代理人となろうとする弁護士との面会は，制限されませんが，それら以外の人との電話・面接については，あなたの病状に応じて医師の指示で一時的に制限することがあります．
4. あなたの入院中，あなたの処遇は，原則として開放的な環境での処遇（夜間を除いて病院の出入りが自由に可能な処遇．）となります．しかし，治療上必要な場合には，あなたの開放処遇を制限することがあります．
5. あなたの入院中，治療上どうしても必要な場合には，あなたの行動を制限することがあります．
6. あなたの入院は任意入院でありますので，あなたの退院の申し出により，退院できます．ただし，精神保健指定医又は特定医師があなたを診察し，必要があると認めたときには，入院を継続していただくことがあります．その際には，入院継続の措置をとることについて，あなたに説明いたします．
7. 入院中，あなたの病状が良くなるように力を尽くしてまいります．もしも入院中の治療や生活について不明な点，納得のいかない点がありましたら，遠慮なく病院の職員にお話しください．
8. それでも入院や入院生活に納得のいかない場合には，あなた又はあなたのご家族等は，退院や病院の処遇の改善を指示するよう，都道府県知事に請求することができます．この点について，詳しくお知りになりたいときは，病院の職員にお尋ねになるか下記にお問い合わせ下さい．

自治体の連絡先（電話番号を含む．）

病　院　名
管理者の氏名
主治医の氏名

「精神科病院に入院する時の告知等に係る書面及び入退院の届出等について」
（平成12年３月30日障精第22号 厚生省大臣官房障害保健福祉部精神保健福祉課長通知）

資料 2-2-2　措置入院の場合の書面告知

措置入院決定のお知らせ

○○○○　殿

年　月　日
○○○　知事

【入院理由について】
あなたは，精神保健指定医の診察の結果，【①幻覚妄想状態　②精神運動興奮状態　③昏迷状態　④統合失調症等残遺状態　⑤抑うつ状態　⑥躁状態　⑦せん妄状態　⑧もうろう状態　⑨認知症状態　⑩その他（　　　　）】にあり，ご自身を傷つけたり，又は他人に害を及ぼすおそれがあることから，【①精神保健及び精神障害者福祉に関する法律第29条の規定　②精神保健及び精神障害者福祉に関する法律第29条の２の規定】による入院措置（措置入院・緊急措置入院）が必要であると認めたので通知します．

【入院中の生活について】
1　あなたの入院中，手紙やはがきなどを受け取ったり，出したりすることは制限なく行うことができます．ただし，封書に異物が同封されていると判断される場合，病院の職員と一緒に，あなたに開封してもらい，その異物は病院であずかることがあります．
2　あなたの入院中，人権を擁護する行政機関の職員，あなたの代理人である弁護士との電話・面会や，あなた又はあなたのご家族等の依頼によりあなたの代理人となろうとする弁護士との面会は，制限されませんが，それら以外の人との電話・面接については，あなたの病状に応じて医師の指示で一時的に制限することがあります．
3　あなたの入院中，治療上どうしても必要な場合は行動制限を受けることがあります．
4　もしも入院中の治療内容や生活について，あなたに不明な点，納得のいかない点がありましたら，遠慮なく病院の職員にお話しください．

【入院や入院生活にご納得のいかない場合】
1　あなたの入院や入院生活に納得のいかない場合には，あなた又はあなたのご家族等は，退院や病院の処遇の改善を指示するよう，都道府県知事に請求することができます．この点について，詳しくお知りになりたいときは，病院の職員にお尋ねになるか下記にお問い合わせ下さい．

自治体の連絡先（電話番号を含む．）

2　この処分について不服がある場合は，この処分があったことを知った日の翌日から起算して３か月以内に厚生労働大臣に対して審査請求をすることができます（なお，この処分があったことを知った日の翌日から起算して３か月以内であっても，この処分の日の翌日から起算して１年を経過すると審査請求をすることができなくなります．）．
3　この処分の取消しを求める訴えは，この処分の通知を受けた日の翌日から起算して６か月以内に限り，都道府県を被告として（訴訟において都道府県を代表する者は都道府県知事となります．）提起することができます（なお，この処分の通知を受けた日の翌日から起算して６か月以内であっても，この処分の日の翌日から起算して１年を経過するとこの処分の取消しの訴えを提起することができなくなります．）また，この処分の通知を受けた日の翌日から起算して３か月以内に審査請求をした場合には，この処分の取消しの訴えは，その審査請求に対する裁決の送達を受けた日の翌日から起算して６か月以内であれば，提起することができます（なお，その審査請求に対する裁決の送達を受けた日の翌日から起算して６か月以内であっても，その審査請求に対する裁決の日の翌日から起算して１年を経過するとこの処分の取消しの訴えを提起することができなくなります．）．

（出典：資料2-2-1に同じ）

ワンポイント・アドバイス

入院に対し，患者さんがどのような気持ちを抱いているのか，無理に聞き出すのではなく，何気ない会話のなかからまたご家族の話などから推測していきましょう．患者さん自身が自分の病気や入院に対してどのように思っているのかは，その後の治療経過や回復過程に大きな影響を与えます．自分で自覚できればできるほど，精神科病院に入院してしまったことにショックを受けている可能性が高いでしょう．また，精神科病院を恐ろしい所と思っているかもしれません．このような気持ちを受け止めながら，患者さんが安心して療養生活を送り，自分の病気や入院を受け止め，いつかそれを乗り越えていけるよう支援していくことが大切となります．

また，医師の説明だけでは十分理解できなかった点などを補い，入院やそれに伴う権利について患者さん自身がよく理解できるよう，十分な説明を行っていくことも看護師の重要な役割です．このような説明は，患者の権利擁護（コラム参照）につながる活動ともいえるでしょう．

コラム

権利擁護（アドボカシー advocacy）

アドボカシーとは，自分自身で権利を主張できない者に対し，単にその意思を代弁するだけでなく，本人の自己決定を支援しつつ，本人の自己決定に基づき，本人に代わってその権利を擁護するためのさまざまな仕組みや活動の総体である．1970 年代以降，米国を中心に患者の権利という認識が広まるようになり，欧米では患者の権利を擁護する組織である patient's rights advocacy が誕生し活動している．わが国の精神医療の領域では，民間ボランティア団体である精神医療人権センターなどがあり，患者の権利を擁護するための活動を行っている．

5）保険と年金[3]（付録3：「精神障害者が利用できる主な社会資源」参照）

病気や入院は，本人にとっても家族にとっても，経済的な意味でも大きな打撃を与えるものである．入院に要する費用が，保険でどのようにまかなわれているのか，入院によって圧迫された生活費はどのようになっているのかに関心を寄せることは，患者のリハビリテーションの見通しを考えるうえでも重要である．各種の社会福祉制度の利用に対する直接的な援助は，精神保健福祉士・精神科ソーシャルワーカー（PSW）（p.71 コラム参照）の専門的な仕事となるが，そのようなコメディカルの専門職へと患者や家族をつなぐコーディネーターとしての役割は看護師が担うべき大切な役割である．

コラム　精神保健福祉士・精神科ソーシャルワーカー（PSW）

1997年に成立した「精神保健福祉士法」に基づく国家資格（1998年4月1日施行）．精神科病院などで精神障害の医療を受けている者や，社会復帰施設などを利用している者の社会復帰に関する相談に応じて，助言や指導，日常生活に適応するための訓練，その他の援助を行う専門職である．それまで資格化されていなかった精神科ソーシャルワーカー（PSW；psychiatric social worker）をモデルにしてつくられている．

（1）医療保険制度

医療保険制度は，病気やけが，出産，死亡などの場合に，加入者やその家族に対して，必要な保険給付を行うものである．医療保険には，サラリーマンなどが加入している健康保険（通称：社会保険），船員保険，公務員などが加入している共済組合と，これらの人以外が加入する国民健康保険がある．「高齢者の医療の確保に関する法律」の対象となる人には，外来・入院医療それぞれに対し，保険で定められている範囲の医療費のうち，一部負担金を除いた額の給付が行われる．各自治体でも，高齢者に対し医療費の交付を行っているが，その内容はまちまちである．その他，高額療養費払い戻し制度や高額療養費貸付制度，精神保健福祉法による医療費公費負担制度（措置入院の場合の公費負担）などがある．また，生活保護を受けている場合には，生活保護の医療扶助制度が適用される．2005年に「障害者自立支援法」が成立したことにより，通院医療費公費負担制度は，「障害者自立支援法」のなかの「自立支援医療費」として位置づけられた．その後，2012年に障害者自立支援法は「障害者総合支援法（正式名称：障害者の日常生活及び社会生活を総合的に支援するための法律）」として改正され，現在は同法に位置づけられている．

（2）年　金

年金は，毎月保険料を納め，老齢・障害・死亡のいずれかの状態になったときに，生活費の保障として受け取るものである．個人が納める保険料に加え，雇用者（会社・自治体）と国がお金を出している．障害年金は，病気やけがによって日常生活や就労の面で困難が多くなった状態（＝障害）に対して支払われるもので，初診日の時期や保険料の納付要件を満たしていれば，障害の程度（障害等級1～3級）に応じて年金が受けられる．

（3）生活保護制度

生活保護制度とは，憲法第25条*の理念に基づき，病気やけがで働けなくなったり，失業して収入がなくなったり，働いても収入が少なく生活に困る場合に，最低限度の生活を保障し，自分の力で生活できるようになるまで援助する制度のことをいう．

生活保護には，生活扶助，住宅扶助，教育扶助，医療扶助，介護扶助，出産扶助，生業扶助，葬祭扶助の8つの扶助がある．生活扶助の基準は，全国を3つの級地に分け，さらに各々の級地を2つのブロックに分け，それぞれの地域の消費実態に合わせ，厚生労働大臣が決めることとなっている．

*憲法第25条では，「すべての国民は，健康で文化的な最低限度の生活を営む権利を有すること」を保障している．

6）診断名

診断名は，患者の病像をとらえるうえで基本となるデータである．現在世界的に通用している精神疾患の2大分類は，ICD-11とDSM-5-TR（コラム参照）である．ICD-11は，2018年6月に公表され，2019年5月にWHO総会で承認され，2022年1月に正式発効されたが，わが国では翻訳等国内適用の作業中であり，まだわが国の正式病名とはなっていない．したがって，わが国の正式病名は，現在のところ，ICD-10である．

本書の「第Ⅱ部　各論－臨地実習」では，学生にとってのわかりやすさを考慮し，より

ワンポイント・アドバイス

入院して間もない患者さんを受け持った場合，まだ診断が確定していない場合もあるでしょう．また，実習期間中に診断名が変更になることもあるでしょう．確かに診断名は，病像をとらえるうえで重要なデータですが，このように診断名がはっきりしていない場合でも，患者さんの精神状態や行動をアセスメントして，生活に焦点を当てて援助していくことは可能で，しかもそれは看護の大切な役割です．

コラム　*ICD-10，ICD-11，DSM-5-TR* [4,5]

ICD-10：WHOの国際疾病分類（ICD；International Statistical Classification of Diseases and Related Health Problems）の第10改訂版である．1990年にWHO総会にて採択され，1993年より実施されている．このうち，第V章が，「精神および行動の障害 Mental and Behavioural Disorders」として，精神障害の分類にあてられている．わが国の正式病名として採択され，疾病統計などに利用されている．

ICD-11：国際疾病分類の第11改訂版である．ICD-11では，変更や追加項目も多数あり，精神障害は，「精神，行動または神経発達障害」として，第6章に位置づけられている．

DSM-5-TR：米国精神医学会の『精神疾患の診断・統計マニュアル（DSM：Diagnostic Statistical Manual of Mental Disorders）』第5版（DSM-5）の本文改訂版（Text Revision）である．DSM-5は，1994年に刊行されたDSM-Ⅳからの19年ぶりの全面改訂であり，大きな変更点として，DSM-ⅢやDSM-Ⅳで採用されていた複数の軸から患者の状態を総合的に判定する多軸評定が廃止されたことが挙げられる．その他，DSM-5では，人間の発達を加味して，小児から高齢の成人期へと各疾患群が並べられていること，遺伝学・神経科学の最新知見が盛り込まれていること，次元的アプローチの考えが導入されたことなどがある．次元的アプローチとは，多くの疾患の境界は従来考えられていたよりも流動的で，多くの症状（抑うつや不安など）がさまざまな重症度で多くの疾患に起こることを認めようとするものであり，これにより各疾患単位や各障害のスペクトラム（連続体）を想定した診断分類が取り入れられている（自閉スペクトラム症など）．DSM-5-TRは，DSM-5にその間の科学的知見の積み重ねや臨床的知見を加味して，本文に追補と小改訂を加えたものである．

マニュアル化のすすんだ DSM-5-TR の診断基準を用いて疾患について説明することとする.

2. これまでの患者さんの歩みを把握しましょう！

1）生活歴

どのような家庭環境で，どのように育ってきた人なのか，またどのような社会生活を送ってきた人なのか，記録や会話から情報を組み立て，想像力を駆使して追体験してみましょう！

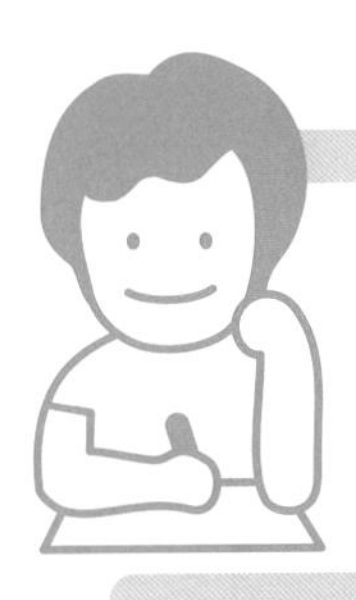

ワンポイント・アドバイス

病院という場所は，どうしても人を無個性化してしまう傾向のある所のようです．画一化した病室とベッドという環境は，人から生活臭を奪ってしまい，社会で生活しているその人の姿を想像することを難しくしてしまいます．また一般に，精神障害の発症は，その人を退行させており，本来のその人自身の姿とは，だいぶ違った様子となっていることを念頭に置いておかなければなりません．そこで，患者さんが病気になる前に，社会のなかでどのように生活してきたのか，生活者としてのその人を知ることがとても大切になります．家庭ではどのように過ごしていたのか，学校生活はどうだったのか，仕事をしていたならばどのような仕事をどのようにしていたのか，カルテを読んだり，患者さんとの自然な会話のなかから得られた情報をもとに，病気になる以前のその人を想像してみましょう．それは回復イメージにもつながるものです．

2）家族歴・家族構成

生活歴と同時に，家族歴や家族構成を把握しておく．家族構成を把握することは，現在家族のなかで，キーパーソンとなる人を知るためにも重要である．また，家族自体に患者を支援する十分な援助機能がない場合，家族を社会資源に結びつけていく必要性をアセスメントするうえでも大切なデータである．

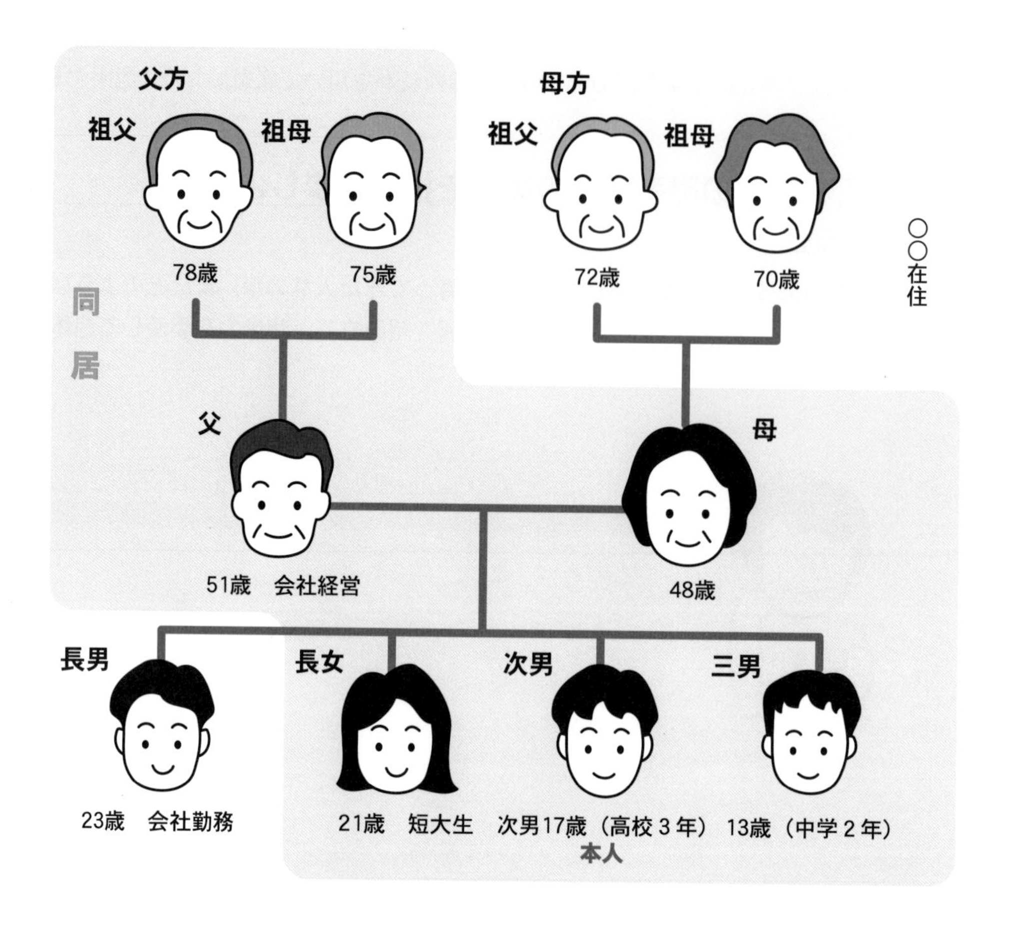

3）初発年齢

初発年齢を知り，現在発病してどのくらい経っているかを知ることは，病気の経過や，病気が生活に及ぼす影響などをみるうえで役立つ．一般に，初発年齢が若いほど，生活経験が乏しく，それまでに学習された生活技能が少ないと考えられる．また発病してから，長期にわたる入院生活を送っている場合には，入院によるホスピタリズム（コラム参照）の影響も考慮しなければならない．

コラム

ホスピタリズム hospitalism

病院や施設への長期にわたる収容が，人の心身に及ぼす影響という意味で使われる．精神障害者の場合，長期にわたる施設収容の結果，本来の病気とは別に退行が起こり自発性が低下し，社会性が失われやすい状態になる．施設症（インスティチューショナリズム：institutionalism）とほぼ同義．

4）現病歴・入院歴

（1）現病歴

現病歴は，発病の経緯や，その後の病気の経過を記述したものであり，疾病経過の特徴や，その生活への影響を知るうえで重要なデータである．

発病に至った経緯を生物・心理・社会的観点から仮説的に説明してみましょう！（知性的理解）

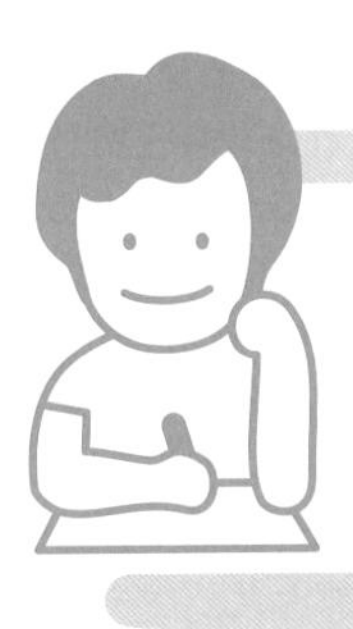

発病に至る頃の患者さんの気持ちを想像してみましょう！（感性的理解）

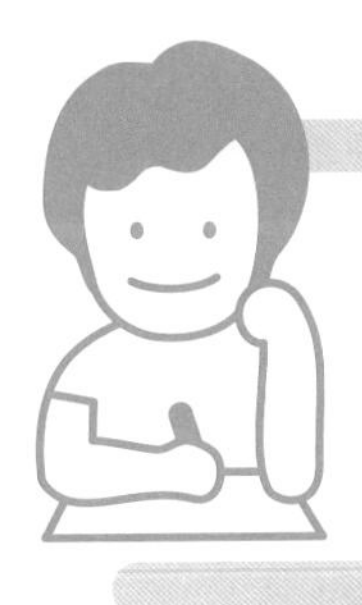

コラム *記述精神医学*

精神医学が，他の医学領域と同じように自然科学的な方法で研究されてきたのは，19 世紀中頃からである．この流れには，おおよそ次の 3 つの流れがある．第一は，精神の異常を，身体因，特に脳の病的変化によって説明しようとする脳の病理解剖学的研究であり，第二は，精神の異常をその原因，症状，経過によって分類し，内科学と同じように疾病単位を明らかにしようとする疾病論的研究である．第三は，これらとは対極的に，精神の異常を心理的観点（力動論的見地もしくは人間学的見地）から明らかにしようとする研究である．

なかでも，第二の流れをつくりだしたドイツの精神医学者クレペリン（Kraepelin, E.）は，多くの症例を詳細に記述し，それをもとに内因性精神病*1 を，「早発性痴呆」*2 と躁うつ病に 2 大分類し，疾病論的研究を集大成した．このような精神医学の流れを，その方法にちなんで記述精神医学とよんでいる．

精神医学の分野ではその後，このような記述精神医学の立場から，精神疾患を分類・命名する試みが続けられてきた．こうした精神疾患の分類・命名の試みは，今日のICD-10やDSM-5-TRにも継承されているものである．

*[1] **内因性精神病**：伝統的な精神医学では，精神疾患をその発症の原因から大きく内因性・外因性・心因性の3つに分けてとらえることが一般的とされてきた．このうち，内因性精神病は，明らかな身体的な原因（外因）や，大きなストレスなどの心理的原因（心因）もなく発病することから，内的な素質（素因）による精神病とされ，統合失調症，躁うつ病がそれに分類された（今日の精神医学ではこの他に，統合失調感情症，または分裂感情病を加える傾向にある）．ただし現在では，素因に対する環境的な要因がより重視される傾向にある．

*[2] **早発性痴呆**：19世紀終わり頃に，クレペリンが，今日いう「統合失調症」に対して初めて病名として名づけた呼び名．発病が人生の早い時期（青年期）に始まり，情意面の障害が著しく，一見「痴呆（認知症）」のような状態に陥ってしまうという意味で名づけられた．その後，1911年にブロイラーがこれに代わって名づけた「schizophrenia（統合失調症）」という病名が，一般的に使われるようになった．

コラム

力動精神医学（フロイトと精神分析学派）

フロイト（Freud, S.）の創始した精神分析学は，精神障害の発症に対する深層心理学的見地からの説明を提供した．フロイトは，人間の考え方や行動は，無意識的な動機によって規定されており，なかでも不安が人間の心理で重要な役割を果たすと考え，さらに乳幼児期の体験が，その後の人格形成や精神障害の発症に大きく関与すると考えた．フロイト理論の中核は，局在論的観点（精神現象は，無意識・前意識・意識の3つの領域により規定されるとする観点），構造論的観点（人格構造は自我・イド・超自我から構成されているとする観点），経済論的観点（精神現象を欲動エネルギーの移動，増減の側面から理解する観点）から構成され，無意識における防衛機制（**表2-2-5**）や，人格の発達過程として精神性的発達段階（リビドー発達段階）（p.64 **表2-2-1**）を仮定した．

フロイトの創始した精神分析学は，その後さまざまな学派に枝分かれし，力動精神医学として発展している．まずフロイトの欲動論に反旗をひるがえした個人心理学のアドラーや，分析的心理学のユングに始まり，特に米国を中心に，人格の形成に対する文化・社会的影響を重視したネオ・フロイディアンとよばれる一派（ホーナイ，サリヴァン，フロムライヒマン，フロムなど）や自我心理学の流れ（フェダーン，ハルトマン，スピッツ，マーラー，エリクソンなど）が形成された．

一方英国では，人格形成における幼少期の自我と対象との関係を重視した対象関係論（メラニークライン，ウィニコット，ボールビーなど）が発展し，人格の形成や精神障害発症の心理的メカニズムの説明に対して大きな理論的貢献をなした．

今日では，これらの精神分析学諸学派の考えはある程度融合されて，精神障害の発症に関する一般的な発達論的理論仮説が提示されている．この仮説の中核をなす考え方は，精神性（リビドー）的な人格の発達過程において，欲求の過度な満足あるいは不満足を体験したところが固着点となるが，各精神障害は，それぞれに相当する固着点をもち，どの固着点へ退行するかによって，病型に違いが生じるというものである（**図2-2-2**）．

表 2-2-5　防衛機制

抑　圧	歓迎されない考え，感情，記憶などを意識から排除すること
抑　制	意識から意図的にあるものを排除すること．抑圧の意識化されたもの
同一化	自分のあこがれの人をまねて，その人の考えや態度，行動などをまねること
取り入れ	同一化の強化されたもので，他の人や集団の態度，考え，価値観などを自分のなかに取り込むこと
置き換え	抑圧した感情や考えを，本来の対象とは別の対象にぶつけること
投影（投射）	自分自身の受け入れがたい感情や考えを，他の人に帰すること
反動形成	自分が本当に感じたり思ったりしていることと正反対の態度や行動をとること
打ち消し	いったん示した感情や考えを，部分的に打ち消すこと
合理化	受け入れがたい欲動や感情および行動などを，受け入れやすくするために，社会的に認められた論理的な説明をすること
退　行	ストレスのために成長発達過程をさかのぼり，そのときに特徴的な行動を示すこと
分　離	考えから感情的なものを，一時的あるいは永久に切り離すこと
否　認	受け入れがたい現実を無視したり，それを認めることを拒否したりすること
昇　華	阻止された欲動を，社会的に受け入れられる行動様式に置き換えること

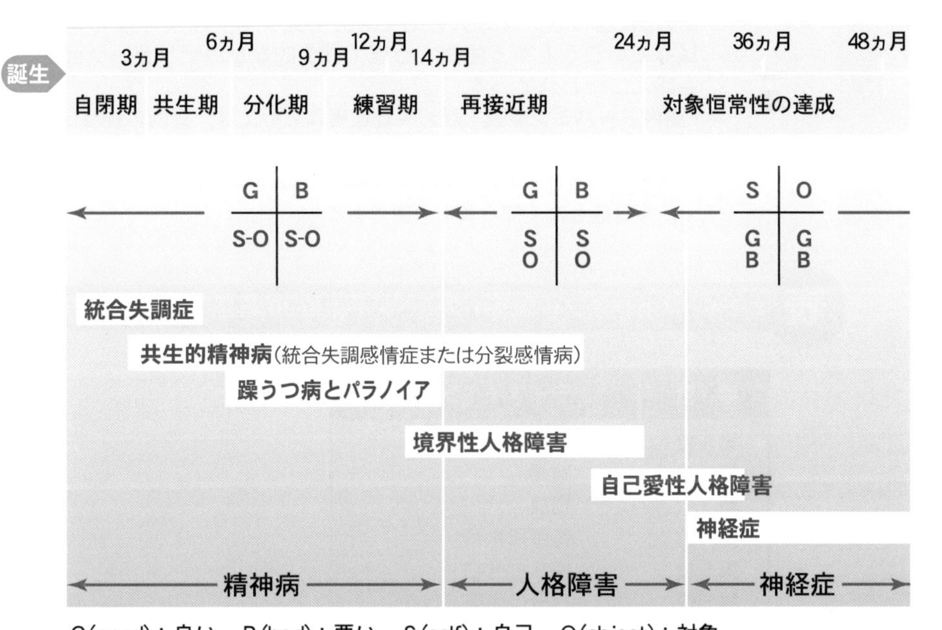

G(good)：良い　B(bad)：悪い　S(self)：自己　O(object)：対象

(Donald B. Rinsley：Bulletin of menninger Clinic，44(2)：132．筆者により一部簡略化)

図 2-2-2　精神障害の発症に関する発達論的理論仮説

コラム　*人間学的精神病理学*

19世紀から20世紀初頭にかけて，精神医学を他の医学分野と同じように科学的に根拠づけ・体系づける試みとして，脳の病理解剖学的研究や，疾病分類などが行われてきた．しかし一方で，20世紀に入り，病者をもっと全体的，人格的，状況的にみて，精神疾患の体験を病者の側から人間学的に理解しようとする試みが起こってきた．このような傾向をもつ学派を広く人間学的精神病理学とよんでいる．代表的な精神医学者として，ビンスワンガー，ボスなどがいる．彼らは，フロイトの精神分析学を評価しその実践に努めるとともに，方法論的にはフッサールの現象学と，それに続くハイデガーの存在論を取り入れた．このため，人間学的精神病理学は今日，現象学的精神病理学とも称され，その精神療法的分析は，現存在分析とよばれている．

コラム　*生物・心理・社会的モデルとリハビリテーションアプローチ*

今日，精神障害の発症には，生物学的な要因だけでなく，心理的なストレスなどの社会環境要因が大きくかかわるという考え方は一般的である．1970年代以降，精神病に対する生物学的な知見の集積や薬物療法の進歩とともに，生物・心理・社会的モデルが発展してきた．また脳内ドーパミン仮説*に基づき，統合失調症は，生物学的な素因としての心理的脆弱性(p.218参照)に，心理社会的なストレス(**表2-2-6**)が重なり合うことで，発症したり再発を繰り返したりするという考え方が起こってきた．このため，このようなストレスに対処する技能を身につけ適応的な行動の学習を促進しようとする認知行動療法的アプローチ（p.207参照）も，薬物療法と併用され盛んに行われている．また，精神病者は，病者であると同時にリハビリテーションの対象としての障害者であるという「障害モデル」に基づき，その人のもてる力を発見し，環境を整えながらそれを伸ばしていこうとする生物・心理・社会的なリハビリテーションアプローチも盛んに行われている．

***脳内ドーパミン仮説**：統合失調症者においては，脳内の神経伝達物質であるドーパミンの過剰な活動があるとする仮説で，このため幻覚・妄想などの症状があらわれるとする．生物学的立場からの精神疾患に対するアプローチのなかで，今日最もよく知られる仮説である．

表 2-2-6　ストレスフルなライフイベント上位10項目

順　位	ライフイベント
第1位	配偶者の死亡
第2位	離婚
第3位	別居
第4位	留置所拘留
第5位	家族の死亡
第6位	自分の病気・けが
第7位	結婚
第8位	解雇
第9位	夫婦の和解
第10位	退職

(Holmes,T.H., Rahe, R.H.：The Social Readjustment Rating Scale. Journal of Psychosomatic Research, 11：213～218, 1967より抜粋)

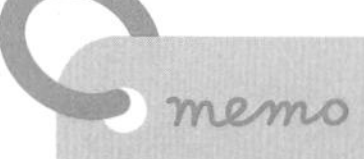

今日，精神障害の発症は，生物・心理・社会的な諸要因が重なり合うことによるものであるという考え方が一般的である．さまざまな立場や学派はある程度統合され，臨床的には，生物学的立場に基づく薬物療法，精神分析学的立場や人間学的精神病理学的立場に基づく精神療法，環境要因を重視した社会療法，生物・心理・社会的モデルに基づく行動療法や認知行動療法，リハビリテーション療法などが併用して行われている．

ワンポイント・アドバイス

精神障害の発症のメカニズムに対する説明は，さまざまな学派によって異なっています．また，それぞれの疾患によっても，今日特に有力な説明となる学説に違いがあります．これらの深い学習には大変時間がかかりますが，人の心の奥深さを思えば，それも当然のことでしょう．人の心を理解するということは，大変な道のりです．しかし，多くの人がそれを試み探求してきたからこそ，今日多くの理論や学説が積み重ねられてきたともいえます．心に関する理論の迷路に迷い込むことも時には必要でしょう．その道のりの遠さ，複雑さゆえにこそ，精神看護は私たちに尽きせぬ魅力を与えてくれます．心に対する謙虚な気持ちをもつこともまた大切となるでしょう．そしてもうひとつ忘れてはならないのは，どんな理論よりも，私たちはまず，自分の心という最高の贈り物をすぐ身近にもっているということです．自分の心を探求することを通して，理論は単なる理論を越えたものとなることでしょう．

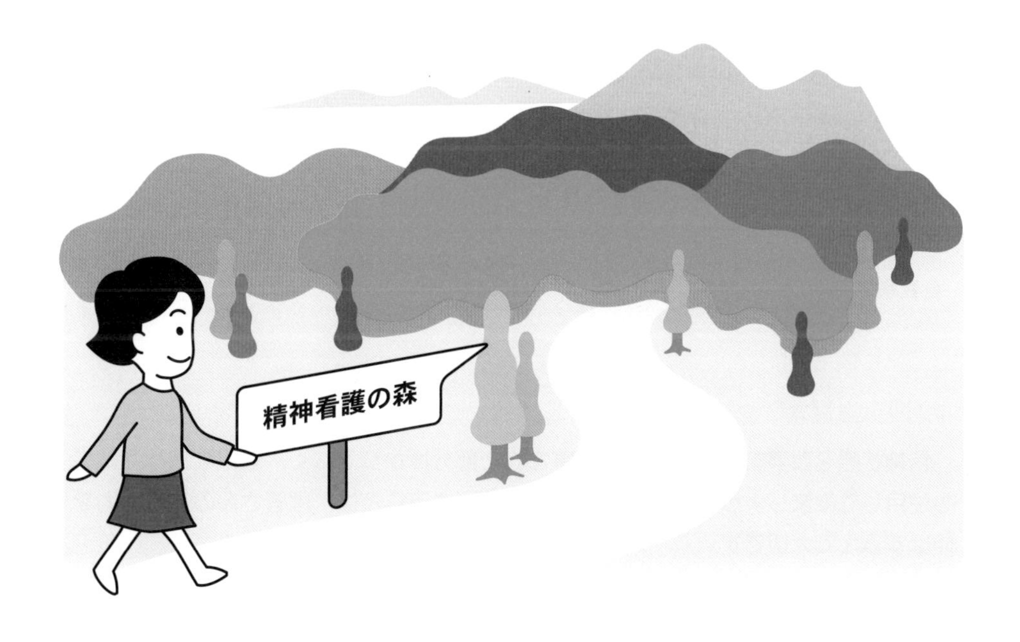

(2) 入院歴

これまでの患者の入院の経過を記述した入院歴は，病気の経過や，その生活への影響をアセスメントするうえで大切なデータである．これまでの患者の入院回数・入院期間の長短などが，入院歴に対するアセスメントの視点となる．過去の患者の入院が長期にわたっている場合は，ホスピタリズムによる社会性の低下が予測される．一方，短い入院を繰り返してきた患者の場合，社会性は比較的保たれていると予測できるが，再発を繰り返すタイプであると考えられる．また，火事で双極症を誘発したり，引っ越しがうつ病の契機となったりするなど，発病に特有のエピソードがあるかなどもアセスメントの視点となる．

入院歴に対するアセスメントの視点

①入院期間は長期か短期か⇒ホスピタリズムの影響による社会性の低下はないか
②入院回数⇒再発を繰り返すタイプか否か
③発病に特有のエピソードはあるのか

3. 現在の患者さんの状態を把握しましょう！

1）精神状態をアセスメントしてみましょう！

第２章の「精神状態をアセスメントする技術」を参照して，精神状態をアセスメントしてみましょう！

観察項目	観 察 内 容
意 識	
知 能	
記 憶	
見当識	
知 覚	
思 考	
感 情	
意 欲	
自我意識	

ワンポイント・アドバイス

精神状態を観察するときには，障害された部分ばかりでなく，健康な精神活動にも注目してみましょう．健康な精神活動を把握することは，患者さんの健康な力を伸ばすうえで大切です．

2）身体の状態を把握しましょう！

心身は相関したものなので，精神に障害をきたした場合，身体的にもさまざまな障害を同時に抱えることが多い．急性的な精神症状の悪化に伴い，心身ともに消耗し，栄養状態が低下している場合もあれば，うつ状態で食欲が低下したり，睡眠が不足したりしている場合もある．また，精神障害のためにセルフケアの低下があり，そのため長い間の食生活の偏りや，運動不足のために高血圧や糖尿病などの生活習慣病を併発している場合もある．

呼吸・循環・体温などの基礎的データとともに，検査結果のデータも確認し，同時に向精神薬の副作用を観察することが大切となる．

身体症状のアセスメントのポイント

①心身が衰弱していないか？
②栄養状態が低下していないか？
③合併症がないか？
④向精神薬の副作用が出ていないか？

向精神薬の副作用で起こりやすい身体症状

眠気，倦怠感，起立性低血圧（めまい・ふらつき），口渇，嘔気，便秘，イレウス，排尿困難，肝機能障害，羞明感・瞳孔調節障害，皮膚症状（瘙痒感，発疹，光線過敏症，魚の目など），無月経，乳汁分泌，肥満，錐体外路症状（アカシジア，パーキンソン症状など），悪性症候群など（付録2：「精神科で使われる主な薬剤とその副作用」参照）

3）現在行われている治療はどのようなものですか？

精神科で主に行われている治療方法には，薬物療法，精神療法，リハビリテーション療法，身体療法がある．

（1）薬物療法

今日，精神科治療の主体は向精神薬を用いた薬物療法である（**表 2-2-7**）．

向精神薬の作用ならびに副作用について学習し，患者の心身に対する薬の影響を正しく観察・把握できるようになることが大切である．（付録2：「精神科で使われる主な薬剤とその副作用」参照）

表 2-2-7　主な精神科治療薬

向精神薬	(1) 抗精神病薬（メジャー・トランキライザー） フェノチアジン系薬物（クロルプロマジンなど） ブチロフェノン系薬物（ハロペリドールなど） 非定型抗精神病薬（リスペリドン，オランザピンなど）など (2) 抗うつ薬 三環系抗うつ薬（イミプラミンなど） 四環系抗うつ薬（マプロチリンなど） SSRI（フルボキサミンなど） SNRI（ミルナシプランなど） NaSSA（ミルタザピン）など (3) 抗不安薬（マイナー・トランキライザー） ベンゾジアゼピン系薬物（ジアゼパムなど）など
抗てんかん薬	バルビツール酸系薬物（フェノバルビタールなど）

(2) 精神療法（精神分析療法・行動療法・集団精神療法など）

代表的なものに精神分析療法（コラム参照），行動療法（p.173 コラム参照），認知行動療法（p.207 参照），森田療法（p.83 コラム参照），催眠療法（p.83 コラム参照），遊戯療法（p.83 コラム参照）などがある．他に集団を対象とした精神療法として，集団精神療法（p.83 コラム参照），家族療法（p.175 コラム参照）などがある．それぞれの精神療法に特徴的な治療方法や治療過程を理解し，生活場面であらわれる治療の影響をアセスメントできるようになることが求められる．

コラム　*精神分析療法*

フロイトによって創始された無意識の領域を扱う深層心理学的な精神療法．治療者が患者の言葉・行動・空想・夢・症状などから，患者の無意識的な世界を解釈し，それを患者に伝え，患者の心のなかに抑圧されていたものを洞察に導く方法である．患者が寝椅子に横になり，治療者がその背後に座り，面接場面で患者の心に浮かんだことをすべて自由に治療者に話していく方法（自由連想法）がとられる．治療契約，転移，抵抗，解釈，洞察という一連の過程を経過する．治療の展開に伴い，途中，患者が退行や，治療への抵抗として行動化（p.161 コラム参照）などを起こす．治療には，患者にある程度の自己を洞察する力が必要とされるので，主として成人の神経症患者に適用される．今日，このような古典的正統派精神分析を簡略化した個人力動的精神療法が広く行われている．

個人力動的精神療法では，患者のあらわす言葉や行動を自我防衛機制の観点から理解し，転移感情を適切に処理し，患者の自己洞察を深めつつ，適応的な行動を促進することを目的として，心理現象を力動的にとらえながら治療がすすめられる．通常週 1 回，数十分の面接が何カ月かにわたり続けられる．

コラム　*森田療法*

森田正馬（まさたけ）が創始した日本独自の神経症に対する精神療法．苦痛をあるがままに受け入れ，それと直面し，神経症の根底にある執着（とらわれ）の悪循環を断ち，人間に本来備わっている生への欲望を解放することを目指す．具体的には，入院生活によって社会生活から隔絶し，約50日間にわたって，絶対臥褥期，軽作業期，重作業期，生活訓練期の4期に分けて治療がすすめられる．

コラム　*催眠療法*

注意集中と一連の暗示的誘導操作によって，被暗示性の亢進した特有の意識状態（トランス状態）をつくり，暗示によって症状を取り除いたり，無意識の内容を想起させることでカタルシスを図ったりする治療法．

コラム　*遊戯療法*

遊びを通じて自己表現させたり，感情を発散させたりすることで治療する小児を対象とした精神療法．種々の遊び道具をそろえ，自由に遊ばせる方法がとられる．

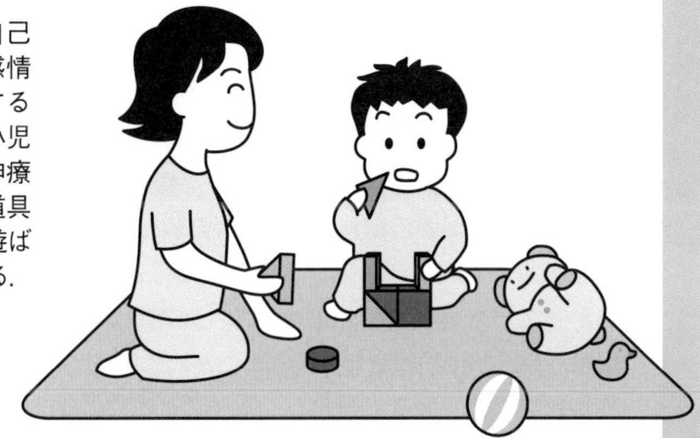

コラム　*集団精神療法*

集団場面で行う精神療法の総称．集団全体を対象とし，集団の力動（相互作用）を通して，個人の治療的な自己表現や洞察を促進する精神療法である．精神分析学的な立場や，クライエント中心療法の立場，モレノ（Moreno, J.L.）のソシオメトリーの理論に基づく心理劇，ゲシュタルト理論に基づくゲシュタルト療法など，さまざまな立場から行われている．グループワーク，教育グループ，作業療法，レクリエーション療法など，広義の集団療法（group therapy）と厳密に区別することは難しい．（p.189 コラム「集団療法」，p.242 第Ⅱ部第4章「復習のための資料：集団力動（集団力学）とは？」参照）

(3) リハビリテーション療法（作業療法や社会療法など）

精神障害者は，疾患による精神機能の障害ばかりでなく，生活障害（能力障害），社会的不利などの障害をもつ障害者であるとの認識に基づき，精神障害者のADLの向上，社会復帰，社会参加，ひいてはQOLの向上を目指して行われるさまざまな療法を含む．具体的には作業療法（p.156コラム参照），レクリエーション療法，SST（p.84コラム参照）などが含まれる．実際の行動の改善に焦点を当てているという点で，学問的基盤を行動療法に置いてあるものも多い．また，患者を取り囲む環境を，治療的な人間関係の場にすることで精神障害を治療しようとする社会療法（または環境療法）も，このなかに組み入れて考えることができる．開放療法や，デイケア，ナイトホスピタルなどの考え方や方法は，この社会療法のなかに含まれる．

コラム　*SST（social skills training：生活技能訓練）*

行動療法と社会学習理論に基づき，訓練を通して，生活技能と対処能力を高める療法．通常グループで実施され，具体的な場面や課題を設定して，ロールプレイングやモデリングを活用しながら，体験的に生活技能を学習していく．実生活への適用を重視し，宿題を出してその実行を促すのが特徴である．

（4）身体療法（電気けいれん療法など）

電気けいれん療法（electroconvulsive therapy：ECT）は，薬物療法の効果が不十分である場合，向精神薬の副作用が強い場合，自殺のリスクが高い場合などに治療の最終手段として用いられる．頭の左右のこめかみに電極を当て，電気を流す方法である．対象疾患としては，統合失調症（難治性の場合，昏迷状態），うつ病（自殺のリスクが高い場合，向精神薬の副作用が強い場合），双極症（自殺のリスクが高い場合，興奮が強く緊急を要する場合）などがあげられる．電気ショック療法，電撃療法と呼ばれることもある．その作用機序はわかっていない．治療効果は高く，重篤な副作用を起こす可能性も少ないが，患者にとっては，「脳に電気を流す」ということに恐怖を感じる治療法でもあり，患者が無用な恐怖を抱かないよう，患者の状態に合わせた適切な説明を行い，インフォームド・コンセントをとることが重要である．

四肢や体幹にけいれんを起こさせる従来型ECTと，事前に麻酔や筋弛緩薬を投与してけいれんを起こさなくする修正型ECT（m-ECT）があるが，現在では修正型ECTが主流である．通常2～3回/週ずつ，1クール10回程度行われる．副作用としては，頭痛，吐き気，筋肉痛が多く，その他，一時的な健忘やもうろう状態が起こることがある．また循環器系の副作用（不整脈，徐脈・頻脈，血圧上昇など）が起こることもあるので，施行後はしばらく心電図モニターを装着して観察する．

なお，薬物療法も，広義には身体療法に含まれる．

4）セルフケア行動を観察してみましょう！

第３章「セルフケアへの援助」を参照して，セルフケア行動を観察し，セルフケアレベルをアセスメントしてみましょう！

セルフケア要素	レベル	観察内容
空気・水・食物・（薬）		
排泄		
個人衛生		
活動と休息		
孤独とつきあい		
安全を保つ能力		

セルフケアレベル　1：全介助　2：部分介助　3：声かけ指導　4：教育指導・支持　5：自立

*本書では，空気・水・食物のセルフケア要素のなかに，薬を含めて考える（p.43参照）.

ワンポイント・アドバイス

セルフケア行動は，毎日観察していると，病状の変化に伴って微妙な変化を示しているものです．セルフケア行動の変化をきめ細やかに観察しながら，その時々の患者さんの状態に合わせたセルフケアへの援助を行っていくことが大切です．精神症状が悪化していると判断された場合には，対人刺激の少ない個室へ移動したり，反対に回復してきたりした場合には，２人部屋から大部屋へ移動したり，散歩や外出の計画を行ったりします．このように，現在の患者さんの状態に適した行動範囲のアセスメントは，医師との連携のもとに看護が果たす重要な役割です．

また，セルフケアは単に病状によって影響を受けるだけでなく，入院生活そのものによっても影響を受けています．入院生活が患者さんのセルフケアに及ぼしている影響もアセスメントしてみましょう．

5）発達段階をアセスメントしてみましょう！

（1）現在の発達段階

一般に精神障害の発症やホスピタリズムの影響によって，患者は実際の年齢よりも幼い行動をとる状態，すなわち退行した状態にある．フロイトは，「人は，自我が現実的に解決できないような心理的な困難に出会ったとき，自我がそうした葛藤状況から自我自体を守るためにさまざまな防衛機制を働かせる」と考えた．なかでも退行は，発達段階をさかのぼり，人生の初期の発達段階（固着点）で得られた満足感や平穏を得て自我を守ろうとする作用であり，フロイトは退行という概念によって，さまざまな精神障害を説明しようとした．このようなフロイトの仮説的な考えは，現在広く受け入れられている（p.76 コラム「力動精神医学」，p.77 **図 2-2-2** 参照）．

たとえば，実年齢は40歳であっても，2～3歳の子どものような行動をとること（強迫症における肛門期への退行の場合など）もあるし，さらに退行して0～1歳くらいの子どものような状態（うつ病における口唇期への退行の場合など）になることもある．看護師は，患者の実年齢に惑わされずに，患者の言動から，現在の患者の精神状態が発達段階のどこに位置づけられるのかを把握していく．看護援助の原則は，それぞれの患者の現在の発達段階に合わせた必要な援助を提供し，そこから成長発達を徐々に促し回復へと導いていくというものである．

ワンポイント・アドバイス

理論は確かに成長発達をアセスメントする際の基礎となるものですが，実際には大まかな指針しか提供してくれません．そこで，自分のこれまでの成長発達を振り返り，たとえば，自分は小学校４年生のとき，どのようなことを考えたり悩んだりしていたか，またどのような行動をとっていたかなどを思い出してみましょう．またはまわりのさまざまな年代の人の行動をみることで，日頃から成長発達段階をアセスメントする目を養っていくことが大切となるでしょう．

(2) 過去最高レベル

過去最高レベルとは，患者がこれまでの生活のなかで達したと思われる最も高い心理・社会的成長発達レベルのことを指し，生活歴からアセスメントされる．一般に精神障害の発症によって患者は退行しており，本来達している発達段階を逆戻りしている状態にあると考えられる．このような考え方に基づき，過去最高レベルは，回復時の患者像のひとつの目安（目標）として把握される．過去最高レベルが高いほど，潜在的な生活能力が高いと考えられ，回復をしたときには，その最高レベルから，再度患者の心理・社会的成長発達が開始されると考えられる．たとえば，すでに就職して，結婚して，子どもをもった後に発症した場合と，中学・高校などの学校生活の途中で発症した場合では，当然，前者のほうが過去最高レベルが高いと考えられ，回復時の目安も高いものとなる．また後者の場合には，回復時には，学校生活段階の心理・社会的成長発達レベルから，再度，経験と学習により，成長発達を促していくよう援助が行われる．

4. これからの患者さんの可能性について一緒に考えましょう！

1）患者さんが利用できるサービスやサポートにはどのようなものがありますか？

（1）医療チーム

精神障害者は，精神機能の障害だけでなく，生活障害や社会的不利など社会生活を送るうえでのさまざまな困難を抱えていることから，精神科では，特に多職種によるチーム医療が重要な機能を果たしている．医師，看護師の他に，精神保健福祉士（精神科ソーシャルワーカー）（p.71 コラム参照）・作業療法士（p.156 コラム参照）・公認心理師，臨床心理士（コラム参照），薬剤師などが連携してチーム医療を展開している．看護師は，患者に必要なサービスを見つけだし，各種の専門職へとつないでいくコーディネーターとしての役割を担っている（**図 2-2-3**）．

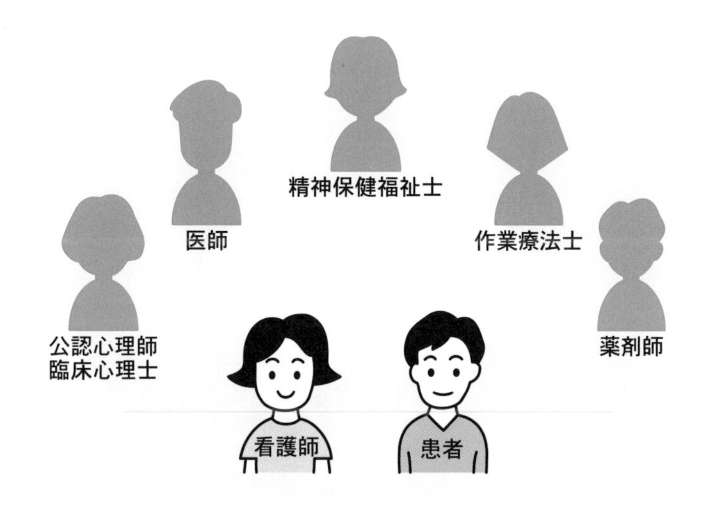

図 2-2-3　医療チームとコーディネーターとしての看護の役割

コラム

公認心理師，臨床心理士（CPP：certified public psychologist, CP：clinical psychologist）

心理学に関する専門的知識と技術をもって，精神保健医療福祉教育などの分野で，心理状態の観察・分析，相談・助言・指導などを行う専門職．公認心理師は，「公認心理師法」（2017 年施行）に基づくわが国初の心理職の国家資格．臨床心理士は，日本臨床心理士資格認定協会が認定する資格で，臨床心理士養成に関する指定大学院または専門職大学院の修了等により受験資格が与えられる（付録 1：「身体的検査と心理テスト」参照）．

（2）家族の支援と期待

家族は，患者支援の第一の窓口である．家族がどのくらいの支援ができるのか，また患者に対しどのような期待をもっているのかを把握することは，患者の退院後の生活を考えるうえで大切である．両親が高齢化していたり，主たる介護者が患者の兄弟の代に世代交代していたり，または家族が離散していたりするなど，家族に十分な支援能力がない場合には，社会資源の紹介などを行い，家族を支えていくことも重要である．

また家族は，患者が病気になったことに困惑していたり，病気に対する正しい理解の不足のために患者への対応の仕方がわからず，過度の期待をしたり過干渉になったりしてしまいがちである．家族の不安を受け止めつつ，病気に対する正しい理解を促すための教育的かかわりも重要である．

(3) 社会資源（付録3：「精神障害者が利用できる主な社会資源」参照）

社会資源とは，生活上のニーズを満たすために個人が利用できる各種の制度，機関や施設，資金や物資，さらには個人や集団のもつ知識や技術を総称していうもので，行政機関などによるフォーマルなサービスから，近隣住民の支援などインフォーマルなものまでを含む（**図 2-2-4**，**表 2-2-8**）[7]．患者が必要とするサービスや支援を把握し，利用できる社会資源に結びつけていくケアマネジャー（p.122 コラム「ケアマネジメント従事者」参照）としての看護の役割も大切である．

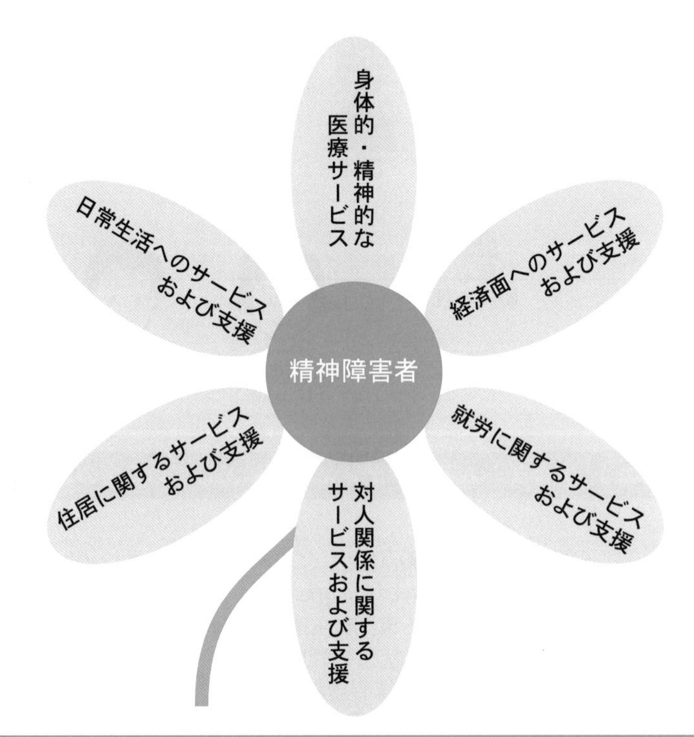

図 2-2-4 精神障害者が必要としているサービスや支援[7]

（田中美恵子：ケースマネージメント．〈新訂版〉精神訪問看護研修テキスト（厚生省大臣官房障害保健福祉部 精神保健福祉課・他監修）．p.101，ぎょうせい，1998.）

表 2-2-8　精神障害者が必要としているサービスや支援の内容[7)]

① **精神科医療サービス**（精神科病院外来・精神科クリニックなど）
② **身体的な医療サービス**（一般病院・診療所など）
③ **生活援助**（保健所，精神保健福祉センター，病院，福祉事務所からの訪問および生活指導，ホームヘルパーの派遣，デイケア，相談など）
④ **生活保護費・各種年金の申請および受給**（市役所・福祉事務所など）
⑤ **住居の確保**（グループホームなどの住居サービス，または不動産屋を介しての住居の確保など）
⑥ **就労**（就労移行支援事業所や就労継続支援事業所，職業訓練施設，職業安定所など）
⑦ **活動の支援**（地域活動支援センターなど）
⑧ **地域のセルフヘルプグループ・断酒会や病院内の患者自治会など**
⑨ **家族または家族会からのサポート**
⑩ **民生委員や近隣住民からのサポート**

2）患者さん本人の希望はどのようなものですか？

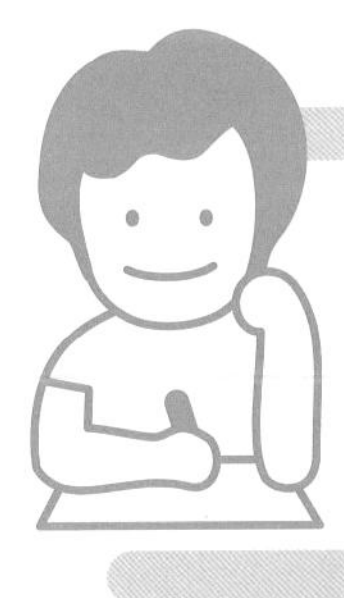

ワンポイント・アドバイス

患者さん自身がどのようなことで困っているのか，どのような状態になりたいのかを尋ねることは，自己決定を尊重するうえで基本となる行動です．希望を尋ねることで，思わぬ認識のずれに気づかされる場合もあるでしょう．また希望を尋ねることは，それ自体がひとつの援助ともなるものです．患者さんの希望を尋ね，共通の目標を設定し，あなたがそのために果たせる役割をきちんと説明していきましょう．そうすることで，患者さんの回復への意欲や動機づけはよりいっそう高められることでしょう．

5. これまでの情報をまとめて，患者さんの状態をアセスメントし，看護目標につなげていきましょう！

1）これまでの情報をまとめて，患者さんの全体像を描き出してみましょう！

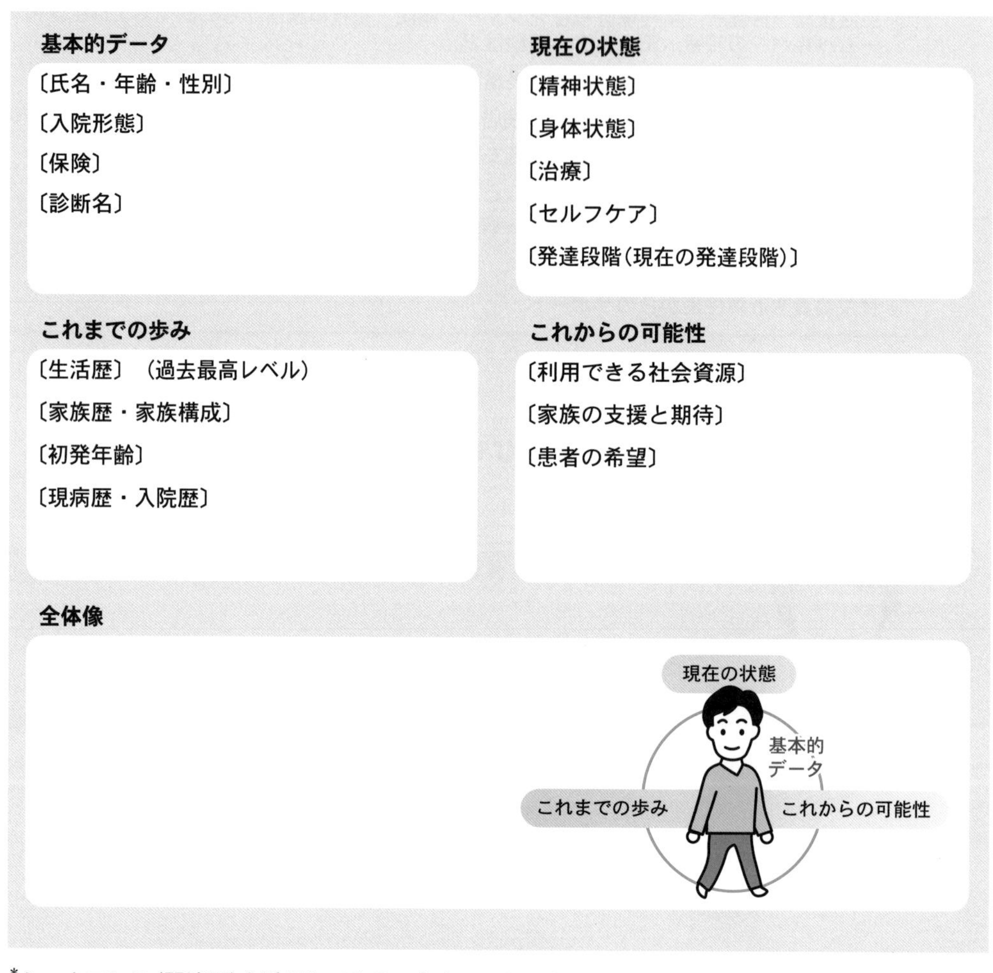

基本的データ

〔氏名・年齢・性別〕

〔入院形態〕

〔保険〕

〔診断名〕

現在の状態

〔精神状態〕

〔身体状態〕

〔治療〕

〔セルフケア〕

〔発達段階（現在の発達段階）〕

これまでの歩み

〔生活歴〕（過去最高レベル）

〔家族歴・家族構成〕

〔初発年齢〕

〔現病歴・入院歴〕

これからの可能性

〔利用できる社会資源〕

〔家族の支援と期待〕

〔患者の希望〕

全体像

*シークエンス（関連図）を活用してみるのもよいでしょう．

2）患者さんの状態をアセスメントし，看護目標へつなげていきましょう！

6. 看護計画を立ててみましょう！

1）長期目標

患者自身や家族の希望，現在の患者の状態，過去最高レベルなどを考慮して，現段階でおおよそ到達可能と考えられる患者の望ましい状態を長期目標として設定する．それが1年先の目標となるか，10年先の目標となるかは，現在の患者の状態によって左右されるので，一概にはいえない．しかし，いずれにせよ長期目標は，長期的な展望から現在の看護を導くものであり，次に述べる短期目標の方向性を決定するものである．看護の展開に伴い患者の状態が変化すれば，長期目標自体も評価し修正していくことを忘れないようにする．

2）短期目標

短期目標は，長期目標の達成を目指して，その時々の看護を導く目標である．患者の状態の変化がゆっくりであると予測される場合には，短期目標といってもかなり先の目標となる場合もあり，これもやはり一概に期間を限定することはできない．一般的には，現在早急に解決すべき問題が短期目標に反映されるが，妥当な短期目標を設定するためには，患者の病気の性質やおおよその経過，一般的な治療経過などを知っておく必要がある．

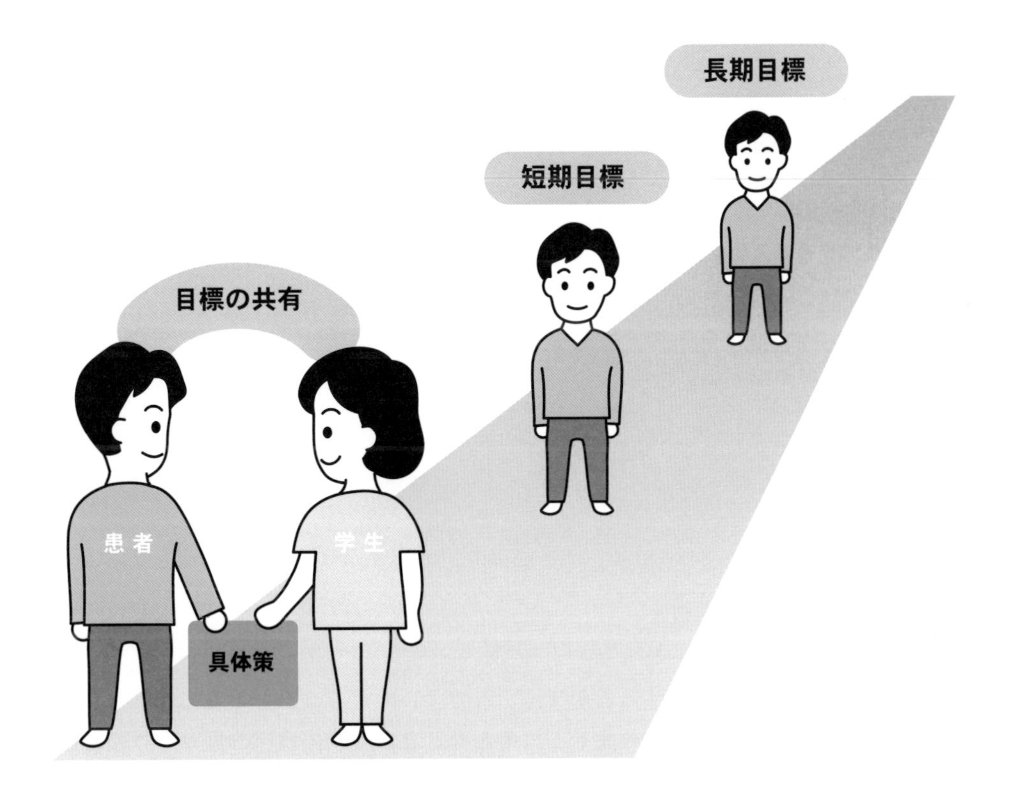

3）具体策と日々の看護計画・実施・評価

最後に，長期目標・短期目標に基づき，具体策と日々の看護計画を立てていく．患者と共通の言葉で目標を共有する努力も大切である．さらに，日々の看護計画を実施･評価して，必要に応じて短期目標や長期目標を評価・修正していき，看護過程を展開する．

日々の看護計画：短期目標と具体策

日々の看護計画：短期目標と具体策

月　　日　学生氏名：

看護計画　長期目標

〔気分チェック〕今日のあなたの気分は？

短期目標と具体策

実施・評価

学生のタイムスケジュール

今日の感想

自己の振り返りの視点

実習で看護を展開するなかで，これでよいのだろうかと不安になったり，焦ったりすることがあるかもしれません．そんなときは，次の自己の振り返りの視点を参考にして，自分のことを振り返ってみてください．

・自分の立てた目標を優先していないか？

・課題達成に焦りすぎていないか？

・患者さんの不安に巻き込まれていないか？

ワンポイント・アドバイス

一般に精神障害の回復には，長い時間を必要とします．短い実習期間のあいだに，大きな変化を望むことは難しいかもしれませんが，それでも学生の一生懸命なかかわりが，患者さんを驚くほど回復させることもしばしば目にします．そんなとき，人は人によって癒されることを今さらながら実感させられます．しかしいずれにせよ，あなたの真摯なかかわりは，患者さんのなかに必ず大きな自信の種を蒔くものとなるでしょう．信頼に満ちた人とのかかわりの積み重ねが，いつか患者さんの心のなかに美しい花を咲かせる日を信じて，焦らず看護していってください．

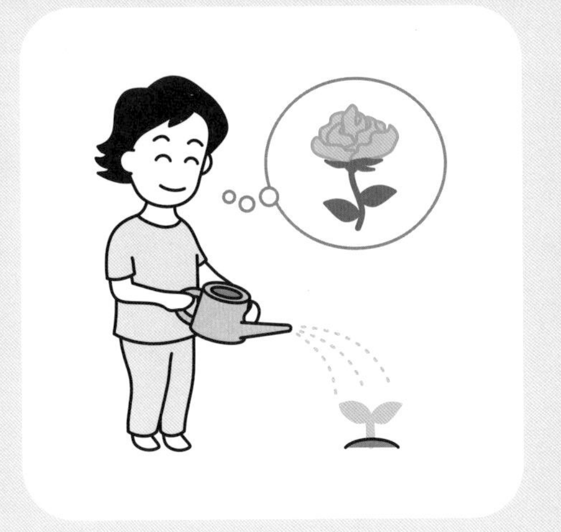

引用・参考文献

1) 厚生省保健医療局精神保健課監修：我が国の精神保健福祉．平成7年度版，pp.413～422，厚健出版，1996.
2) 精神保健福祉白書編集委員会編：我が国の精神保健福祉白書．2015年度版，中央法規，1999.
3) 池末　亨・他：新版 精神障害者が使える福祉制度のてびき．第2版，全国精神障害者家族会連合会，2004.
4) World Health Organization (1993)：The ICD－10 Classification of Mental and Behavioural Disorders／融　道男・他監訳：ICD－10精神および行動の障害．臨床記述と診断ガイドライン，新訂版，医学書院，2005.
5) 日本精神神経医学会・日本語版用語監修，髙橋三郎，大野　裕・監訳：DSM-5-TR精神疾患の診断・統計マニュアル．医学書院，2023.
6) 太田保之，藤田長太郎編著：精神看護学 精神保健．第3版，医歯薬出版，2007.
7) 田中美恵子：ケースマネージメント．新訂版 精神訪問看護研修テキスト，厚生省大臣官房障害保健福祉部精神保健福祉課・他監修，p.101，ぎょうせい，1998.
8) 影山任佐：精神医学の歩み－②クレペリン以後．こころの科学，86：32～45，1999.
9) 岡崎祐士編：特別企画・分裂病治療の現在．こころの科学，90：1～111，2000.
10) 小此木啓吾・他編：精神分析セミナーⅠ－精神療法の基礎．岩崎学術出版，1981.
11) 小此木啓吾・他編：精神分析セミナーⅡ－精神分析の治療機序．岩崎学術出版，1982.
12) 小此木啓吾・他編：精神分析セミナーⅢ－フロイトの治療技法論．岩崎学術出版，1983.
13) 小此木啓吾・他編：精神分析セミナーⅣ－フロイトの精神病理学理論．岩崎学術出版，1987.
14) 小此木啓吾編：精神分析・フロイト以後－対象関係論をめぐって．現代のエスプリ，No.148，1979.
15) 土居健郎：精神療法と精神分析．金子書房，1961.
16) 田中美恵子：精神療法を受けている患者の看護．系統看護学講座専門3 基礎看護学3 臨床看護総論，pp.317～324，医学書院，1999.
17) 保崎秀夫，松原治郎，佐久間　淳：看護学大系5 看護と人間［3］．井上幸子，平山朝子，金子道子編，日本看護協会出版会，1990.
18) 金子道子，井上幸子・他：看護学大系6看護の方法［1］．井上幸子，平山朝子，金子道子編，pp.8～36，日本看護協会出版会，1990.
19) 外口玉子・他：系統看護学講座専門13　成人看護学10　精神疾患患者の看護．第9版，医学書院，1993.
20) 南　裕子・稲岡文昭監修，粕田孝行編：セルフケア概念と看護実践－Dr.P.Underwoodの視点から．へるす出版，1987.
21）日本精神医学ソーシャル・ワーカー協会編：これからの精神保健福祉－精神保健福祉士ガイドブック．第4版，へるす出版，2009.
22）日本精神科看護技術協会「精神科看護用語辞典」編集委員会編：精神科看護用語辞典．新訂第1版，メヂカルフレンド社，2000.
23）加藤正明・他編：増補版精神医学事典．弘文堂，1985.

第3章　看護計画の実際

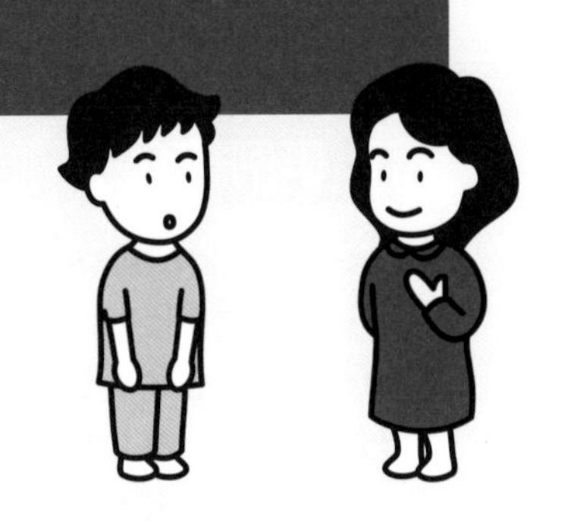

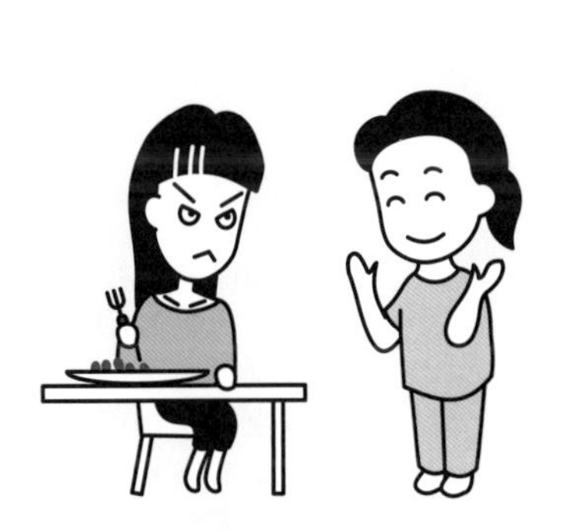

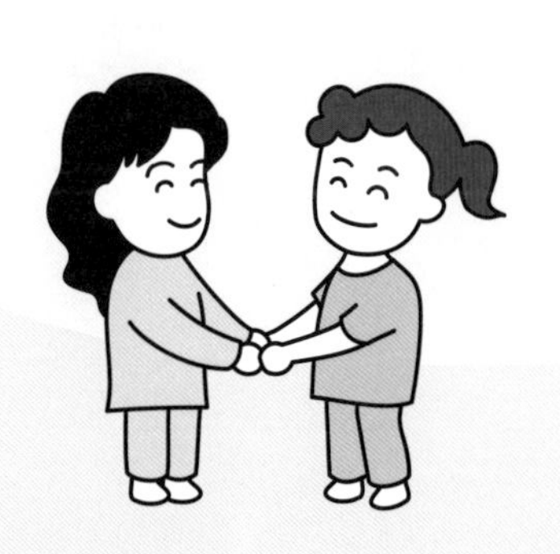

1 統合失調症急性期の患者の看護

1. 事例紹介

Sさん，24歳の女性．両親との3人暮らし．

短大卒業後仕事に就いたが，就職して2年目頃から職場での人間関係の悩みをもらすようになっていた．半年前頃より「職場の人が自分のうわさをしている」などと被害的なことを言うようになり，仕事を休みがちとなった．最近では，自室に閉じこもって時折大声を出したり，家を飛び出したりするようになり，家族が付き添って精神科を受診した．外来診察では，呼びかければ何とか返事をすることはできたが，おびえたように周囲を見回したり，幻聴に聴き入ったりする様子がみられた．本人は入院することを嫌がっていたが，医師から入院治療の必要性が説明され，家族の同意により医療保護入院（p.66 表2-2-4「精神保健福祉法に定められた入院制度」参照）となった．今回が初めての入院である．入院の際，母親は「本当に入院させてよかったんでしょうか」と迷う気持ちがあることを，看護師に話した．

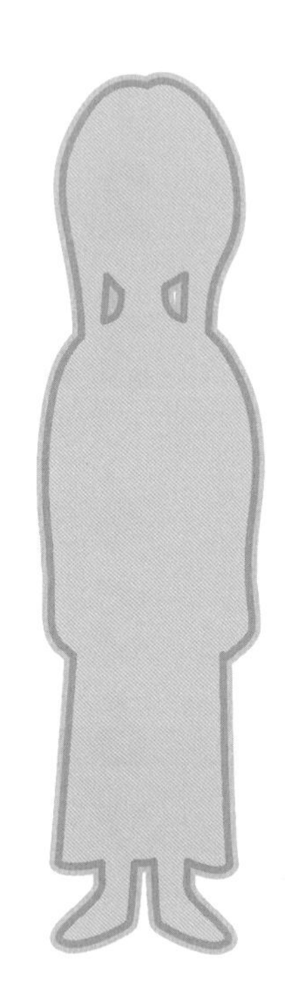

入院当初は隔離室を利用していたが，入院後1週目より，徐々に時間を決めてデイルームなどで過ごすことができるようになっていた．医師の診察では，「サタンが『自分を殺す』と言っている」と話し，入院して2カ月余りが経った今でも時々幻聴が聞こえている様子である．現在は大部屋で生活しているが，日中のほとんどを横になって過ごしている．

コラム *行動制限*

精神保健福祉法第36条は，入院中の患者に対する行動の制限について定めている．行動制限には通信・面会の制限，隔離，身体拘束があるが，どのような行動制限も医師でない者の判断で行うことは許されていない．隔離および身体的拘束は精神保健指定医（p.67コラム参照）が必要と認めなければできない行動制限であり，行動制限を行う場合の記録事項などが定められている．行動制限は自傷他害を防止するなど患者の医療または保護を目的に行われ，懲罰などを理由に行われることがあってはならない．やむなく行動制限が行われる場合には，制限を必要最小限の範囲にし，その理由や経緯を記録に残し，患者や家族に対して十分な説明を行い，定期的な観察と適切な医療・ケアの提供がなされなければならない．（巻末資料②「処遇の基準」参照）

2. ここで統合失調症について復習してみましょう！

統合失調症の診断基準は以下のとおりである．

DSM-5-TR 診断基準[1]（要約抜粋）

A. 以下のうち 2 つ（またはそれ以上），おのおのが 1 カ月間ほとんどいつも存在．これらのうち少なくとも 1 つは①か②か③である
　① 妄想
　② 幻覚
　③ 発語の統合不全（例：頻繁な脱線または滅裂）
　④ 行動の著しい統合不全，またはカタトニア性の行動
　⑤ 陰性症状（すなわち情動表出の減少，意欲低下）
B. 仕事，対人関係，自己管理などの面で 1 つ以上の機能のレベルが病前に獲得していた水準より著しく低下
C. 障害の持続的な徴候が少なくとも 6 カ月間存在する
D. 統合失調感情症と「抑うつ症または双極症，精神症性の特徴を伴う」ものの除外
E. 物質または他の医学的状態の生理学的作用の除外
F. 自閉スペクトラム症や児童期発症のコミュニケーション症の病歴との関係

（日本精神神経学会・日本語版用語監修，髙橋三郎，大野　裕・監訳：DSM-5-TR 精神疾患の診断・統計マニュアル．pp.110-111，医学書院，2023．より作成）

経過

中井は統合失調症の寛解過程を，急性統合失調症状態，臨界期，寛解期（初期，後期）に分類している[2]．急性統合失調症状態では，幻覚，妄想，精神運動性興奮などの陽性症状が顕著にあらわれる．この時期には，存在が完全に「世界」対「自己」に二分され，「世界」は「意味するもの」の総体となり，「自己」は「意味されるもの」「読まれるもの」となるといわれている[2]．すなわち自我心理学の観点からみれば，自我が脆弱となり，脅かされる経験となっている．臨界期には，急性統合失調症状態は終結し，寛解過程への転換を告げる諸現象として自律神経症状などの身体症状や悪夢などがあらわれる[2]．臨界期以降が寛解期にあたるが，その初期には急性統合失調症状態から臨界期を乗り越えるために消耗した身体的・心的エネルギーを回復するために多くの時間を睡眠に費やす．寛解期後期になると，身体感覚，季節感覚，余裕感を回復し，言語活動も活発となる（**図 2-3-1**）．

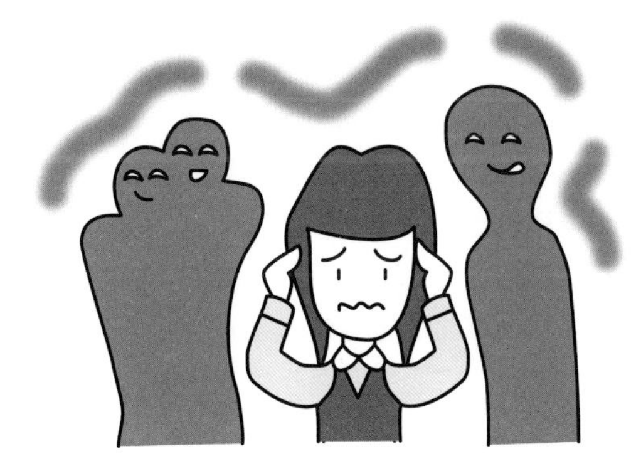

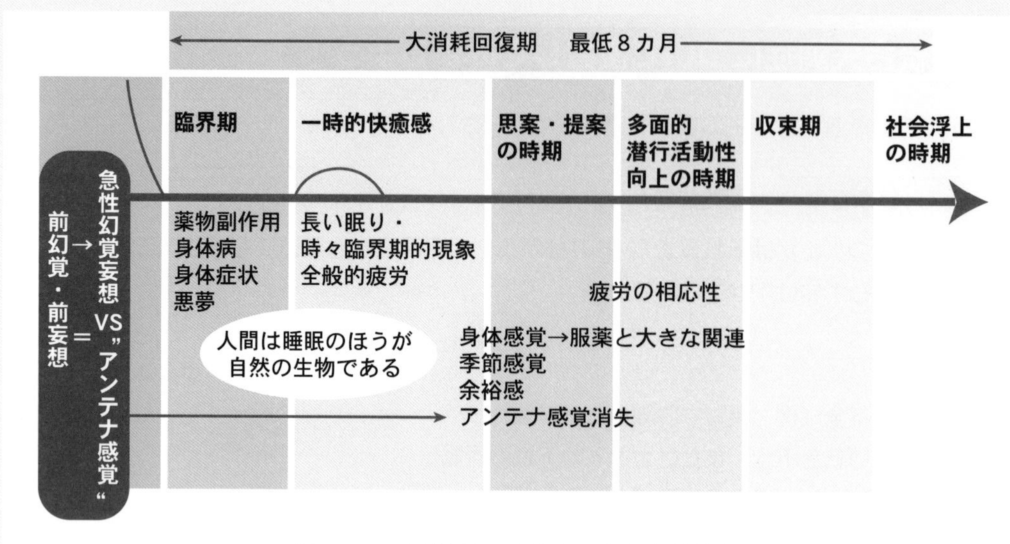

図 2-3-1　回復期・考え方の大きな枠組み

（中井久夫：関わりの視点．精神障害と社会復帰，6(4)：6，1987 より）

治 療

① 抗精神病薬を中心にした薬物療法

② 個人精神療法，集団精神療法，家族療法，行動療法，環境療法などの心理社会的治療

①と②の組み合わせで治療を行う．

3. 看護のポイント

さて，S さんに対してどのような看護を展開していったらよいのでしょうか？

たとえば，このような看護が考えられます．

1）慣れない入院に対する不安への援助

患者には，病院という慣れない環境だけでなく，閉鎖病棟や隔離室という特殊な環境による行動の制約やさまざまな不自由，他の患者の病的行動の様子などにより，多くの心配と不安がある．また幻聴や妄想により思考力，見当識などが低下しており，説明を十分に聞き取ったり，理解したりすることが難しいことが予測される．そうした患者に対して，担当の看護師を決めて常に気遣いを示すこと，あるいはどのようなことについても丁寧に繰り返しわかりやすい説明をすること，不自由ななかでも本人の希望や意思を尋ねてできることがあればかなえていくこと，などの方法で安全で安楽な環境を提供していくことが必要となる．

2）低下しているセルフケアへの援助

急性期には，患者は幻聴や妄想などの病的な体験にほとんどの時間を支配され，セルフケアが低下している状態にある．入院するまでのあいだ，自室に閉じこもり栄養状態が不十分であったり，睡眠がとれずに疲労したりしているなど，直接生命の危険にかかわるセルフケア行動がとれなくなっていることがしばしばある．入院後は検査結果をみながら，全身状態を系統的に観察し，身体的な異常がないかを把握し，生命の維持・回復に必要なケアを行っていく．十分な栄養と休息を確保するとともに，清潔行動をとれるように整えていく看護が必要な時期である．

3）病的な体験に伴う不安への援助

幻聴や妄想による病的な体験の多くは，世界没落体験や自分自身が脅かされるような恐ろしい体験を伴うものが多いといわれている．まず身近にいる看護師が安全で患者を脅かさない存在であることを示していくことが重要になる．突然患者の身体や周囲のものに勝手に触れることなどは，自我障害のある患者にとっての脅威となることがある．患者が体験している世界に思いを寄せながら，まず言葉で説明し了解をとるなどの方法を用いて様子をみながら接近するとともに，相手の恐怖や不安を理解し，それを軽減するための方法について一緒に考えていける存在となれるよう，徐々に信頼関係を育んでいくことが大切となる．

4）家族の不安に対する援助

患者の発病は，家族にとっても思いもかけない出来事である．幻聴や妄想などの症状は目に見えるものではないために，家族は閉じこもったり興奮したりする行動の理由を理解できなかったり，また精神科を受診することへの抵抗なども手伝い，病院を受診すること自体が遅れたりすることも多い．また，患者の発病について自分の育て方を責めたり，その他の原因に思いをめぐらしたりして悩んでいることがある．なかには精神科病院に入院してしまったことを悲観する家族もいるであろう．まずは受診に至る家族の思いを語れる場を提供し，患者の回復とともに，病気についての正しい理解をもてるよう援助していく必要がある．

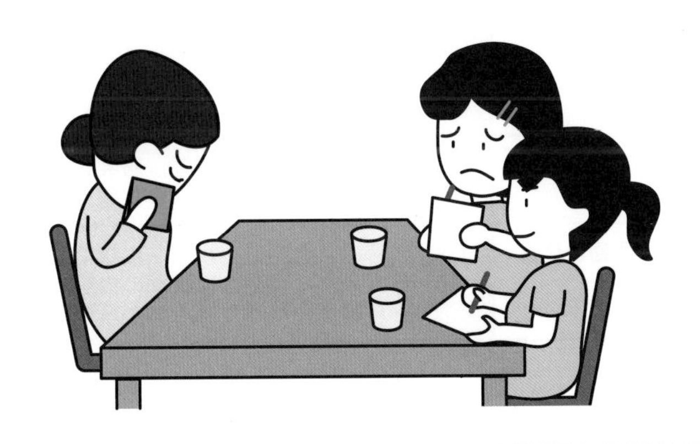

4. 実習の展開

初　期

学生がSさんを受け持ったときには，入院2カ月目でした．一見したところでは，幻聴や妄想があるようにはみえません．大部屋へ移って1カ月がたち，日常生活もひとりでできているようです．Sさんに，受け持ちになったあいさつをすると，無表情にうなずいただけで，それ以上話が続きません．担当看護師にSさんの日中の過ごし方を尋ねると，日中のほとんどはベッドに横になって過ごしているとのことでした．

学生は，これから毎日何をしたらよいのかわからず，不安になってしまいました．

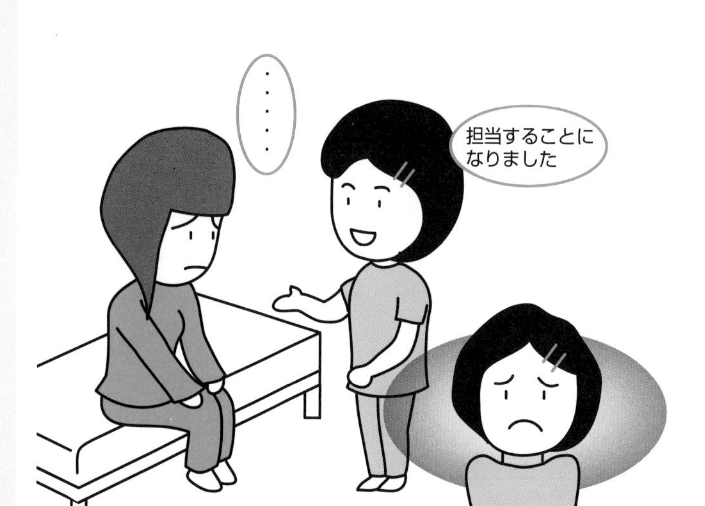

1） セルフケア行動を観察してみましょう！

セルフケア要素	レベル	観察内容
空気・水・食物・（薬）	3	食堂でひとりで食事はできるが，食事の放送があってもベッドにいることがあり，看護師が声をかけている．幻聴も残っている様子なので，補食を含め1日の摂取量や食べ方についても観察が必要である．薬は放送があると，看護室にひとりで飲みに来ることができている．アカシジアなどの副作用もみられるが，訴えることが少なく，こちらで苦痛を確認したり，服薬について説明したりする必要がある．
排泄	2~3	排尿困難・便秘など抗精神病薬の副作用が生じている可能性が強いが，こちらから尋ねないと訴えない．したがって排泄回数を確認し，その対処方法について説明しながら，苦痛を軽減する．
個人衛生	2~3	洗面・歯みがき，整髪，服装，入浴などへの関心はあまりない．声をかけないと自分からは行わない状態である．
活動と休息	3	1日のほとんどをベッドに横になって過ごしている．入院直後は夜間不眠であったが，現在は睡眠薬の内服で十分に眠れている．日中ベッドから少し起きられるのかどうかこれから情報収集が必要である．

孤独と つきあい	3	一日中ベッドにいることが多いので，他の患者との交流は少ない．隣のベッドの67歳の女性Ｅさんがよく面倒をみてくれており，Ｅさんとは話しているようである．病棟内レクリエーションは，看護師の声かけで参加している．
安全を保つ 能力	2~3	今のところ明らかな幻聴や妄想に左右された行動はみられないが，まだ観察が必要である．

セルフケアレベル　１：全介助　２：部分介助　３：声かけ指導　４：教育指導・支持　５：自立

●アドバイス●

<統合失調症急性期にある患者のセルフケアをみる視点>

統合失調症の急性期にある患者は，自我が脆弱な状態にあり，普段何気なく行っているさまざまなセルフケア行動が影響を受けています．まずＳさんの生活をよく観察して，何ができていて，何ができていないのかを明らかにし，できていない部分を援助していきましょう．

2） Ｓさんの状態をアセスメントしてみましょう！

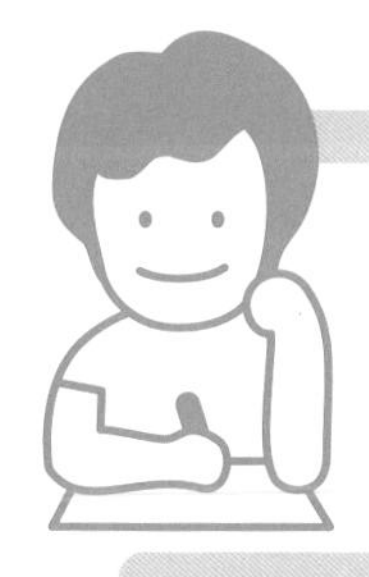

●アドバイス●

現在のＳさんの病状は，薬物療法によって目立った急性期症状は落ち着いてきたものの，まだ病的な体験は残っており，外的な刺激によって容易に再燃しやすい状態にあると思われます．発病に至った経過についても情報収集し，不安そうな表情や落ち着かない感じなどが，生活のなかのどのような場面で起きやすいのか観察していく必要があります．

この時期の治療は薬物療法が中心であり，幻聴や妄想を減らして，休息をとることができるよう，抗精神病薬を用いて鎮静を図っています．初めての内服で，強い副作用が生じることが予想され，副作用による苦痛を最小限にすることが必要です（付録2：「精神科で使われる主な薬剤とその副作用」参照）．

病的な体験や薬の副作用により，十分にセルフケアに関心を払うことができない状態にあるので，セルフケア行動全般に対して観察を行い，声をかけたり，一緒に行ったりすることが必要になるでしょう．

3) 看護計画を立ててみましょう！

<長期目標>

自宅での療養生活ができる.

●アドバイス●

Sさんのこれからの経過の見通しとして，急性期症状が落ち着いたら，徐々に外出や外泊を繰り返し，自宅で家族の協力を得ながら療養し，外来通院とリハビリテーションを行っていくことが予想されます.

そのためには，安心して自宅にいることができることはもとより，外来通院や服薬を自分で納得して継続できることや，今自分自身にできる活動がわかることなども必要です．また，そこへ到達するためには，徐々にステップアップしていくことが大切となるでしょう.

<短期目標>

① 全面的あるいは部分的な援助により，必要なセルフケアを維持できる.

② 病棟内で安心して療養できる.

また学生自身との関係については，

③ 一緒にいることに慣れ，少しずつ関係をつくることができる.

<具体策の例>

・放送があっても食事に行かないときは声をかける.

・排泄回数や便秘による苦痛を確認する.

・食後，一緒に洗面所に行って歯みがきを促す.

・病棟内のレクリエーションには，参加できそうであれば，隣に座って一緒に参加する.

・一緒に過ごす時間を決め，眠っていたり疲れていたりするときには，休息がとれるように　する．など

初期 中期

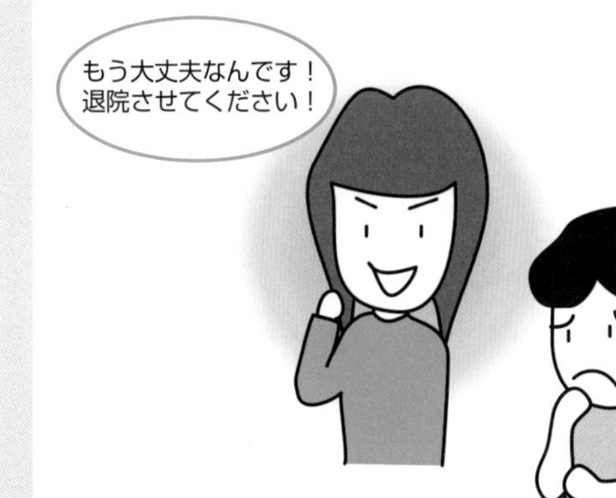

Ｓさんもしだいに学生に慣れ，お互い日中一緒にいることに緊張感がなくなってきました．最近Ｓさんは，事あるたびに「早く退院したい」と話します．学生が「まだもう少し治療が必要ですよ」と話しても，「もう大丈夫，眠れるようになった」「薬を飲むと，頭がふらふらするので，これでは仕事ができなくて困る」と言い，話が平行線です．母親にも早く外泊させてほしいと電話をしています．

２日前から，院内での散歩が許可になり，日中は看護師が付き添ってグループで散歩に出ています．今日もＳさんの希望で散歩に出たのですが，突然走り出し，看護師と学生とで止めるという出来事がありました．Ｓさんに，あとで走り出した理由について尋ねると，「急に怖い感じがしたから」とぽつりと話しました．

1）セルフケア行動を観察してみましょう！

セルフケア要素	レベル	観察内容
空気・水・食物・(薬)	4	声かけがなくてもひとりで準備できている．食事については，ほぼ半分くらいは摂取している．薬は放送でひとりで飲みに来ることができるが，「今すぐ退院できる」と言うなど，服薬や通院の必要性についてどのように思っているのかは不明である．
排泄	3	排尿困難はないが，便秘があり下剤を服用している．自分からの訴えはなく，排便の有無について確認する必要がある．
個人衛生	3	洗面・歯みがき，整髪，服装，入浴などへの関心はあまりない．朝洗面をしていないときには，学生が声をかけている．入浴の準備は，事前に声をかけておけば準備から片づけまでひとりでできている．
活動と休息	3	学生といるときは起きているが，ひとりになるとベッドに横になっている．睡眠薬の内服で眠れているが，昼間も「眠たい」と言っている．しかしながら退院への焦りがあり，1日に何回も自宅に電話をして落ち着かない状況である．
孤独とつきあい	3	学生が誘えば他の患者さんと話すことはあるが，自発的な交流は少ない．
安全を保つ能力	2~3	時折幻聴が聞こえる様子で，突然走り出すことがあり，観察が必要である．

セルフケアレベル　１：全介助　２：部分介助　３：声かけ指導　４：教育指導・支持　５：自立

2) Sさんの状態をアセスメントしてみましょう！

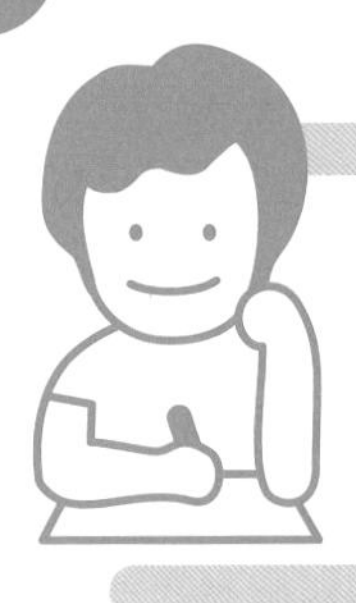

●アドバイス●

入院後，薬物の効果により幻聴などの病的な体験は軽減してきていますが，同時に，現実的な問題について考えられるようになってきており，休んでしまっている仕事に対する焦りを感じている様子がうかがえます．「怖い感じがする」といって突然走り出してしまう行動などから，まだ病状の不安定さは残っていることが考えられ，焦りや環境の変化やストレスによる再燃の可能性が高い状況といえるでしょう．行動範囲が拡大していく時期ですが，患者の焦る気持ちを傾聴し，受け止めながら，ゆっくり療養できるよう援助していく必要があります．

3) 看護計画を立ててみましょう！

<短期目標>

① 全面的あるいは部分的な援助により，必要なセルフケアを維持できる．
② 入院生活のなかでも興味をもてる話題や活動を見つける．
③ 心配なことを看護師や学生に伝えることができる．

<具体策の例>

- 排泄回数を確認し，便秘があるときには日中横になっているときに温罨法をしてみる．
- 朝食後，歯みがきと整髪をしていないときには，声をかける．
- 母親への電話が頻回になっているときには，どのようなことを伝えたいのか，まとめられるよう話を聞いてみる．
- レクリエーションの計画にSさんの好きなスポーツを取り入れる．
- 心配なことや不安なことがあれば，何でも看護師や学生に話してほしいことを伝える．
 など

初期 中期 後期

学生は入院生活のなかでもSさんが楽しめることを見つけることを目標のひとつにしました．病棟のレクリエーションの前には，その話をして盛り上げたり，一緒に楽しめるような雰囲気づくりをしたりしました．レクリエーションで風船バレーをしたときには，スポーツの得意な24歳の女性としてのSさんを感じ，実習が始まった頃よりずっとSさんに対して親しい気持ちがもてるようになっていました．「Sさん，スポーツが得意なんですね．一緒にできて楽しかった」とSさんに対して感じた思いを素直に伝えると，それまで言葉が少なかったSさんが，学生時代に陸上部で熱中したことや，小さい頃に家族と水泳をしたことなどを楽しそうに話してくれました．一方，学生はSさんに対して，幻聴がつらいのではないかと思い，幻聴について聞いてみたい気持ちはあるものの，関係が壊れてしまいそうで聞けずにいました．しかし実習も終わりに近づき，カンファレンスで他の学生と話し合うなかで，無理にそのことを聞くのではなく，つらそうに感じている自分の気持ちを伝えることのほうが大切なのではないかと考えました．

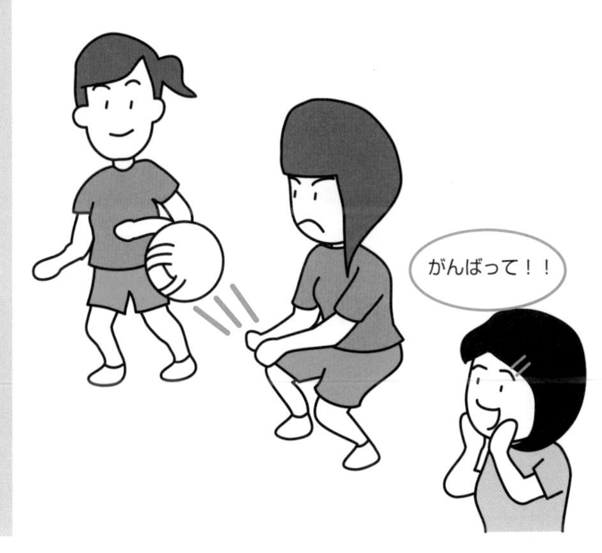

1） Sさんと学生との関係の終結のために，どのような計画が立てられますか？

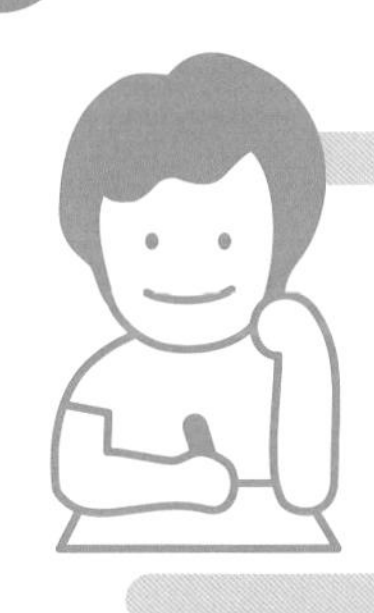

2) たとえば，次のような計画が考えられます．

① これまで学生が受け持ってどのように感じたのかを尋ねる（売店の帰りに中庭のベンチに座って話す）．
② これまでのかかわりのなかで，学生自身が感じたことを伝える．特に最後に活発なSさんをみて嬉しかったこと，これからゆっくり焦らずに療養を続けてほしいことなどを伝える．
③ Sさんが話してくれることを受け止め，無理に聞き出すことはしない．など

その結果，Sさんは「これまで一緒に過ごせて楽しかった」と言いました．学生が「まだつらそうなときがあるように思うけれど……」と話すと，「時々怖いことがあるけれど，随分よくなってきた．心配してくれてありがとう」と話してくれました．

この実習を振り返って，
どのような援助ができたのか考えてみましょう！

① Sさんが安心して入院生活が送れるように援助した．
　・学生を信頼できる存在として認識してもらえるよう，Sさんへの関心を伝え，困ったときには一緒に考えるようにした．
　・退院への焦りに対しては，現在の入院生活のなかで楽しめることを見つけるようにした．
② Sさんのセルフケアを維持・拡大することができた．
　・主に，生活全般を見守りながら，できていないときには声をかけて気づけるようにする方法で援助した．

引用・参考文献

1) 日本精神神経学会・日本語版用語監修，髙橋三郎，大野　裕・監訳：DSM-5-TR 精神疾患の診断・統計マニュアル．pp.110～111，医学書院，2023.
2) 中井久夫：中井久夫著作集1巻 分裂病．pp.88～92，136～137，145，岩崎学術出版社，1984.

2 統合失調症慢性期の患者の看護Ⅰ
無為・自閉的な患者の場合

1. 事例紹介

Tさん，53歳の男性．現在入院19年目．父親の面会が年に1回程度ある．

高校卒業後就職するが，友だちもできず会社になじめなかった．就職して1年後くらいから，「周囲の人が自分の悪口を言っている」と幻聴や被害妄想が出現し入院となった．会社は退職し，その後入退院を3回繰り返した．簡単な仕事やアルバイトをしていたが，どれも長続きしなかった．32歳頃より被害妄想が強くなり，独語も出現しはじめた．家族が受診をすすめるが拒否し，自室に閉じこもり，食事，トイレ以外は部屋から出ようとせず，家族との会話もない状態が2年間ほど続いた．34歳のとき，母親が入院をすすめた際，意味不明の言葉を言い，暴力を振るったため4回目の入院となった．その後，入院生活が続き，現在入院して19年目となる．時々独語がみられるが，日常生活に支障があるほどの幻聴や妄想はみられない．日中も自室にいることが多く，時々ホールに出てくるが，他の患者との会話や交流はほとんどみられない．看護師の促しで，時折習字の作業療法に参加している．

母親は入院中に亡くなり，妹は結婚し遠方に暮らしている．現在は75歳の父親が，年に1回程度面会にくる．

2. ここで統合失調症の慢性期について復習してみましょう！

DSM-5-TR 診断基準

統合失調症のDSM-5-TR診断基準については，統合失調症急性期の患者の看護（p.97）を参照のこと．

統合失調症慢性期の患者の特徴

統合失調症の患者の多くは，寛解・再発を繰り返しながら慢性的な経過をたどる．急性期の幻覚・妄想・精神運動性興奮などの陽性症状は薬物療法によりある程度軽減されるが，意欲の低下・感情鈍麻・疎通性の低下などの陰性症状は，慢性期の患者の主症状であり，長期入院によるホスピタリズム（p.74 コラム参照）の影響も加わって，セルフケアの低下をもたらしている場合が多い．

一般に，慢性期の患者は，無気力になったり，気分が落ち込んだり，疲れやすく根気が続かないなどの自覚症状をもっている．また衣食住などの生活技能が下手になったり，仕事の手順や要領が悪くなったり，細かいことにこだわって前にすすめなくなったりという生活障害，または「生活のしづらさ」（コラム参照）を抱えている場合が多い．さらにこのような生活障害が患者のストレスとなって，再発を招くという悪循環に陥りやすい．

統合失調症慢性期患者の社会復帰を困難にしている要因

統合失調症慢性期患者の社会復帰を困難にしている要因には，以下のようなものがあげられる．

① 長期の入院生活によるホスピタリズム
② 医療者が主導権を握ってしまうパターナリズム（p.109 コラム参照）
③ 長期入院による家族との疎遠または家族の世代交代
④ 社会福祉制度などの社会資源の乏しさ
⑤ 社会の偏見や差別

治 療

① 抗精神病薬を中心とした薬物療法
② 個人精神療法・集団精神療法・家族精神療法などの精神療法
③ 心理社会的治療：作業療法（p.156 コラム参照），レクリエーション療法，SST（p.84 コラム参照），芸術療法（p.109 コラム参照）など
④ その他：デイケア，ナイトホスピタルなどの環境療法，訪問看護，社会復帰施設の利用，家族会・患者会への導入など

コラム *生活のしづらさ*

臺（うてな）は統合失調症患者の日常生活を送るうえでの困難を「生活のしづらさ」とよび，以下の5点をあげている[1)]．

①生活の仕方（WDL；way of daily living）のまずさ
（食事・金銭・服装などの生活技能の不得手）
②人づきあいのまずさ
（あいさつ・他人への配慮など対人関係の不得手）
③就労能力の不足
（生真面目と要領の悪さの共存，習得の遅さ，能率・技術の低さ）
④生活経過の不安定さ
（安定性の欠如，持続性の乏しさ）
⑤生きがいのなさ
（現実離れ，生きがいや動機づけの乏しさ）

コラム　*パターナリズム　paternalism：父権主義，温情主義，保護主義*[2)]

pater とは，ラテン語で父を意味し，パターナリズムとは，父親が子どもに対するように，善意に満ちた権威者が本人の意思に関係なく父権的介入を行うことを指す．権威者がすべての責任を負うという前提のもとで，対象者のためによかれと思ってとる管理的・統制的な態度や行動を指す．精神科医療の場では，患者を自己決定や責任能力に欠けるものとみなし，医療者がパターナリズム的に介入する傾向があり，これが患者の自律性を阻み，ひいては長期入院をもたらすものとして従来より批判されてきた．

コラム　*芸術療法　art therapy*

芸術的諸活動を治療手段とする療法．絵画療法，造形療法，音楽療法，ダンス療法，演劇療法，詩歌療法などがある．情緒の解放を目的としてレクリエーションや作業療法として行われたり，自己洞察や自己表現を目的として精神療法の一部として行われたりする．

3. 看護のポイント

さて，Tさんに対してどのような看護を展開していったらよいのでしょうか？

たとえば，このような看護が考えられます．

1）患者の意思やペースを尊重したかかわりによる自発性を高める援助

一般に統合失調症患者は，自分の自我を守りながら，相手との距離を少しずつ縮め関係を育んでいく技術が不得手である．自分の意思を表明するのが苦手で，相手のペースのままに無防備に相手を自己に侵入させたり，反対に，相手の気持ちを十分考慮せず極端に近づいたりして，関係をうまくつくれないことがある．そのため，統合失調症患者にとって対人関係はストレスとなりやすく，自己の殻に閉じこもる自閉という状態に陥りやすい．したがって，統合失調症患者との関係づくりにおいては，患者の意思やペースを尊重して，患者の自我を脅かさない距離感を保ちつつ，根気よく信頼関係を育んでいくことが大切となる．このような関係づくりを通して，患者は初めて安心して自分の意思や希望を表現することができるようになる．また自分の気持ちが他者により受け止められ尊重される体験を通して，自己表現をしてよいのだということを学習していく．それがひいては，患者の興味や関心に沿った個別的な援助の方向性を導き，患者の自発性を高めることにつながる．

2) 慢性化やホスピタリズムによって低下しているセルフケアへの援助

患者は，一般に慢性化による陰性症状や，ホスピタリズムの影響によってセルフケアレベルが低下している．特に，個人衛生，活動と休息，孤独とつきあいなどのセルフケアが低下している場合が多い．まず日常生活をよく観察して，患者の現在のセルフケアレベルを把握し，必要な援助を決定していく．無為に陥っている場合は，まず声かけをして，生活リズムを整える援助をし，しだいに患者自身が自分で自分の生活をコントロールできるよう援助していく．人との交流を嫌って自閉的になっている場合には，看護師との一対一の関係から始め，少しずつ少人数のグループに導入し，患者の仲間を増やしていくなどの工夫が求められる．いずれの場合も患者の気持ちやペースを尊重し，患者の精神状態を観察しながら行っていくことが大切となる．

3) 健康な面を引き出し自尊心を高める援助

入院をしていても，患者の精神面がすべて障害されているわけではなく，患者のなかには精神的に健康な面がたくさん残されている．看護の視点からは，このような患者の健康な面に着目し，それを引き出し伸ばしていくことが大切である．患者の興味や関心に沿って，買い物・外出・レクリエーションなどを導入し，患者の自主性を育みつつ，患者の自尊心を高めるための援助を行っていく．このような援助を通して，しだいに患者が自閉的な世界から，現実の対人世界へと歩み出せるような援助を行っていくことが大切となる．

4) 身体症状の観察による合併症の早期発見と予防

精神科病院に長期入院している患者の多くが高齢化してきている．長年服用してきた向精神薬の影響や，偏った食生活や運動不足などにより，生活習慣病などの身体合併症をかかえていることも多い．身体症状をきちんと観察し，早期に治療につなげたり，患者教育（コラム参照）などにより，生活習慣の改善のための援助を行ったりすることも大切である．

コラム *患者教育*

専門職のもつ知識をわかりやすく患者に伝え，知識の共有化を図る患者教育は，患者の健康促進のために有効であり，看護師の重要な役割のひとつと考えられている．精神医療の現場では，疾患に対する知識や症状への対処技能を提供する心理教育，向精神薬の作用と副作用に関する知識を提供し，服薬に対する理解を高めるための服薬教育，食事・排泄・睡眠・活動・人づきあいなど，生活全般にわたって必要とされる知識や技能を提供する教育など，さまざまな教育が行われている．SST や小集団精神療法を取り入れ，グループを通して体験的に学ぶ方法をとっていることが多い[3]．

4. 実習の展開

初期

実習初日，学生が担当看護師と一緒に，Tさんの部屋を訪れると，Tさんはベッドにごろんと横になっていました．担当看護師が学生を紹介し，学生がTさんを受け持ってよいかどうか尋ねると，Tさんはベッドから起き上がり，「はい」とだけ小さな声で返事をしてくれました．Tさんは，寝ていたせいか，髪はぼさぼさで，無精ひげが少し目立ちましたが，大人しい優しい感じのする人でした．学生が自己紹介し，ベッドサイドの椅子に座って，「いつもは何をしているんですか」と尋ねると，Tさんからは，「何もしていません」と一言だけ返事が返ってきました．他にもいろいろ聞いてみましたが，「はい」「いいえ」の返事が多く，会話はどれも長続きしませんでした．学生は何だか居づらくなって，明日また来ることを伝えて，Tさんの部屋をあとにしました．

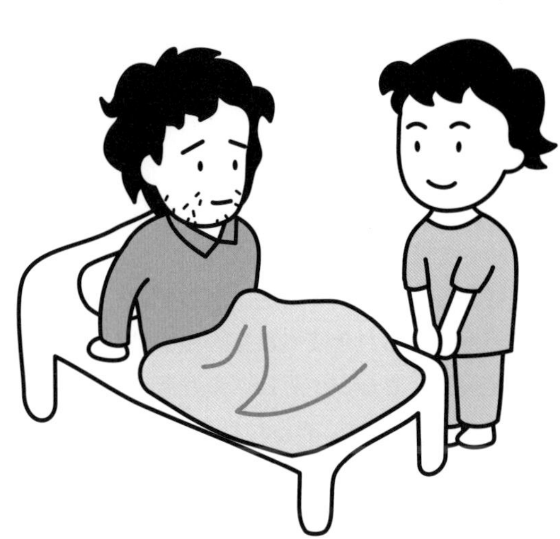

1) セルフケア行動を観察してみましょう！

セルフケア要素	レベル	観察内容
空気・水・食物・(薬)	4	病院で出された食事は全量とれているが，人と話すこともなく，黙々と早いスピードで食べている．売店に時々お菓子を買いに行き，ひとりで食べているようである．摂取カロリーがオーバーしていないか，肥満や脂質異常症などがないか，検査データを確認する必要がある．
排泄	4	時々，夜勤の看護師の排便チェックの際に便秘の訴えがあり，頓用で追加の下剤を服用している．自分から便秘を訴えてくることはないようである．向精神薬の副作用により便秘がちのようであり観察が必要である．
個人衛生	2~3	看護師に促されて週1回入浴している．洗面はしていないようで，髪はぼさぼさである．同じ服を1週間着ており，寝るときにもパジャマに着替えずそのまま寝ている．
活動と休息	3	日中は自室にこもって臥床がちである．看護師の促しで作業療法に時々出ている．病棟や病院の行事やレクリエーションにも自分から参加することはほとんどない様子である．
孤独とつきあい	3	他の患者と話をする様子はほとんどみられない．作業療法に出ても，黙々と習字を終えてさっさと帰ってきている．
安全を保つ能力	5	自傷行為などの危険な行動はない．

セルフケアレベル　1：全介助　2：部分介助　3：声かけ指導　4：教育指導・支持　5：自立

2) Tさんの状態をアセスメントしてみましょう！

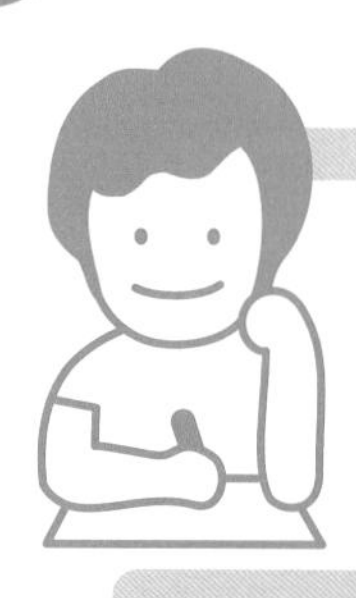

●アドバイス●

Tさんは，統合失調症慢性期の典型的な症状として，無為・自閉，意欲の低下などの陰性症状が強く，活動性の低下した状態であると考えられます．また，長いあいだの入院生活によるホスピタリズムの影響もあり，全般的にセルフケアレベルが低下し，それが特に個人衛生や，活動と休息，孤独とつきあいの面に強くあらわれているようです．このような状態にあるTさんと信頼関係を育みながら，Tさんのセルフケアを徐々に向上させていくには，どのような援助が必要なのかを考えていきましょう．

3) 看護計画を立ててみましょう！

<長期目標>

病院内で人と交流し，Tさんなりの有意義な日常活動を送ることができる*.

*ここでは，とりあえずTさんの長期目標を「病院内で人と交流し，Tさんなりの有意義な日常活動を送ることができる」としたが，Tさんの今後のセルフケアの変化によって，それが可能となった場合には，「地域で単身生活を送る」などに長期目標は修正されることがある．

<短期目標>

① 日中の臥床時間を減らし，生活にリズムをつくる．
② 作業療法に参加する．
③ 洗面・入浴・更衣などの清潔習慣をつける．
④ 学生と会話し，人との交流を行う．

<具体策の例>

- 毎朝訪室し，洗面・更衣を促す．
- 入浴日には，入浴を促す．
- 作業に誘い，一緒に参加する．
- 散歩に誘う．
- Tさんと雑談し，Tさんが学生になじむようにする．など

初期　中期

実習１週目，学生はＴさんの活動を何とか活発化したいと考え，たびたびＴさんの部屋を訪れ，「作業に行きましょう」「お風呂に入りましょう」とＴさんを誘ったり促したりしていました．Ｔさんも学生のすすめに応じて，作業に出かけたり，入浴したりしていました．しかし，学生の問いかけには，相変わらず「はい」や「いいえ」の返事が多く，会話はなかなか続きませんでした．

２週目の朝，Ｔさんの部屋を訪れ，学生が「おはようございます」とあいさつすると，いつもは返事をしてくれるＴさんですが，その日は布団を被ったまま返事がありません．学生はどうしてなのかわかりませんでしたが，いつものとおり作業をすすめてみました．ところがＴさんは「いいです．自分は馬鹿だからいいです」と言ったきり布団を被って壁のほうを向いてしまいました．学生はどうしてよいのかわからなくなり，そのままナースステーションに戻りました．Ｔさんに拒否されたのかと思うと悲しくなり，涙が少し出てきました．またこれからどうしたらよいのだろうと考えると途方に暮れてしまいました．

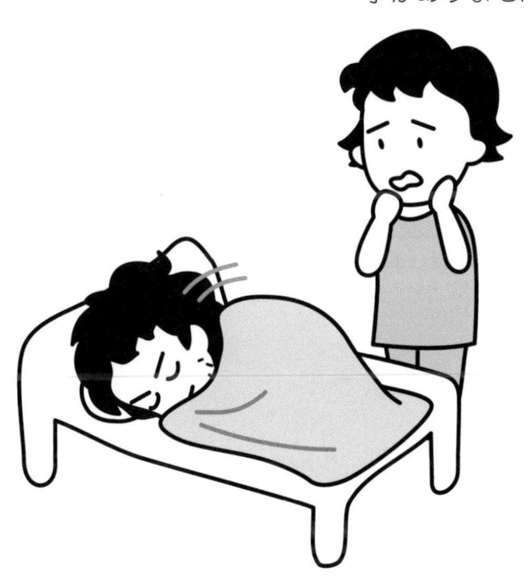

1) セルフケア行動を観察してみましょう！

セルフケア要素	レベル	観察内容
空気・水・食物・(薬)	4	相変わらず，食事は黙々と食べ，食べ終わるとさっさと自室に戻っている．売店に時々お菓子を買いに行き，ひとりで食べているようである．体重は標準体重であり，検査結果に異常は出ていないが，今後も引き続き観察が必要である．
排泄	4	やはり，時折便秘の訴えがあり，頓用で追加の下剤を服用している．便秘の観察が必要である．
個人衛生	3	学生が促すことで，週3回入浴している．洗面も，学生の促しで，毎朝簡単ではあるがするようになっている．外見は前よりこざっぱりしてきている．寝るときには，看護師が着替えを促すが，「いいです」と言って，やはり日中の服のまま寝ているようである．
活動と休息	3	学生の促しで，作業療法に毎日参加していたが，昨日から拒否している．学生が促すが，壁を向いて寝たまま，まったく返事をしない．
孤独とつきあい	3	相変わらず，他の患者と話をする様子はほとんどみられない．看護師や作業療法士に話しかけられると,「はい」「いいえ」と返事をしている．
安全を保つ能力	5	自傷行為などの危険な行動はない．

セルフケアレベル　1：全介助　2：部分介助　3：声かけ指導　4：教育指導・支持　5：自立

2) Tさんの状態をアセスメントしてみましょう！

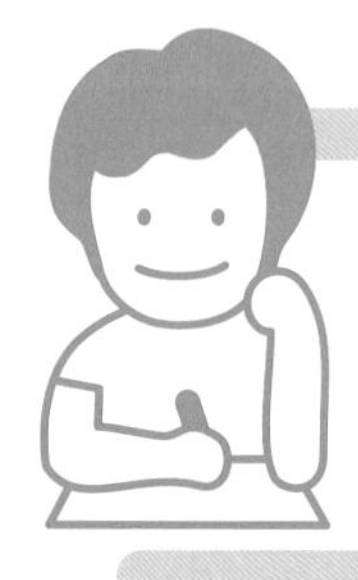

●アドバイス●

学生が受け持ちになることで，今まで人と接することが少なかったTさんの生活は，急激に変化してしまったようです．1週目は，学生に何とか合わせていたTさんでしたが，2週目に入って少し疲れがでてきたのかもしれません．これもTさんの自己表現として受け止め，Tさんの気持ちを尊重し，Tさんのペースに合わせたかかわりをしていくことが大切のようです．また,「自分は馬鹿だから」というTさんの発言から，Tさんが自分をどのようにとらえているかも想像してみましょう．

3）看護計画を立ててみましょう！

＜短期目標＞

① 自分のペースを守りながら，少しずつ日中の自発的活動を増やしていく．

② 人と少しずつ交流し，自分の気持ちを表現できるようになる．

③ 洗面・入浴・更衣などの清潔習慣を段々と身につけていく．

＜具体策の例＞

・時間を決めて訪室し，Ｔさんの気持ちを尊重しながらかかわる．

・少しずつ一緒の時間を過ごすことで，Ｔさんとの信頼関係をゆっくり育んでいく．

・Ｔさんが自分の気持ちを表現しやすいように，ゆったりとかかわり，質問責めにしない．

・Ｔさんが自分に自信をもてるような活動を一緒に行う．など

初期　中期　後期

Ｔさんと相談し，訪室する時間を午前１回，午後１回と決めました．作業や散歩も，Ｔさんの気持ちを聞いてから誘うようにしました．しかし，Ｔさんの返事は相変わらず，「はい」とか「いいえ」で，Ｔさんの言葉を待つように心がけましたが，なかなかＴさんから自分の気持ちを聞くことができませんでした．ある日，Ｔさんと一緒にホールに座っていると，テレビで「世界の名画」という番組が流れました．それまで外を見ていたＴさんが，テレビを見ていることに気づき，「絵が好きですか」と聞いてみると，「はい」と返事がありました．そして珍しくＴさんのほうから「高校生のとき，絵画部にいました」と話してくれました．学生が「これだ」と思い，絵の話をすると，前より少しですが会話が続きました．そして「明日，天気がよかったら，外で写生をしましょうか」と誘うと，「うん」とうなずいてくれました．

次の日，２人で画用紙に院内の景色を写生していると，いつもよりＴさんが生き生きしているようにみえました．学生がどの色にしようかと迷っていると，「この色がいいですよ」と教えてくれました．「Ｔさん，絵が上手ですね」というと，Ｔさんは恥ずかしそうに微笑みました．学生は，Ｔさんにやっとほんの少し近づけたような気がしてとてもうれしくなりましたが，それだけにもうすぐ実習が終わりになることを思うと，残念でなりませんでした．

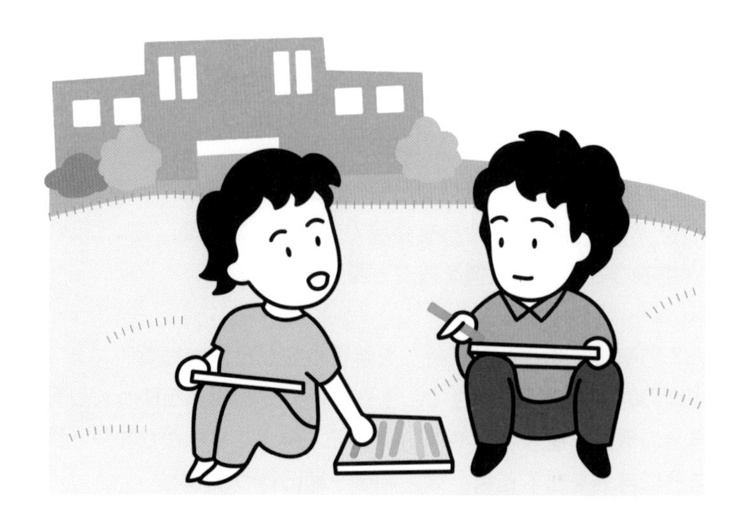

1) Tさんと学生との関係の終結のために，どのような計画が立てられますか？

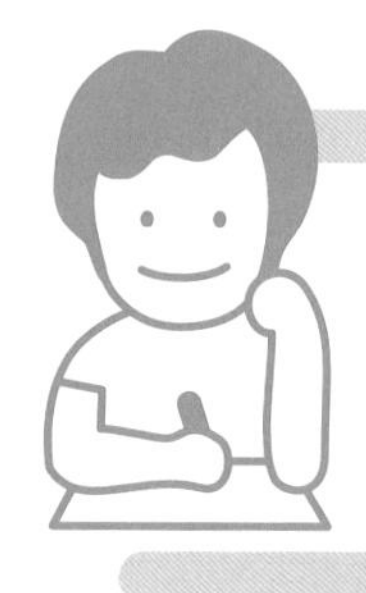

2) たとえば，次のような計画が考えられます．

① 実習期間を通して，学生の感じた気持ちや学んだことをTさんに率直に話してみる．
② Tさんの言葉を待ち，言葉が得られないときには，一緒の時間を共有する．

実習最後の日，その日はたまたま病院恒例の秋の文化祭の日に当たりました．約束の時間にTさんの部屋に行くと，Tさんは，学生が来るのを待っていてくれたようでした．2人で作業療法でつくられたいろいろな作品をゆっくりと見て歩きました．Tさんは，自分からはほとんど話しかけてきませんでしたが，学生の声かけには，「うん，うん」とうなずいてくれました．模擬店で焼きそばとおでんを買って，病院の庭で2人で食べました．学生が，「Tさんと一緒に絵を描いたことがとっても楽しかった」「この実習で看護師としてとても大切なことを学んだので，Tさんのことを看護師になってもずっと忘れないと思う」と話すと，Tさんは，少し微笑んで恥ずかしそうに「ありがとう」と言ってくれました．そのあとは，2人黙って秋の夕日を眺めていました．

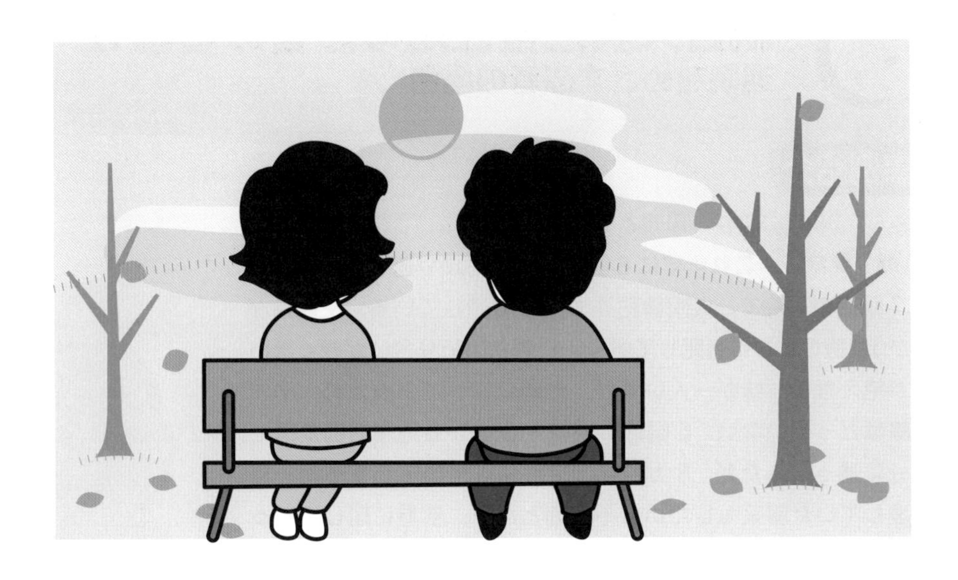

この実習を振り返って，どのような援助ができたのか考えてみましょう！

① Tさんと徐々にかかわることで，Tさんの気持ちを外に向けることができた．
② Tさんの気持ちを尊重したかかわりを心がけることで，Tさんが自分のペースを守りながら活動を広げることができた．
③ Tさんに気持ちを注ぐことで，Tさんにとって関心があることやTさんの健康な面を発見することができ，同時に自尊感情を高める援助ができた．

引用・参考文献

1）臺　弘：生活療法の復権．精神医学，26：803，1984．
2）日本精神科看護技術協会「精神科看護用語辞典」編集委員会編：精神科看護用語辞典．新訂第1版，p.159，メヂカルフレンド社，2000．
3）粕田孝行・他：セルフケア看護アプローチ．第2版，野嶋佐由美監修，日総研，2000．
4）蜂矢英彦：精神障害者リハビリテーションの課題．こころの科学，24：2～8，1989．
5）田中美恵子：入院精神分裂病者のこころの世界．心を癒す基本セルフケア看護，南　裕子編著，pp.59～71，講談社，1996．

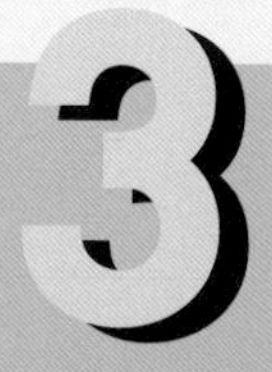

統合失調症慢性期の患者の看護Ⅱ
退院をめざす患者の場合

1. 事例紹介

Y さん，38 歳の女性．母親と 2 人暮らし．

20 歳で発病し，これまでに 6 回の入退院を繰り返している．今回は 7 回目の入院で，入院後約 4 カ月が経過している．父親は Y さんが 18 歳のときに病死しており，母親とは折り合いが悪く言い争いが絶えない．妹が一人いるが，他県に嫁いでいるため，あまり連絡はとっていない．6 回目の退院をしてから地域活動支援センターに通っていたが，3 カ月ほどで通所をやめてしまった．自己管理していた服薬もしだいに不規則となり，部屋に閉じこもって幻聴に聴き入り，1 日中布団のなかで横になっていたため，母親に連れられて受診し入院となった．面会の折り，母親は Y さんを前に，看護師に「この子はいくつになっても薬も飲めないし，お金も使ってばかりで，私も本当に困ってるんです」と小さな子どもを叱るような口調で話し，Y さんはうつむいてそれを聞いていた．

ここ数回の入院では，入院時には幻聴があり妄想を口にするものの，病院の職員や患者にはなじみの人が多く，入院すればまもなく症状が治まってしまうという経過を繰り返している．以前から単身生活をしてみてはどうかと主治医にすすめられており，今回はグループホームに入る準備をすることを目的に，社会復帰病棟への入院となった．

2. ここで統合失調症の慢性期について復習してみましょう！

DSM-5-TR 診断基準

統合失調症の DSM-5-TR 診断基準については，統合失調症急性期の患者の看護（p.97）を参照のこと．

統合失調症の長期経過

過去に行われた統合失調症の長期予後調査の結果によると，統合失調症者は，長い経過をたどった末，20 年後には，自立群（約 40％），長期入院群（約 26％），両者の中間に位置し入退院を繰り返す変動経過群（死亡した者を含めて約 34％）の 3 つの群に分かれていくとされている（**図 2-3-2**）[1]．

2000 年以降に行われた調査では，WHO による「統合失調症に関する国際共同研究」がある[2]．初発の統合失調症群を 15 年追跡した結果では，15 年後の時点で約 7 割が良好な状態であり，約 3 割が不良な状態を示した．

向精神薬の進歩の他に，各種リハビリテーションや地域生活支援サービスの充実によって，長期入院群の割合は少しずつ減ってきているが，慢性統合失調症患者の社会復帰は，依然としてわが国の精神科医療の重要な課題である．

特に，長期入院患者の社会復帰においては，長年の入院生活によるホスピタリズム，病院依存に対処するために，生活技能の教育・指導の他に，退院不安への心理的な援助が重要なものとなる．また，入退院を繰り返す患者の場合には，セルフケアレベルは比較的維持されているが，ストレスへの対処技能や症状コントロール技術など，再発を繰り返さないための生活技能の獲得への援助が重要なものとなる．

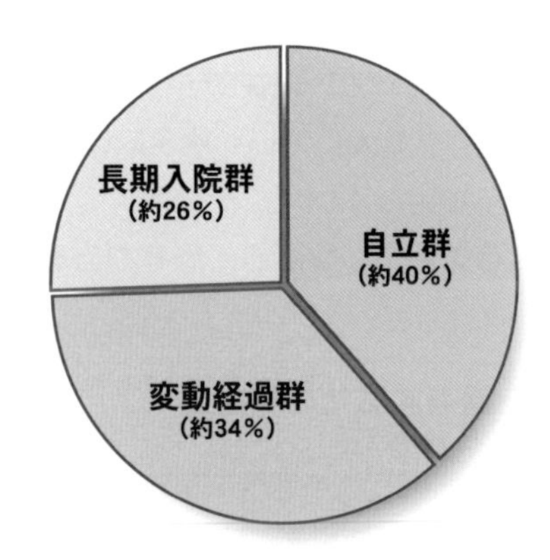

図 2-3-2　統合失調症の長期予後（20 年後）[1]

3. 看護のポイント

さて，Y さんに対してどのような看護を展開していったらよいのでしょうか？

たとえば，このような看護が考えられます．

1）患者が望む生活を具体的に描き出すための援助

リハビリテーションの目的は，精神障害をかかえる人がその機能を回復し，自分の選んだ満足のできる生活を得ることである．思春期，青年期に発病し，病院で入退院を繰り返している人は，その生活経験の乏しさのために，自分自身がどのような生活を望んでいるのか具体的に描き出すことが難しい場合が多い．また，病気とつきあいながら，それを達成する方法について知らない場合が多い．

看護師は日常のかかわりのなかで，その人自身の得意な部分や希望を見いだしながら，同時にさまざまな情報を患者に提供したり，今後の生活設計を一緒に考えたり，それを具体的に思い描けるように共に行動したりして，患者自身が自分が何を望んでいるのかを知り，ひいては，自律して自分で自分のことを決定（自己決定）できるよう援助していくことが大切となる．またその過程においては，信頼関係を基盤にして，その時々の患者の思いに耳を傾け，不安を受け止めていく援助が重要となる．

2）セルフケアの維持・拡大への援助

統合失調症慢性期には，意欲や自発性の低下といった陰性症状があり，また幻聴や妄想などが慢性的に残存することが多く，そのことによりさまざまな「生活のしづらさ」（p.108 コラム参照）があらわれる．障害の程度や内容は個人によって多様であるため，日々の生活を注意深く観察するなかで，現在できていることと援助が必要な部分を明らかにしていく．セルフケア行動を拡大していく場合には，本人の目標や希望につなげて，達成可能な具体的な目標から設定していく．その際，できない部分に着目するのではなく，本人の能力やよいところを評価しながら，患者が自尊心を高めていけるように援助していく．

3）病気や薬とのつきあい方を獲得するための援助

統合失調症の患者は，退院をした後も長期間にわたり治療や服薬を継続しなければならないことが多い．病気や薬とどのようにつきあっていくかを知ることは，患者が地域生活を送るうえで重要である．自分自身の障害を受け入れていく過程，すなわち「障害受容」（p.121 コラム参照）の過程は人それぞれであるが，看護師は患者の思いを理解しながら，病気や薬と上手につきあっていけるよう援助していく．近年では，病気や治療に関する情報を提供し，患者自身が自分の病気に対する理解を深め，服薬管理や症状管理の技法を身につけることを目的とした援助として，心理教育（p.121 コラム参照），服薬教育などが行われている．

コラム　*障害受容*

障害者が障害をもったという現実を受け止め，自分の病気や障害に主体的意味づけをしていくことをいう．上田は「障害受容とは，障害に対する価値観の転換であり，障害を持つことが自己の全体としての人間的価値を低下させるものではないことの認識と体得を通じて，積極的な生活態度に転ずることである[3]」と述べている．精神障害者のリハビリテーション過程においては，この障害受容が最も重要な焦点であると同時に，最大の難関であり，リハビリテーションの到達点ともいえる．

村田は，精神障害者にとってのリハビリテーション過程は，障害受容の過程でもあり，それには，①動機づけを促進し，②タイムリーに働きかけ，③それを具体化する場で自己価値の再編成を得させることである[4]と述べている．また，そこでは障害をもつ人と，周囲の者（治療者，援助者，家族）との相互信頼関係としての「障害の相互受容」が不可欠であるとしている．

障害受容は，さまざまな挫折体験を通して獲得されるものであり，したがって，この過程では援助者に心理的アプローチが要求される[5]．

コラム　*心理教育 psycho-education*

心理教育とは「精神障害者およびその家族に対して，病気の性質や治療法・対処方法など療養生活に必要な正しい知識や情報を提供することが，効果的な治療やリハビリテーションをすすめる上で必要不可欠であるとの認識のもとに行われる，心理療法的な配慮を加えた教育的アプローチの総称である」[6]と定義されている．心理教育は，講義形式による知識や情報の提供と，症状や副作用への対処方法などについて話し合うセッションの組み合わせによって構成され，数回にわたって継続的に行われる．伝える知識・情報は，脆弱性ストレスモデル（p.218 参照）に基づく病気の理解，薬物の作用や副作用など薬物療法の理解，ストレス管理，症状管理などであり，グループで行われる場合には，同じ病気や悩みをかかえる者同士の相互作用や支え合いなどグループとしての効果を活かしながら，問題解決的に行われる．

4）家族への援助

精神障害者の単身生活を支える社会資源はいまだ不十分であり，比較的若い年齢で発病し慢性の経過をたどる患者の世話をする家族は，家族自身の高齢化も手伝い，経済的・精神的に過重な負担を負っている場合が多い．長期間にわたる患者の世話に疲れ切ってしまっていたり，患者と疎遠になっていたりする家族に対し，家族の苦労を語り，それをねぎらう家族会などの場を提供することは大切である．こうした場で，家族自身が互いにサポートし合い，日々の出来事に対処していくための仲間や専門家にめぐり会うことによって，家族本来の患者に対する温かい思いを回復できるようになることも多い．病院や地域の家族会（p.219 コラム「セルフヘルプグループ」参照）や，家族教室・家族心理教育（p.122 コラム参照）の場を紹介することなどを通して，家族と患者との関係が双方にとってよいものになるよう，家族を援助していくことが大切である．

コラム *家族教室・家族心理教育*

患者の治療に際し，家族の理解と協力が必要であるという認識から，家族に対する教育が行われている．1960 年代に英国のブラウン（Brown,G.W.）らは，家族の感情表出（expressed emotion；EE）が再発を予測する主要な社会心理的因子であることを実証的に明らかにした．EE は家族が患者に対して表出する感情を測定したものであり，患者に対する批判的コメントの数，敵意の有無，情緒的巻き込まれの程度によって感情表出の高低が判定され[7]，高 EE が再発に関係するといわれている．高 EE は病気や症状・治療法，社会資源に対する知識や情報の不足，不適切な対処技術の結果などによって生み出されるものであるといわれ，それはまた家族の主観的な生活負担のバロメーターであるともいわれている[8]．このような研究を背景にして，家族に対し病気や治療法，患者の症状などに対する対処方法，社会資源などについての知識や情報を提供し，同じ問題をもつ者同士あるいは専門職が，共に日々の生活における問題を解決するための方法を話し合い，支え合う家族心理教育が発展してきた．こうした実践は，近年では保健所や病院において家族教室，家族講座などという形で広がっている．

5）社会資源を活用することへの援助

精神障害者のリハビリテーション過程においては，患者が必要な援助を必要な期間にわたって利用できるよう社会資源を調整していくことが重要となる（付録 3：「精神障害者が利用できる主な社会資源」参照）．社会資源の利用には，複雑で煩雑な手続きが多いため，情報の収集，選択，申請手続きを一緒に行うことも援助のひとつとなる（コラム：「ケアマネジメント・ケアマネジメント従事者」参照）．

コラム *ケアマネジメント・ケアマネジメント従事者*

ケアマネジメントとは，障害者や高齢者など生活においてさまざまな社会サービスを必要とする人々に対し，利用者の立場に立って，必要なサービスを調整し，それらを継続して利用できるように援助する実践のことをいう．ケアマネジメントは，ニーズのアセスメント，ケア計画の作成，サービスの調整と提供，支援の継続とニーズの再アセスメントという一連の過程により構成される[9]．地域で生活する人々は多様なニーズをもっているため，各種の社会資源を調整し，それらを効果的に活用できるよう援助する必要がある．ケアマネジメントはケースマネジメントとほぼ同義で用いられる．

2003（平成 15）年度より市町村が実施主体となり，障害者（身体・知的・精神）に対するケアマネジメントが全国的に導入された．その利用は障害者自身の希望によるものであり，障害者の福祉・保健・医療・教育・就労などにかかわる複合的なニーズに応えることを目的に，障害者ケアマネジメントが活用されることとなった．「ケアマネジャー」という用語については，すでに介護保険法において定着しており，介護保険との混乱を避けるために，障害分野ではケアマネジメントを行う者を「ケアマネジメント従事者」とよんでいる．

4. 実習の展開

初　期

社会復帰病棟では，月曜から金曜まで，ミーティング，料理教室，服薬教室，作業療法，レクリエーションなどさまざまなプログラムがあり，入院患者のなかには日中病棟から外の仕事に行っている人もいるなど，それぞれが自分のスケジュールに沿って生活しています．Y さんも，病棟内のプログラムにはほとんど参加しており，プログラムがないときには病院の外来で仲のいい U さんとおしゃべりをして過ごしています．

実習初日，学生があいさつに行くと，Y さんは「よろしく」とにこにことあいさつをしてくれました．参加しているプログラムや外来のおしゃべりに行くときは，必ず学生に声をかけてくれ一緒に誘ってくれます．担当看護師からは，これまでの入院の理由として服薬を中断してしまうことや，金銭管理をめぐって母親とトラブルが絶えないことがあり，今回はグループホームでの生活に向けての入院だと聞きました．Y さん自身は「グループホームに入るために入院したの」とは話しますが，それ以上グループホームについて尋ねてもはっきりした答えはなく，学生は具体的にどのような援助をしたらよいのだろうかと思いました．

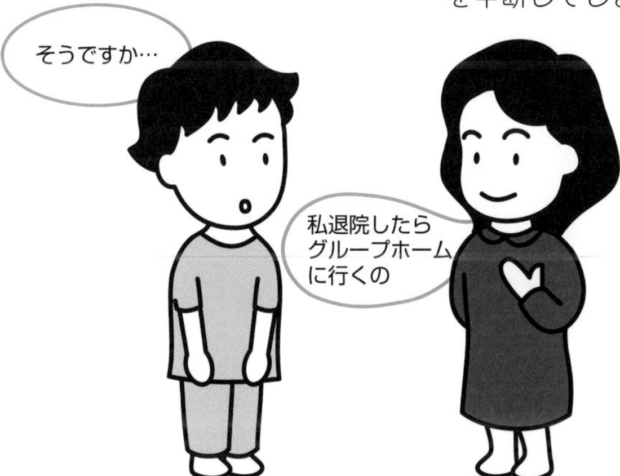

1）セルフケア行動を観察してみましょう！

セルフケア要素	レベル	観察内容
空気・水・食物・（薬）	3~4	もともと料理が得意で，自宅でも母親の食事づくりを手伝っていた．しかし甘いお菓子や炭酸飲料などの間食が多く，やや肥満気味である．服薬については自己管理であり，看護師が週に 1 度，飲み忘れた薬を確認している．入院中は薬を飲み忘れることはほとんどないが，薬については「副作用が強いから」と飲み続けることについては消極的である．
排泄	5	慢性的に便秘があり，下剤を服用している．下剤の管理は自分でできている．
個人衛生	4	おしゃれ好きで，身だしなみはいつも整えている．洗濯は病院内のコインランドリーを利用してひとりでできているが，ベッド周囲は雑然としており，時折看護師が声をかけている．自宅では部屋の掃除や洗濯などは母親が手伝っていた．

活動と休息	4	決められた病棟のプログラムには参加しているが，それ以外の時間はおしゃべりをして過ごしていることが多い．詩を書くことが好きだと言っており，学生に詩を書きためているノートを見せてくれた．退院しているときにも病院の外来に来て，なじみの患者と過ごしていることが多かった．月２万円の小遣いはお菓子に使っているが，足りなくなると母親にせがんで差し入れてもらっている．
孤独とつきあい	4	病院ではひとりで過ごすことは少なく，朝から夜寝るまでほとんどの時間を他の患者と一緒に過ごしている．特定の患者にお菓子をふるまったりしている．前回の退院後に通った地域活動支援センターにはなじむことができず，自然と行かなくなってしまった．
安全を保つ能力	5	幻覚・妄想状態のときには家を飛び出してしまうなどの行動がみられたが，これまでに自傷行為はない．

セルフケアレベル　1：全介助　2：部分介助　3：声かけ指導　4：教育指導・支持　5：自立

2) Ｙさんの状態をアセスメントしてみましょう！

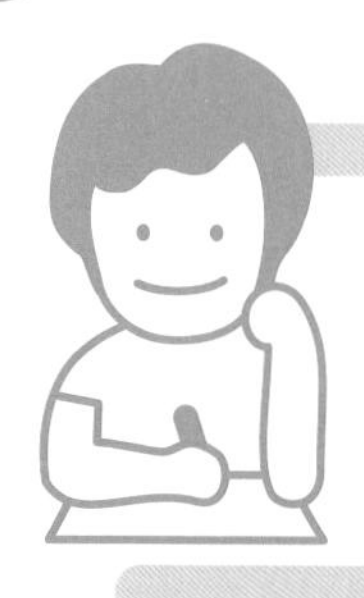

●アドバイス●

Ｙさんは，再発を繰り返すタイプの慢性状態にあると考えられ，寛解状態の維持が難しく，何らかのストレスにより再発と入退院を繰り返しているようです（p.218「統合失調症の発病と再発のメカニズム」参照）．寛解状態を維持するためには，病気や薬とのつきあい方を学んでいく必要があります．また再発の一要因として，母親とのいさかいによるストレスが考えられ，母親とのつきあい方についてもＹさん自身が考えていく必要があります．今回の入院では，母親と離れて暮らす生活を始めることによって，単身での安定した生活を獲得することをめざして，グループホームへの入居が目標とされています．同時に生活保護の申請など経済的な面も含めて，生活基盤の安定を図ることが目標とされていると考えられるでしょう．

Ｙさんは入院生活のなかでは，スケジュールに沿って問題なく生活しているようですが，今後のグループホームでの生活については，あまり現実的にはとらえられていないようです．Ｙさんとの信頼関係を育みつつ，グループホームはどのようなところなのか，グループホーム入居までにどのような手続きがあるのかなどについて，徐々にＹさんに情報を提供しながら，Ｙさんが今後の自立した生活を具体的に思い描き，そのためにはどのようにしたらよいのか自分自身で考えて決めることができるよう援助していくことが大切です．

　これからの生活を見通したうえで，現在の生活で達成できそうな具体的な目標を設定し，グループホームに向けての動機づけを高めながら，Ｙさんが段階的にセルフケア能力を伸ばしていけるように援助していきましょう．

3）看護計画を立ててみましょう！

＜長期目標＞

母親と心理的な距離を保ち，グループホームにおいて自立した生活を送ることができる．

＜短期目標＞

① グループホームの入居に対する今の思いを話すことができ，入院中に取り組む課題や目標を本人なりに見つけることができる．
② 薬の副作用による苦痛を看護師（学生）に話し，対処方法について一緒に考えることができる．
③ 1週間分の薬の自己管理ができる．
④ 2万円以内でお小遣いを使うことができる．
⑤ ベッド周囲の整理整頓を学生の声かけでできる．

＜具体策の例＞

・一人暮らしをすることに対する，Ｙさん自身の思いや不安，心配などを話すことができるよう，機会をみて尋ねてみる．
・薬の副作用のつらさや服薬に対する否定的な思いについても表出できるよう，薬を飲むことの大変さをねぎらいながら話を聴くようにする．
・自分の具合の悪いときの症状に対して薬がどのように効くのかについて尋ね，薬の効果について話し合う．
・お小遣いの使い方について話し合い，グループホームに向けて入院中に取り組むことのできる課題と目標について話し合う．
・ベッド周囲が散らかっているときには，Ｙさんがベッドの近くにいるときに声をかけて，一緒に片づける．など

初期　中期

学生はＹさんと話し合い，お小遣いについての目標を立て，小遣い帳をつくり毎日確認することにしました．Ｙさんも小遣い帳をつくったことを喜び，毎日つけてくれました．

しかしその数日後の朝の申し送りで，Ｙさんがお小遣いを使いきってしまい，「母親に連絡を入れてほしい」と言っているという報告がありました．仲のよいＵさんにCDを買ってあげてしまい，残金がほとんどなくなってしまったそうです．次のお小遣いが入金されるまでにはあと１週間ほどあります．あんなに話し合ったのにと思うと，学生は自分がやっていたことは意味がなかったのだろうかとショックを受けてしまいました．

Ｙさんにお小遣いを使ってしまった理由を尋ねると，「Ｕさんにこのあいだお菓子をもらったのでお返しをした」と言っています．また，お金を使ってしまったことについてあまり考えている様子がないようにみえます．看護師の話では，母親は年金生活で経済的に余裕がないのに，いつもそのようにお金を使ってしまうＹさんにイライラしているという話です．学生は，Ｙさんがなぜ自分が困ってしまうのに一度にお金を使ってしまうのかわからず，また本当にグループホームに入って自立したいという気持ちがあるのか疑問に思いました．

学生はカンファレンスのなかで，Ｙさんがお金を使ってしまうことを話題にしました．「Ｙさんはどんな感じの人か」と他の学生に尋ねられ，いつもにこにこしていて学生にもまわりの患者さんにも気を使っている人だな，と話をしながら思いました．もしかしたら他の患者さんにお菓子などをふるまってしまうことも，小遣い帳を喜んでつけてくれたことも，気を使っていることと関係しているかもしれないと感じました．

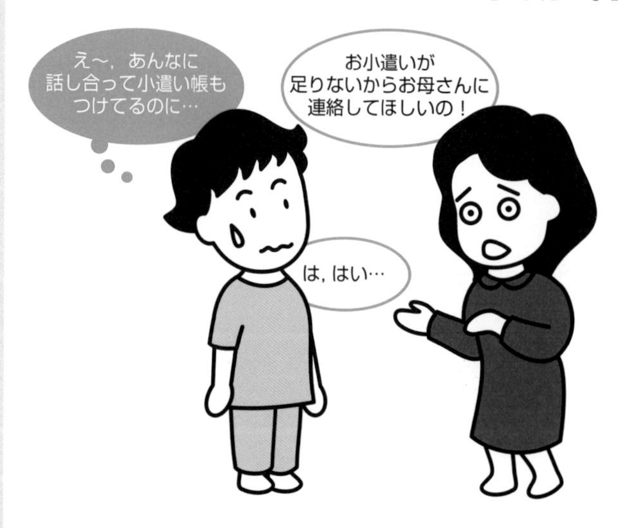

1）セルフケア行動を観察してみましょう！

セルフケア要素	レベル	観察内容
空気・水・食物・(薬)	3~4	甘いお菓子や炭酸飲料などの間食は多いが，ところてんを食べるなど本人なりに気にしている．１週間の服薬管理はできている．服薬教室ではしっかり聞いている．
排泄	5	下剤を服用し，毎日排便がある．
個人衛生	4	ベッド周囲の整頓は，学生が声をかけると嫌がらずに行うが，自分から行うことは少ない．
活動と休息	3	小遣い管理については，小遣い帳はつけられていたが，ＣＤを購入してしまうことで足りなくなってしまった．
孤独とつきあい	3	他の患者や学生にも気を使っている様子がみられる．ＣＤの購入もお菓子をもらったお返しにしては金額が大きく，人とのつきあい方について課題があるかもしれない．
安全を保つ能力	5	自傷行為はない．

セルフケアレベル　１：全介助　２：部分介助　３：声かけ指導　４：教育指導・支持　５：自立

2）Ｙさんの状態をアセスメントしてみましょう！

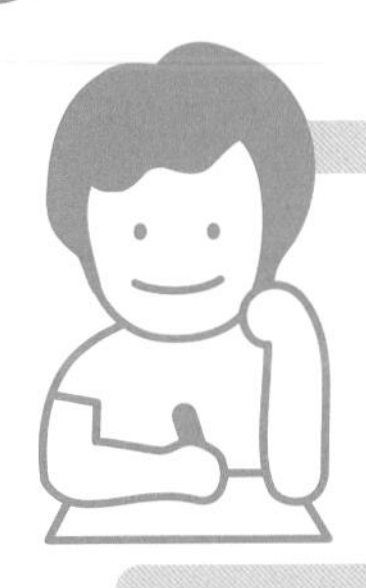

●アドバイス●

Ｙさんは学生とつくった小遣い帳は喜んでつけており，お小遣いを管理する必要性については理解しているようですが，結果的には管理できませんでした．なぜＹさんがお小遣いをうまく使えなかったのか，もう一度考えてみましょう．お小遣いについてどうしていいかわからなくなった学生は，カンファレンスで話題提供をし，そのなかでお金の使い方とＹさんの対人関係上の特徴とに関係があるのではないかと感じました．問題が行き詰まってしまったときには，起こっていることの全体をもう一度振り返り，違った角度から問題をとらえ直してみるとよいでしょう．このようなときこそカンファレンスが活用できます．他の人から質問を受けたり，意見をもらったりすることで，それまでには気づかなかった視点に気づいたりして，問題への新たなアプローチ方法を見いだすことができるでしょう．

3）看護計画を立ててみましょう！

＜短期目標＞

① 看護師や学生とグループホームに一緒に行ってみることで，一人暮らしをすることやグループホームについてのイメージを具体的に描けるようになる．
② 母親に対する気持ちについて，学生に話すことができる．
③ お小遣いを母親との約束どおりに使うことができる．
④ 服薬教室に参加することで，服薬に対する情報や知識を得て，自分自身の服薬と結びつけて考えることができる．
⑤ 自分でベッド周囲の整理整頓ができる．

＜具体策の例＞

・グループホームの見学について，場所や行き方を調べるなどして一緒に計画を立て，それを楽しみにできるような雰囲気づくりをする．
・散歩のなかでＹさんの母親について，どのような人か尋ねてみる．あまり話したくないようであれば無理には聞かない．
・小遣い帳をつけるかどうかをＹさんに自分自身で決めてもらう．お小遣いのことについては言い過ぎないようにし，もしお小遣いの範囲を超える買い物をしたくなったときには，そのことを学生か看護師に話してくれるように伝える．
・学生も服薬教室に参加し，Ｙさんと服薬教室で学習したことについて話をする機会をつくる．
・ベッドの周囲がきれいになっているときに，「いいですね」とほめるようにする．など

初期 中期 後期

実習の終わりとともに，Yさんの退院も近づいてきました．いよいよ退院を目前にして，担当看護師，Yさんと一緒に，グループホームに見学に行くことになりました．

グループホームでは，職員が優しく出迎えてくれ，部屋へ案内してくれました．こじんまりした小さな部屋でしたが，隅々まで掃除が行き届いていて，いかにもYさんの到着を待っているかのようでした．Yさんは，「うわぁ，すてき！　ここが私の部屋なんだぁ」と言って，中に入り窓辺に近寄りました．窓を開けると中庭が見え，新緑の木々がまぶしく輝いていました．Yさんは，「私，この窓にどんなカーテンをかけようかしら」といいながら，うっとり外を眺めていました．

グループホームの帰り，学生はYさんにこのあいだのお小遣いのことについて話してみようと思いました．「私，いろいろ考えたんですけど，Yさんって優しくて，私にもいつも気を使ってくれるから，そういう気持ちで他の人にプレゼントをあげたりしたんだなと思ったんですけど，違いますか？」するとYさんは「いけないってわかってるんだけど，何か私なんかにつきあってもらって悪い気がしてあげちゃうの．お母さんにも迷惑かけてばかりだし，私なんか何にもいいところがなくって…」とさみしそうに笑って言いました．学生はいつも明るく振る舞うYさんの心の底に隠された気持ちに初めて気づかされ，返す言葉を見つけることができませんでした．

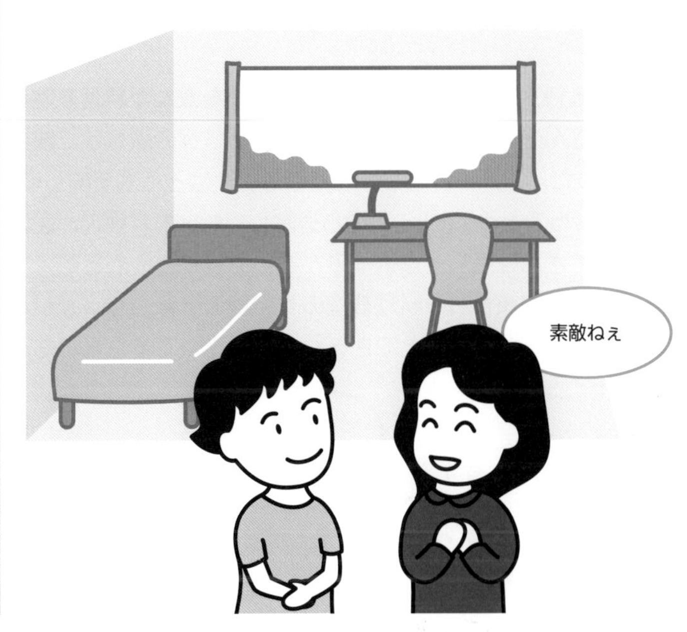

1) Y さんと学生との関係の終結のために，どのような計画が立てられますか？

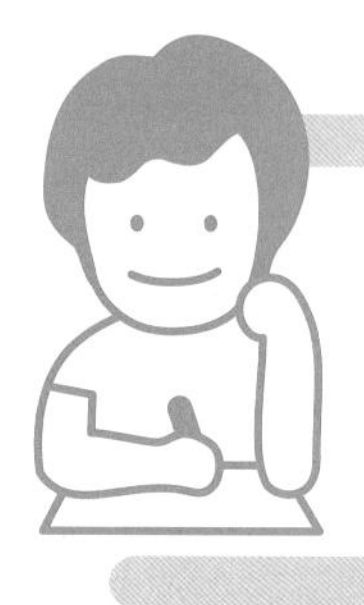

2) たとえば，次のような計画が考えられます．

① グループホームを見学して，今どのような気持ちでいるのかを聞いてみる．また学生自身が考えている Y さんにとってのグループホームのよい点や，見学して感じたよい印象についても伝える．

② 学生自身が感じた Y さんの面倒見のよいところや料理が上手なこと，他の患者さんに好かれているなど Y さんのよい点を伝え，Y さんに期待していることを伝える．

いよいよ Y さんの退院が決まったある日，病棟では Y さんの退院祝いを兼ねた料理教室がありました．その日のメニューは，Y さんの大好物のハンバーグとかぼちゃの煮付けに決まりました．Y さんが中心になってつくったハンバーグとかぼちゃの煮付けはとても美味しく，皆大満足でした．皆から「Y さん退院おめでとう！」「これなら退院しても，お料理の心配はいらないねぇ」と声がかかりました．Y さんは嬉しそうに「みんな，ありがとう」と応えていました．料理教室の後，Y さんは看護師に頼まれ，料理教室の材料費の計算もしっかりしていました．学生は必要があればお金の計算もちゃんとできるんだなと改めて Y さんのもっ

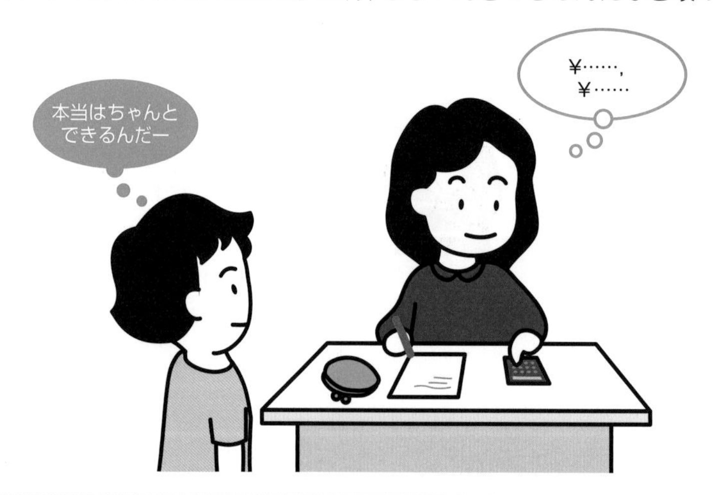

ている能力に気づかされました．

夕方，Ｙさんの病室で２人で話をしました．

学生が「Ｙさん，いよいよ退院ですね．おめでとうございます．今どんなお気持ちですか」と尋ねると，Ｙさんは，「本当言うとね，グループホームってどんなところかなぁって思って，私少し不安だったのよ．でもこの前看護師さんと学生さんと一緒に行ってもらったでしょ．そのとき私，とっても温かなすてきなところだなって思ったの．そして，ここが私のこれからの家なんだなって思えたの」「これからはお母さんと別々に暮らしていくんですものね．お母さんに甘えてばかりはいられないわね．薬のこともお金のこともちゃんとしなくちゃね」と話しました．

学生が，「Ｙさんはいつも明るくって，だれにでも優しくって，お料理も上手だし，きっとグループホームでも皆に好かれてうまくいくと思いますよ」というと，Ｙさんは「そうかなあ．そうだといいんだけど．でも励ましてくれてありがとう．学生さんも頑張っていい看護師さんになってね」と言ってくれました．

この実習を振り返って，
どのような援助ができたのか考えてみましょう！

① グループホームを見学したり，グループホームについてのＹさんの気持ちを尋ねたりすることを通じて，Ｙさんが自分自身で退院後の生活のイメージを具体的に描き，グループホームに向けて意欲的な気持ちになれるよう援助した．

② Ｙさんの母親との関係から生じている孤独とつきあいの問題や自尊心の低さを理解し，Ｙさんの思いや自己決定を大切にして，金銭管理，服薬管理，整理整頓などの生活援助を行った．

③ 学生との関係のなかで，Ｙさんのよい点を伝え，Ｙさんが自尊心を高められるよう援助した．

引用・参考文献

1) 宮　真人・他：精神分裂病者の長期社会適応経過－精神分裂病の長期経過研究第一報．精神神経学雑誌，86(9)：764，1984.
2) 小川一夫：統合失調症の長期予後．臨床精神医学，43(10)：1415～1420，2014.
3) 上田　敏：リハビリテーションを考える．p.209，青木出版，1983.
4) 村田信男：「分裂病のリハビリテーション過程」について―自己価値の再編を中心に．藤縄　昭編，分裂病の精神病理 10，pp.251～281，東京大学出版会，1982.
5) 蜂矢英彦：精神障害者の社会参加への援助．pp.109～110，金剛出版，1991.
6) 大島　巌：心理教育．加藤正明・他編，新版精神医学事典，p.126，弘文堂，1993.
7) 三野善央・他：家族の感情表出 Expressed Emotion 測定，評価の方法論．精神科診断学，4(3)：287，1993.
8) 大島　巌：社会の中の精神障害者・家族と EE 研究．こころの臨床ア・ラ・カルト，12(1)：16，1993.
9) 公衆衛生精神保健研究会：ケアマネジメントと地域生活支援．p.1，中央法規出版，1998.

4 双極症患者の看護

1. 事例紹介

Bさん，39歳の女性．夫と子ども3人の5人暮らし．

31歳で第2子を出産直後に躁状態となるが，治療せずに1カ月で自然に症状が消失した．その後安定した生活を送っていたが3カ月前より再び躁状態となり，すぐに夫や義母と口論したり，一日中あちらこちらに電話をかけまくったり，さらには濃い化粧をし派手な洋服を着て出歩き，近所の人ともトラブルを起こすようになった．2，3時間しか眠らない日々が続き，家族だけで対応できなくなってきたため，家族の強い希望で医療保護入院となった．入院時のBさんは，「子どもの面倒をみなくちゃいけないから帰して」「何でこんなところにいなくちゃいけないの」「夫が私と離婚したいからこんなところに入れたのよ」と医師や看護師に対して攻撃的な態度で訴えたり，泣きわめいたりしていた．すぐに気分安定薬・抗精神病薬・鎮静薬・睡眠薬の投与が開始され，学生が担当したときには夜間の睡眠はとれるようになったが，病棟内を歩きまわってだれかれとなく話しかけ，落ち着かない状態が続いていた．

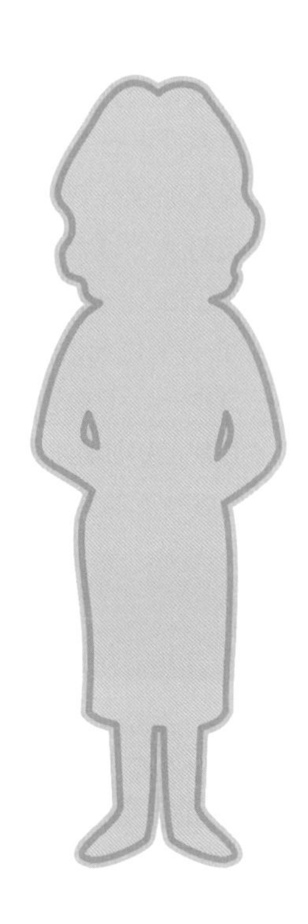

2. ここで双極症について復習してみましょう！

双極症のうち，躁エピソードのみの双極Ⅰ型の診断基準は以下のとおりである．

DSM-5-TR 診断基準[1]（抜粋）

[躁エピソード]

A. 気分が異常かつ持続的に高揚し，開放的または易怒的となる．加えて，異常にかつ持続的に亢進した活動または活力がある．このような普段とは異なる期間が，少なくとも1週間，ほぼ毎日，1日の大半において持続する（入院治療が必要な場合はいかなる期間でもよい）．

B. 気分の混乱と活動または活力が亢進した期間中，以下の症状のうち3つ（またはそれ以上）（気分が易怒性のみの場合は4つ）が有意の差をもつほどに示され，普段の行動とは明らかに異なった変化を象徴している．

① 自尊心の肥大，または誇大
② 睡眠欲求の減少（例：3時間眠っただけで十分な休息がとれたと感じる）
③ 普段より多弁であるか，しゃべり続けようとする切迫感
④ 観念奔逸，または思考が疾駆しているという主観的な体験

⑤ 注意転導性（すなわち，注意があまりにも容易に，重要でないまたは関係のない外的刺激によって他に転じる）が報告される，または観察される．
⑥ 目標指向性の活動（社会的，職場または学校内，性的のいずれか）の増加，または精神運動興奮（すなわち，無意味な非目標指向性の活動）
⑦ 困った結果につながる可能性が高い活動に熱中すること（例：制御のきかない買いあさり，性的無分別，またはばかげた事業への投資などに専念すること）

C. この気分の混乱は，社会的または職業的機能に著しい障害を引き起こしている，あるいは自分自身または他人に害を及ぼすことを防ぐために入院が必要であるほど重篤である．または精神病性の特徴を伴う．

D. 本エピソードは，物質（例：乱用薬物，医薬品，または他の治療薬）の生理学的作用，または他の医学的状態によるものではない．

（日本精神神経学会・日本語版用語監修，髙橋三郎，大野　裕・監訳：DSM-5-TR 精神疾患の診断・統計マニュアル．p.136，医学書院，2023．より作成）

治療

① 薬物療法：気分安定薬（炭酸リチウム：リーマス：コラム参照），抗精神病薬，睡眠薬などの投与
② 身体管理：安全と休息の確保（必要に応じて身体拘束＝抑制），水分と栄養の確保
③ 精神療法：病識（コラム参照）欠如に対する繰り返しの説明，治療者の許容と寛大

コラム　*炭酸リチウム*

躁状態の鎮静に特異的効果を示す気分安定薬で，眠気や倦怠感などの不快な副作用がなく，自然な形で気分の高揚を抑えられる．しかし，中毒症状が出現しやすいため，定期的に血清リチウム濃度（0.5 ～ 1.2mEq/L 以内で維持）を測定しながら注意深く使用する．中毒症状には，嘔気や口渇や手指振戦などの“軽度”，下痢や眠気や筋力低下などの“中等度”，さらには昏睡やけいれんや無尿などの“重度”があり，時に死に至る場合もある．

コラム　*病　識*

病者が自分の病気について認識すること．精神病の初期は，病気であるという漠然とした感じ（病感）はあるが，病識を欠くことが多い．精神病の場合，病識の出現は寛解度の重要な指標とされる．

3. 看護のポイント

さて，Bさんに対してどのような看護を展開していったらよいのでしょうか？

たとえば，このような看護が考えられます．

1）刺激の少ない落ち着いた環境をつくりながら，患者が安心して入院生活が送れるような援助

患者はちょっとした刺激に対しても極端に反応するため，音・光・色・物の刺激のない個室が望ましい．また安易に接近しすぎないように心がけ，休息や安静が保てるように援助する．時に患者の高揚気分や万能感からくる攻撃，病識欠如からくるさまざまな問題に看護師が戸惑ったり振りまわされたりすることがあるため，自分たちの感情を共有し合いながら客観的にみていく訓練も必要となる．

2）確実に薬物療法が行えるような援助

躁状態に対して抗精神病薬や気分安定薬（炭酸リチウム）が使用されるが，患者は病識欠如や副作用（胃腸症状や口渇，手指の振戦，けいれん，眠気，意識障害など）のつらさから，拒薬をしがちになる．患者のつらさを受け止めながら副作用を正しく把握し，その軽減を図るとともに，簡潔でわかりやすい説明を繰り返し行う忍耐強さが必要になってくる．

3）活動性の亢進あるいは低下に伴う日常生活のセルフケア援助

患者は，食事と飲水，活動と休息，排泄，清潔，安全を保つ能力などの適切なセルフケア行動がとれなくなることがある．患者の意思を尊重しつつ，全身状態を観察しながら低下したセルフケアの援助を行っていく．

4）家族への援助

患者の家族は，入院前の患者の症状や行動に振りまわされたり，また治療過程における患者の状態の変化に戸惑いを感じたりしていることが多い．したがって，家族が病気に対する正しい理解をもちながら患者の回復を見守ることができるように，家族の思いを受け止めながら援助していく．

4. 実習の展開

初　期

学生はＢさんが入院後10日目で受け持つことになりました．担当看護師から，いくぶん躁状態が落ち着いてきているという情報を得たので，少し安心して学生はあいさつにいきました．ところが「よろしくお願いします」と学生があいさつしたとたん，Ｂさんは「この病棟でＴ大学出身の先生はだれか知っている？私はいつもＴ大学出身の先生にしか診てもらわないの」「夫は私と離婚したいからここに入れたのよ．私はどこも悪くないのに，みんなで私を病気扱いしている」などとたたみかけるように質問や訴えを繰り返し，ナースステーションやデイルームを行ったりきたりし始めました．学生はどこまでを事実として受け止め，どんなふうに対応したらいいのか困ってしまいました．

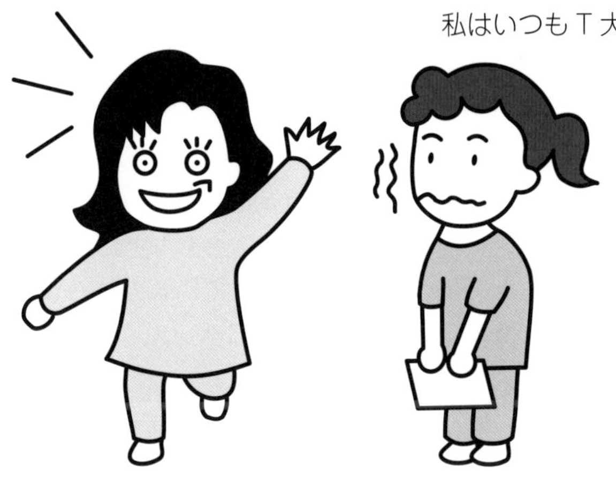

1）セルフケア行動を観察してみましょう！

セルフケア要素	レベル	観察内容
空気・水・食物・(薬)	3	食事の際には，同室者に話しかけ集中できない．服薬の際には毎回，飲みたくないと訴える．食事摂取や服薬状況に関して観察が必要である．
排泄	4	現在は問題となる情報はない．向精神薬を服用中のため，便秘・下痢などの副作用に関する情報収集が必要である．
個人衛生	4	洗面は自ら行っている．入浴と整髪は声をかけると行うことができる．
活動と休息	3	夜間は睡眠薬で6～7時間眠れている．日中は室内でじっとできずに病棟内を歩き回っている．午睡しない．休息に対する援助が必要である．
孤独とつきあい	3	医師や看護師に絶えず「帰りたい」「外泊させてほしい」と訴える．他の患者に一方的に話しかけることが多い．夫から離婚させられるという危機感を感じている．患者が感情を表出できる関係性をつくるとともに，他の患者との距離のとり方について援助が必要である．
安全を保つ能力	3~4	現在のところ離院や自傷他害などの危険行動はみられない．しかし，帰宅願望が強いこと，他の患者とのトラブルを起こしやすいことから引き続き観察が必要である．

セルフケアレベル　1：全介助　2：部分介助　3：声かけ指導　4：教育指導・支持　5：自立

2) Bさんの状態をアセスメントしてみましょう！

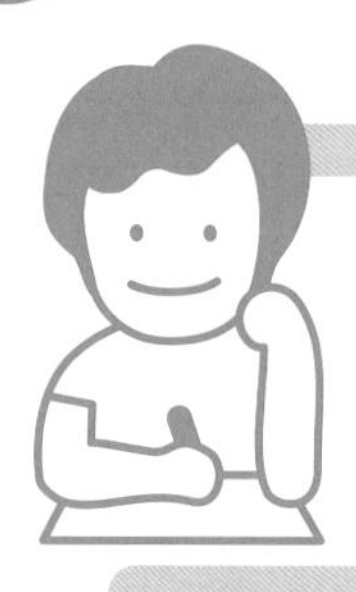

●アドバイス●

　薬物療法により入院生活を何とか継続できるくらいに急性期症状は落ち着いてきていますが，高揚気分・病識欠如から家族や病院に対する不満・多弁・多動などの症状は続いています．これらが患者の日常生活にどのような影響を及ぼしているのかアセスメントします．たとえば，服薬，食事への集中，活動と休息とのバランス，他の患者との距離のとり方などのセルフケア行動について観察していきましょう．

　また躁的気分の根底にある不安を受け止め，安心して入院生活を送れるようにするための援助方法について考えていくことも必要でしょう．

3) 看護計画を立ててみましょう！

＜長期目標＞

躁状態が安定し，きちんと服薬をしながら自宅で生活できる．

＜短期目標＞

① 学生の存在を受け入れ，学生に対して安心して自己の感情を表出できる．
② 看護師の援助を受けながら，水分や食事の摂取，薬の服用，活動と休息のバランス，清潔，他の患者とのつきあいなどのセルフケアが行える．
③ 日常生活上の苦痛について，学生と一緒に考え対処できる．

＜具体策の例＞

・Bさんが話しやすいように，できるだけゆったりした雰囲気で対応する．
・同室者に話しかけ食事に集中できないときには，声かけをして食事を促す．
・与薬の際にはBさんの服薬への疑問や不安を受け止め，Bさんが納得できるように繰り返し必要性について説明する．
・副作用について十分な観察を行い，必要に応じて医師と相談しながら早めに対処する．
・病棟内を動きまわって落ち着かないときには，病室で休息がとれるように声かけをしたり，誘導したりして一緒に病室で過ごす．
・他の患者へ干渉しすぎる場合には，間に入ってトラブルを防止する．など

初期　中期

学生が受け持って１週間が過ぎました．医師の指示で，炭酸リチウム（リーマス®）と抗精神病薬（セレネース®，ウインタミン®，ロドピン®）が増量されています．早朝にふらついてトイレへ行く姿が見られたという夜勤の看護師からの報告がありました．学生は，Bさんの言動のパターンがみえてくると，単に話を聴くだけでなく，話に飛躍がある場合にはもとに戻したり，妄想的な内容に関してはあまり追求しないで聞き流したりと，意図的な会話ができるようになりました．Bさんも学生の存在を，話を聴いてくれたりいろいろ調べてくれたりする頼れる存在として受け止めているようで，２人で一緒に過ごす時間も多くなりました．そんなとき，「活動と休息のバランスに関する学生の影響を考えてみましょう」とプライマリーナース（コラム参照）にアドバイスを受け，学生は患者と過ごす時間のとり方や休息の確保の方法について悩むようになりました．

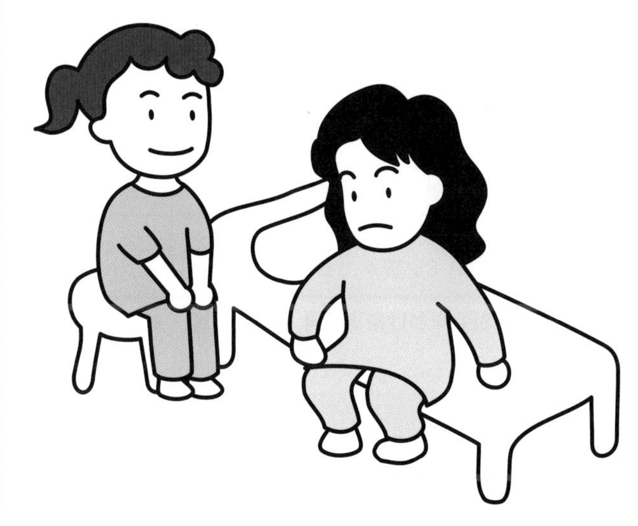

コラム　*プライマリーナーシング・プライマリーナース*

プライマリーナーシングとは，ひとりの看護師が患者の入院から退院まで一貫して受け持ちの患者に対する看護の責任をもつ看護方式のことをいう．受け持ち患者に対する総合的責任をもつ看護師をプライマリーナースといい，患者のニーズに応じた看護内容の査定，計画，実施および評価までを一貫して行う．計画の実施にあたっては，プライマリーナースの指示のもとに他の看護師が代行してケアを行うこともある．

1) セルフケア行動を観察してみましょう！

セルフケア要素	レベル	観察内容
空気・水・食物・(薬)	3~4	あらかじめ約束することによって，その都度声をかけなくても食事に集中できる日もある．服薬に関しては相変わらず飲みたくないと訴え，引き続き観察が必要である．
排泄	3~4	早朝ふらついてトイレへ行く姿が見られたという情報がある．薬を増量している時期であるため，便秘・下痢などの副作用の出現や排泄時の安全性には注意する必要がある．
個人衛生	4~5	セルフケアはできている．入浴の順番を自らとることが多い．
活動と休息	4	夜間睡眠は８～９時間．学生の実習日には学生と過ごす時間が多いが，実習のない日は自室で横になっている時間もみられる．
孤独とつきあい	3~4	早く退院したいと訴える．学生を探しまわり，学生と過ごす時間が多い．特定の患者や医師・看護師に話しかけることが増えてきた．他の患者とのトラブルはないが，今後も観察と注意が必要である．
安全を保つ能力	4	自傷他害などの危険行動はない．歩行時にふらつきがみられるため，薬の増量による影響も考え，観察していく必要がある．

セルフケアレベル　1：全介助　2：部分介助　3：声かけ指導　4：教育指導・支持　5：自立

2) Ｂさんの状態をアセスメントしてみましょう！

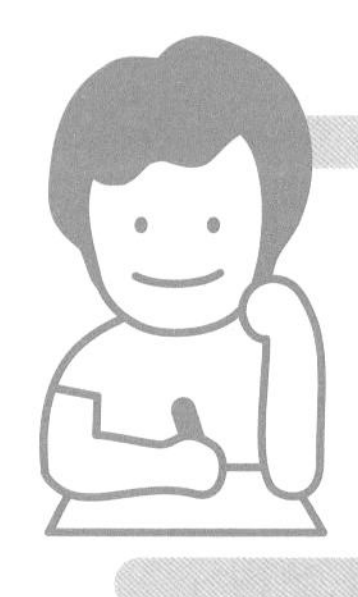

●アドバイス●

学生との関係のなかで安心感がもて，学生の存在が現実刺激となってＢさん自身が少しずつ落ち着いて対応できるようになってきています．ここでは，常に学生との接触を求めてナースステーションにくるＢさんの行動とそれに合わせて対応している学生の行動が，Ｂさんの日常生活にどのような影響を及ぼしているのかアセスメントします．また，薬物療法の強化の意味やその影響に関するアセスメントも大切です．

3） 看護計画を立ててみましょう！

<短期目標>

① 十分な休息の必要性を理解し，自室で過ごす時間をもてる．
② 薬物の副作用を最小限にとどめ，日常生活行動における安全が確保できる．
③ 水分や食事の摂取，薬の服用，活動と休息のバランス，清潔，他の患者とのつきあいなどのセルフケアが維持できる．
④ 日常生活上の苦痛について，学生や看護師と一緒に考え対処できる．

<具体策の例>

・休息の必要性について B さんと一緒に考える．
・学生が訪室する時間をあらかじめ約束し，会話が 30 分以上になる場合にはいったん中断して休息を促す．
・血清リチウム濃度の検査結果に注意しながら，嘔気，口渇，手指の振戦，下痢，眠気などの副作用について観察していく．
・B さんの訴えをよく聴き，苦痛な症状については医師に相談して早めに対処する．
・特に夜間や早朝の歩行時の状態を観察し，ふらつきがある場合には介助する．など

初期　中期　**後期**

実習も残りあと 2 日間になりました．プライマリーナースからのアドバイスをもとに，学生は B さんが十分な休息がとれることを最優先し，B さんとかかわる時間を決め，B さんの表情や疲れぐあいをみながら接するようになりました．短時間のかかわりでも，B さんが学生を信頼していることを実感できるようになりました．学生はこのようななかで実習が終わってしまうことがとても残念で，どのように B さんに説明したら B さんを落胆させずに別れの場をもつことができるのか戸惑っています．

1） B さんと学生との関係の終結のために，どのような計画が立てられますか？

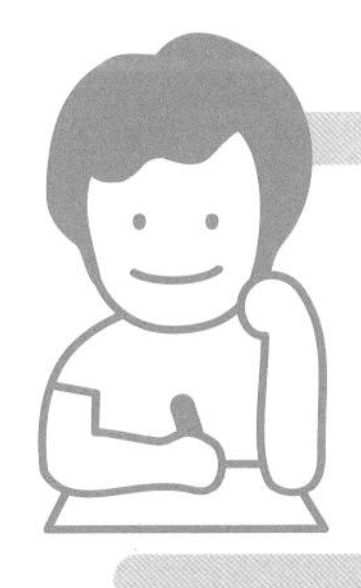

2) たとえば，次のような計画が考えられます．

① 学生が受け持ってからのことを，B さんがどのように感じていたのかを自由に話してもらう．
② 学生が実習を通して，B さんに対してどのように感じ，またこれから B さんにどのようになってほしいと思っているかについて，率直な学生の気持ちを伝える．

その結果，B さんからは，「何となく気持ちが落ち着かないときに，いつもそばにいてくれたのでほっとした．わからないことや心配なことがあると一緒に考えてくれたのでうれしかった．早くよくなって子どもたちのもとへ帰りたい」という言葉が聞かれました．

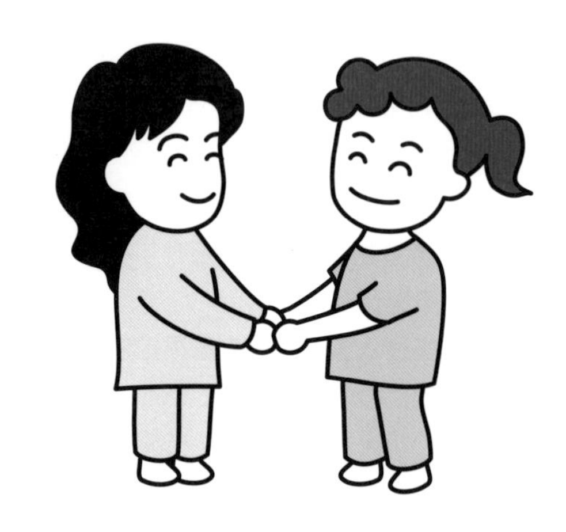

**この実習を振り返って，
どのような援助ができたのか考えてみましょう！**

① B さんが安心して入院生活が送れるように援助した．
② B さんの理解や認識に合わせて，行われている看護や治療を受け止められるように援助した．
③ B さんのセルフケアが維持・拡大できるように援助した．特に活動と休息のバランスがとれるように学生のかかわり方を工夫した．
④ B さんが学生とのかかわりを通して，看護師をいつもそばにいてくれる信頼できる存在として認識できるようになった．

引用・参考文献

1) 日本精神神経学会・日本語版用語監修，髙橋三郎，大野　裕・監訳：DSM-5-TR 精神疾患の診断・統計マニュアル．pp.135 ～ 146，医学書院，2023.
2) 早川和生，川野雅資：躁うつ病．看護観察のキーポイントシリーズ 精神科Ⅰ，宮崎和子監修，pp.116 ～ 133，中央法規出版，1993.
3) 萱間真美：気分障害の患者とセルフケア－躁うつ病（双極性障害）を中心として．アクティブナーシング 実践オレム アンダーウッド理論 心を癒す，南　裕子編著，pp.151 ～ 163，講談社，2005.
4) 梶原和歌：躁うつ病（感情病）の知識，躁うつ病患者の看護．明解看護学双書 3 精神看護学，山崎智子監修，pp.189 ～ 201，金芳堂，2002.
5) 日本精神科看護技術協会「精神科看護用語辞典」編集委員会編：精神科看護用語辞典．新訂第 1 版，メヂカルフレンド社，2000.
6) 風祭　元編：向精神療法ハンドブック．南江堂，1999.

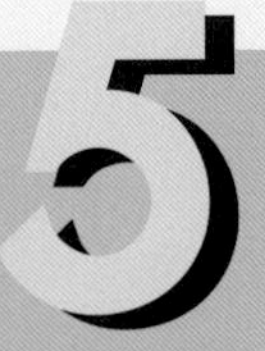

うつ病患者の看護

1. 事例紹介

Mさん，48歳の男性．公立中学校の教頭．妻と娘の3人暮らし．軽度の肝機能障害がある以外は合併症はない．

30歳代前半にうつ状態で外来受診し，精神療法と不眠治療で回復している．2年前に教頭に昇格し，校長を補佐しながら学校運営や教育の仕事を熱心に行い，周囲からの信望も厚かった．昨年夏頃から学校のなかで生徒たちのいじめや暴力行為が頻発し，その対応に追われる日々が続いていた．2〜3カ月前より食欲不振，体重減少，疲労感，不眠，抑うつ気分が出現したため心療内科を受診していたが，約1カ月前に自動車での接触事故を起こしたことを契機に悲観的気分が強くなり，睡眠薬を大量に服用したため入院となった．

2. ここでうつ病について復習してみましょう！

うつ病は，DSM-5-TRでは抑うつ症群に位置づけられている．

DSM-5-TR 診断基準[1]（抜粋）

[うつ病]

A. 以下の症状のうち5つ（またはそれ以上）が同じ2週間の間に存在し，病前の機能からの変化を起こしている．これらの症状のうち少なくとも1つは，①抑うつ気分，または②興味または喜びの喪失である（注：明らかに他の医学的状態に起因する症状は含まない）．

① ほとんど1日中，ほとんど毎日の抑うつ気分（注：児童や青年では易怒的な気分もありうる）

② ほとんど1日中，ほとんど毎日の，すべて，またはほとんどすべての活動における興味，または喜びの著しい減退

③ 有意の体重減少，または体重増加，またはほとんど毎日の食欲の減退または増加

④ ほとんど毎日の不眠または過眠

⑤ ほとんど毎日の精神運動興奮または制止

⑥ ほとんど毎日の疲労感，または気力の減退
⑦ ほとんど毎日の無価値観，または過剰であるか不適切な罪責感
⑧ 思考力や集中力の減退，または決断困難がほとんど毎日認められる
⑨ 死についての反復思考，反復的な自殺念慮，はっきりとした自殺計画，または自殺企図

B. その症状は，臨床的に意味のある苦痛，または社会的，職業的，または他の重要な領域における機能の障害を引き起こしている.

C. そのエピソードは物質の生理学的作用，または他の医学的状態によるものではない.

（日本精神神経学会・日本語版用語監修，髙橋三郎，大野　裕・監訳：DSM-5-TR 精神疾患の診断・統計マニュアル，p.176-177，医学書院，2023．より作成）

治 療

① 薬物療法：抗うつ薬（三環系，四環系，SSRI，SNRI，NaSSA など）
② 精神療法：自我の補助，自殺念慮への対応，病気の理解，休息の必要性の理解，ストレスの受け止め方と対処行動に関する教育的かかわり
③ 身体管理：脱水，栄養障害，身体の衰弱などに対する治療
④ その他：電気けいれん療法，光線療法，断眠療法など

3. 看護のポイント

さて，M さんに対してどのような看護を展開していったらよいのでしょうか？

たとえば，このような看護が考えられます.

1）安心して休養できるような人的・物的環境の整備

エネルギーを消耗し尽くし，自我の弱まっている患者に対して，寄り添いながら“励ますことなく”そばで見守るという自我を補助するような援助を心がける．患者との信頼関係を築いていくことが援助の基本となるが，患者にとって重荷にならないように適度な距離を保つことが特に初期の時点では大切である．同時に，患者が自分のペースで日常生活を過ごせるような環境をつくっていく．さらに，患者の回復の程度や時期にあわせて，少しずつ周囲とかかわりができるように援助していく.

2）確実に薬物療法が行えるような援助

抗うつ薬の使用に際して，眠気，口渇，尿閉，便秘，起立性低血圧による立ちくらみ

やふらつきなどの不快な症状が出現するため，これらの副作用を知らされていないと不快感のために服薬を中断することもある．したがって長期間に及ぶ薬物療法を効果的に実施するためには，副作用とともにその対処法もあらかじめ話しておく必要がある．副作用の出現についての患者の訴えをよく聴きながら，医師と協力して説明を行うとともに，患者の立場に立った対処法を一緒に考えていくことが必要となる．

3）活動性の低下に伴う日常生活のセルフケア援助

活動性が低下し終日臥床していることの多い患者に対して，患者の意思を尊重しながら，その時々の食事と飲水・活動と休息・排泄・清潔などのセルフケアが維持されるように援助していく．特に食欲不振に対しては患者の嗜好を考慮したり，食事の場所を配慮したりしながら，根気よくかかわることが大切である．必要に応じて水分や栄養補給のための点滴療法が行われることがある．清潔に関しては，患者の気分に合わせながらすすめていくが，清潔ケアを実施する際には，患者にとって心地よい体験となるように配慮する．

4）自殺企図の可能性に対する十分な観察と援助

自殺企図の可能性は全経過中に認められるが，特に発病初期と回復期（外泊中や退院後１カ月以内）に多い．したがって，入院時には危険物の除去と管理を行うとともに，常に患者の気持ちに関心を寄せながら患者のもつ罪責感や自己嫌悪感を傾聴し，危険性をキャッチしたり，患者が自ら表現できるように援助したりしていく必要がある．時に家族に対する指導的かかわりも大切である．

5）家族への援助

家族は患者の自殺企図に対して非常な衝撃を受けている．時に自殺するまで自分を追いつめていた患者のことに気づかなかった自分たちを責めたり，反対に自分たちを見捨てようとした患者に怒りをもったりしていることもある．また早く立ち直ってほしいと過度の期待をかけたり，または自殺企図を恐れて腫れ物に触るような対応となったりすることもある．

家族が患者の病気を正しく理解し，患者の治療経過や回復を焦らずゆっくりと見守り，適切なかかわり方ができるように援助していく必要がある．

4. 実習の展開

初 期

学生は入院後５日目でＭさんを受け持つことになりました．実習初日に病室を訪問すると，患者は三環系抗うつ薬のクロミプラミン（アナフラニール®）の点滴治療を受けながら臥床していました．どんなふうに声をかけたらよいのかという戸惑いはありましたが，取りあえず自己紹介をしました．Ｍさんは，少し学生のほうを見てうなずいただけで，またすぐに目をつむってしまいました．「…またあとでうかがいますね」と声をかけるのが精一杯で，学生はそのままナースステーションに戻ってきました．「今のＭさんにとって学生が受け持つことはかえって迷惑になるのではないか？　うつ状態が強く自殺まで図ったＭさんに対してどんなかかわりをしていけばいいのか？」と学生の頭は不安でいっぱいになりました．

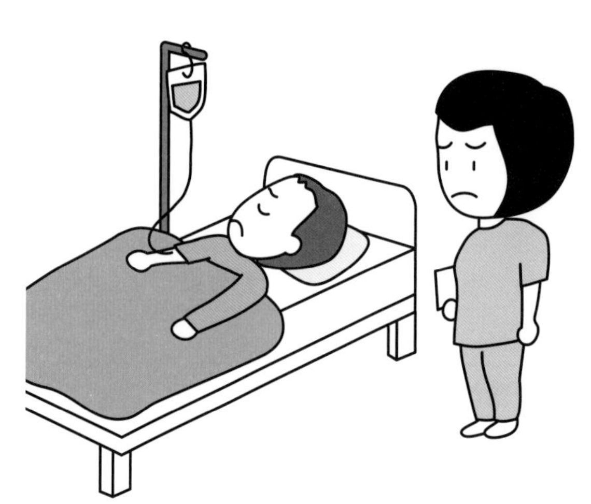

1） セルフケア行動を観察してみましょう！

セルフケア要素	レベル	観察内容
空気・水・食物・（薬）	2	食欲がなく，ベッドサイドに配膳しても声をかけないと食事をとらない．食事は病室に配膳し，摂取量は２～３割程度である．栄養状態に関する観察が必要である．内服薬は時間をずらしながらも飲めている．
排泄	3	点滴台を押しながらトイレへ行くが，ふらつきが強い．ナースコールを押すように声をかけるが，自力で行く．薬物療法により便秘などの副作用が出る可能性があるとともに，排泄時の安全性に注意する必要がある．
個人衛生	2	洗面や整髪には関心がなく，声をかけると無造作にうがいをしたり顔を拭いたりする．入浴はこの２週間，自宅でもしていない．
活動と休息	3	夜間は睡眠薬で８～10時間眠れている．日中はトイレ以外はほとんど臥床している．十分な休息がとれるように配慮していく必要がある．
孤独とつきあい	3	個室に入院中．自ら医師・看護師および他の患者に声をかけてくることはない．問いかけに対しうなずく程度である．
安全を保つ能力	2	排泄などの歩行時にふらつきが強く，転倒には十分注意する必要がある．また，５日前に服薬による自殺企図があったことから，患者の言動や反応には十分注意していく必要がある．

セルフケアレベル　１：全介助　２：部分介助　３：声かけ指導　４：教育指導・支持　５：自立

2) Mさんの状態をアセスメントしてみましょう！

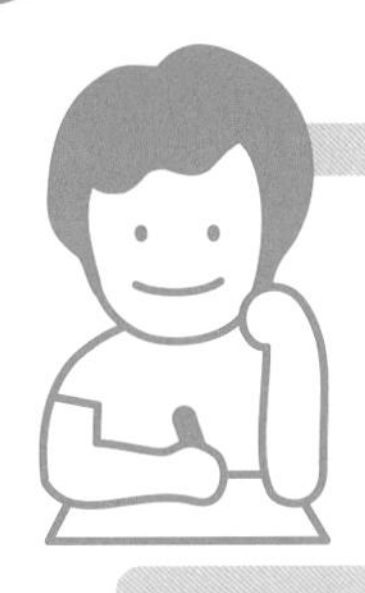

●アドバイス●

Mさんには5日前に自殺企図のエピソードがあり，精神的にまだ不安定な状態にあります．うつ病の急性期患者の精神状態と基本的治療や看護について整理し，現在のMさんの病状が日常生活にどのような影響を及ぼしているかについてアセスメントします．看護援助としては，Mさんが安全かつ安心して療養できるような人的・物的環境をつくることが求められます．

3) 看護計画を立ててみましょう！

＜長期目標＞

うつ状態が改善し，ストレスへの対処技能を身につけ，仕事に復帰する．

＜短期目標＞

① 入院生活に慣れ，安心して治療が受けられる．
② 十分な休息をとることができる．
③ 基本的ニーズが充足される．
④ 抑うつ気分が軽減し，希死念慮がなくなる．

＜具体策の例＞

・Mさんの不安や無力感，つらい気持ちに関心を寄せ，安易な励ましは避ける．
・現在の症状が病気によるもので，必ず治ることを説明し保証する．
・休息の必要性を伝え，休息できるような環境づくりをする（例：カーテンを引く，医師の指示により面会制限をするなど）．
・Mさんのペースを大切にしながら，食事・睡眠・排泄などの基本的ニーズが満たせるように援助する．
・患者をできるだけ孤独にしないために，患者が負担を感じないように配慮しながら定期的に訪室し見守る．など

初期　中期

学生が受け持って１週間たち，戸惑いながらも点滴治療中のＭさんを見守り，タイミングを見て声をかけられるようになってきました．Ｍさんは少しずつ食欲が出てきました．しかし相変わらず臥床がちで自ら話しかけてくることは少なく，他の学生と患者との関係のように，一緒に患者の体験について話し合ったり清潔などのセルフケアの援助をしたりすることもありませんでした．実習にきてもナースステーションで待機していることが多く，何のために実習にきているのか，このままで実習期間が過ぎてしまうのではという焦りの気持ちが強くなり，なんだか自分までうつ的な気分に陥ってしまいました．教員に「どうですか？」と声をかけられ，思わず涙が出てしまいました．

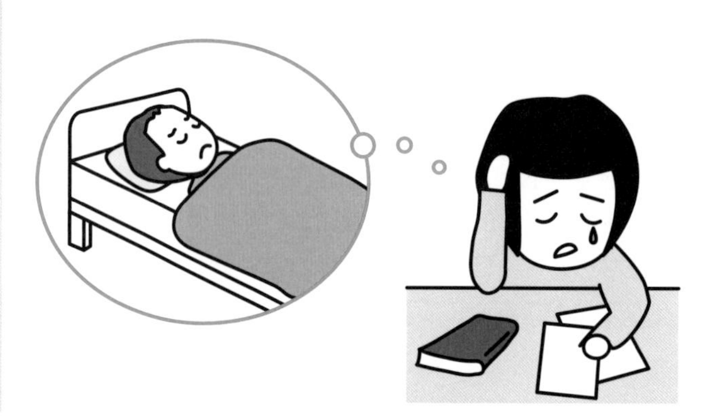

1） セルフケア行動を観察してみましょう！

セルフケア要素	レベル	観察内容
空気・水・食物・（薬）	3~4	少し食欲が出てきて，配膳されたものについては自ら３～４割を摂取している．患者の嗜好を聴きながら食べやすいもの・食欲をそそるものの工夫が必要である．
排泄	4	トイレ歩行時のふらつきも少なくなる．便秘がちでこの２～３日下剤を調整中である．
個人衛生	2~3	洗面や歯みがきは自ら行うようになってきた．整髪にはまだ関心が向かず，様子を見て声かけが必要である．入浴については「今はけっこうです」と拒否することが多く，３日前に家族が面会にきた際にシャワーを浴びている．患者の意思を尊重しながらケアを進めていく必要がある．
活動と休息	3	夜間睡眠は十分にとれている．食事とトイレ以外はほとんど臥床しながら過ごしている．
孤独とつきあい	3	自室で臥床していることが多く，あいさつを返すくらいで他の患者との交流はみられない．医師や看護師の問いかけに対してはきちんと応答している．
安全を保つ能力	3~4	歩行時のふらつきは改善しつつある．自傷行為はみられないが，引き続き注意が必要である．

セルフケアレベル　１：全介助　２：部分介助　３：声かけ指導　４：教育指導・支持　５：自立

2）Mさんの状態をアセスメントしてみましょう！

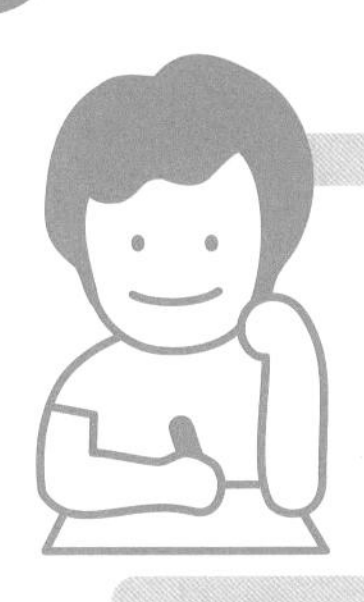

●アドバイス●

この時期，患者は十分な休息をとりながらエネルギーを蓄えている時期です．うつ状態の日内変動を観察し，少しでも気分がよいときにタイミングをみながらかかわることが，この時期の看護として大切です．抗うつ薬の点滴治療の効果がどのようにあらわれてくるのか，患者の症状やセルフケア状態をきめ細やかに観察しながら判断していきます．

3）看護計画を立ててみましょう！

<短期目標>

① Mさんのペースで十分な休息や，食事・清潔などのセルフケア行動がとれる．
② 気分の日内変動について自覚できる．
③ 薬物療法の副作用を含めた日常生活上の苦痛や不安を表出できる．

<具体策の例>

・Mさんのペースを把握し，それにあわせたセルフケア援助を行う．たとえば，患者の1日の過ごし方を把握し，それに沿ってケア計画を実施する．
・うつ状態の日内変動を把握する．
・Mさんの気分がよいときに，タイミングをみながらMさんとの会話やケアをすすめていく．
・Mさんの訴えを傾聴する．
・薬物療法の副作用について，医師やプライマリーナースたちと相談しながら早めに対処する．など

初期　中期　後期

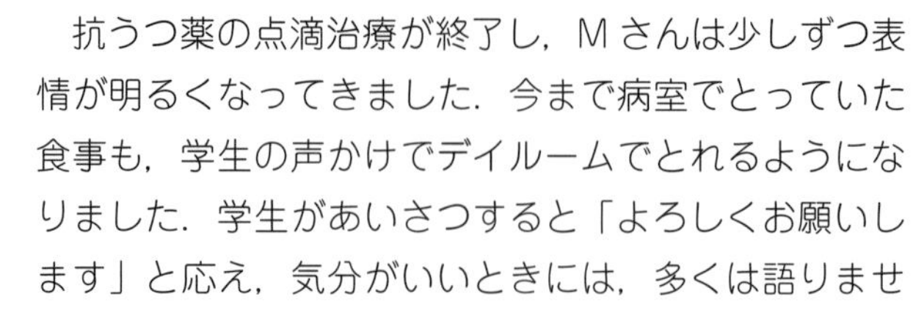

抗うつ薬の点滴治療が終了し，M さんは少しずつ表情が明るくなってきました．今まで病室でとっていた食事も，学生の声かけでデイルームでとれるようになりました．学生があいさつすると「よろしくお願いします」と応え，気分がいいときには，多くは語りませんが「つらい体験でした．私には休養が必要だったんです」と表現するようになりました．学生は，ほとんど臥床ばかりしている M さんの状態に，看護している実感がもてずに焦った時期もありましたが，今はうつ病の回復過程を一緒に体験し，患者の気持ちに沿った看護の大切さを少し理解できるようになった気がしています．学生は，実習が終わるにあたって，自分が体験したことや学んだことを M さんに伝えたいと思いました．

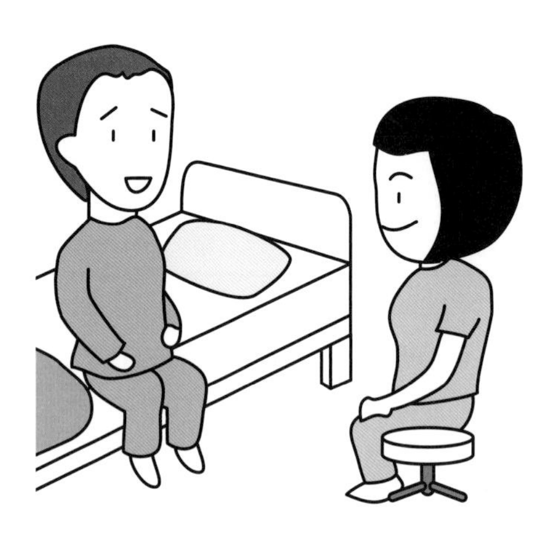

1）M さんと学生との関係の終結のために，どのような計画が立てられますか？

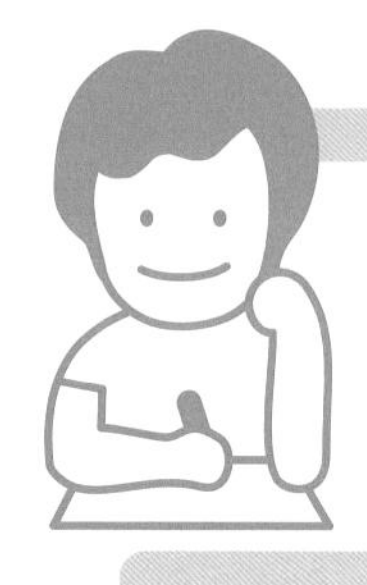

2）たとえば，次のような計画が考えられます．

① M さんの気分が比較的よい午後に，あらかじめ約束をして一緒に話す時間を設ける．

② M さんのベッドサイドに座って，入院してから今までの経過を M さんなりにどのように受け止めているのか，またこのような時期に学生が受け持ったことについてどのように感じているのかを尋ねる．

③ 学生が実習のなかで体験した M さんの変化や M さんに対して感じていたこと，学生自身がこの実習を通して学んだことを率直に伝える．そして，これからも焦らずにゆっくり休養しながら入院生活を過ごしてほしいことを伝える．

その結果，Mさんからは「少しずつ気持ちが上向きになってきていると思う．気持ちが落ち込んでいて，何もお役に立てなくて申し訳ないと思っていた．さりげなく顔を出してくれたり，自分の気分にあわせて対応してくれたりしたのが嬉しかった」という言葉が返ってきました．

この実習を振り返って，
どのような援助ができたのか考えてみましょう！

① Mさんが安心して治療を受け，十分な休養がとれるように援助した．
② Mさんのペースにあわせたセルフケア援助を考え，実施した．
③ うつ状態の日内変動を把握し，Mさんの気分に合わせてタイミングをみながらセルフケア行動拡大への援助を行った．

引用・参考文献

1）日本精神神経学会・日本語版用語監修，髙橋三郎，大野　裕・監訳：DSM-5-TR 精神疾患の診断・統計マニュアル．pp.176～185，医学書院，2023.
2）早川和生，川野雅資：躁うつ病．看護観察のキーポイントシリーズ 精神科Ⅰ（宮崎和子監修）．pp.116～133，中央法規出版，1993.
3）萱間真美：気分障害の患者とセルフケアー躁うつ病（双極性障害）を中心として．アクティブナーシング 実践オレム アンダーウッド理論 心を癒す（南　裕子編著）．pp.157～163，講談社，2005.
4）梶原和歌：躁うつ病（感情病）の知識，躁うつ病患者の看護．明解看護学双書3 精神看護学（山崎智子監修）．pp.189～201，金芳堂，2002.
5）日本精神科看護技術協会「精神科看護用語辞典」編集委員会編：精神科看護用語辞典．新訂第1版，メヂカルフレンド社，2000.
6）高久史麿，矢崎義雄監修：治療薬マニュアル．医学書院，2001.

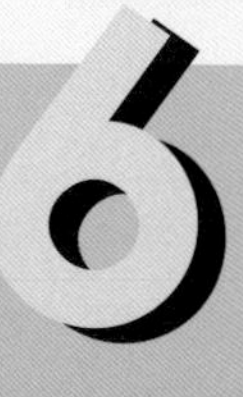

強迫症患者の看護

1. 事例紹介

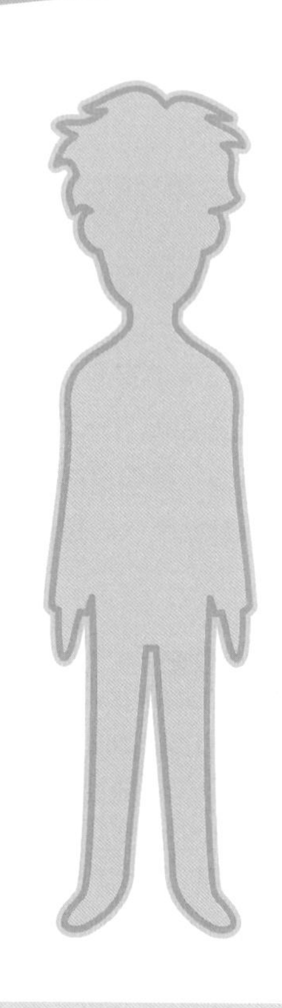

Kさん，19歳の男性．両親と兄弟の4人暮らし．

小学校6年生のときに宿題ができず，何回も学校に遅くまで残されたことがあった．この頃より寝起きが悪くなり，食事中にじっと動かなくなることがあった．中学入学後，成績が急に落ちてしまった．友人もまったくなく，小学校のときに遅くまで残されたことから，中学に入っても残ることがよいことだと思いこみ，一人夜まで残ることがあった．心配した家族に連れられ，中学1年生のとき，初めて精神科を受診．以後外来通院する．その年の夏からあまり話さなくなり，細かいことにこだわるようになった．なんとか中学を卒業し，以後外来通院しながら自宅で過ごしていたが，口中が血だらけになるまで歯みがきを続けたり，風呂から出てこられなくなったり，会話のなかで気になったことを繰り返し聞いてきたりと，強迫行為・確認行為がひどくなり，生活に支障をきたすようになったため今回の入院となった．

2. ここで強迫症について復習してみましょう！

強迫症は，DSM-5-TRでは，強迫症および関連症群に分類されている．臨床的には，強迫神経症といわれることもある（p.151コラム「強迫神経症」を参照）．

DSM-5-TR診断基準[1]（抜粋）

A．強迫観念，強迫行為，またはその両方の存在．

[強迫観念の定義]

① 繰り返される持続的な思考，衝動，またはイメージで，それは障害中の一時期には侵入的で不適切なものとして体験されており，強い不安や苦痛の原因となる

② その人は，その思考，衝動，またはイメージを無視したり抑え込もうとしたり，または何か他の思考や行動（例：強迫行為を行うなど）によって中和しようと試みる

[強迫行為の定義]

① 繰り返しの行動（例：手を洗う，順番に並べる，確認する）または心の中の行為（例：祈る，数える，声を出さずに言葉を繰り返す）であり，その人は強迫観念に対応して，または厳密に適用しなくてはいけないある決まりに従ってそれらの行為を行うよう駆り立てら

れているように感じている

② その行動または心の中の行為は，不安または苦痛を避けるかまたは緩和すること，または何か恐ろしい出来事や状況を避けることを目的としている．しかし，その行動または心の中の行為は，それによって中和したり予防したりしようとしていることとは現実的な意味ではつながりをもたず，または明らかに過剰である

B. 強迫観念または強迫行為は時間を浪費させる（1日1時間以上かける），または臨床的に意味のある苦痛，または社会的，職業的，または他の重要な領域における機能の障害を引き起こしている．

C. 物質または他の医学的状態の直接的な生理学的作用によるものではない．

D. 他の精神疾患の症状ではうまく説明できない．

（日本精神神経学会・日本語版用語監修，髙橋三郎，大野　裕・監訳：DSM-5-TR 精神疾患の診断・統計マニュアル．p.256，医学書院，2023．より作成）

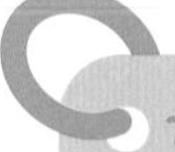

① 抗うつ薬（三環系抗うつ薬：クロミプラミン，SSRI：フルボキサミンなど）を中心とした薬物療法

② 自己洞察や不安の軽減を目的とした精神療法

③ 人格の成長を促すための作業療法，環境療法，森田療法などの行動療法など

memo

強迫行為は，強迫症の他にうつ病，統合失調症，パーソナリティ症群，てんかん，脳器質性疾患などでみられることがある．

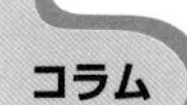

強迫神経症

強迫行為を主症状とする神経症．神経症という言葉は，フロイトの創始した精神分析理論から強く影響を受けた用語であるが，現在の国際的診断基準であるICD-10やDSM-5-TRから，神経症という言葉は姿を消しつつある．それに代わって，DSM-5-TRでは，不安症群，強迫症，心的外傷及びストレス因関連症群，解離症群，身体症状症などの疾患群がある．

3. 看護のポイント

さて，K さんに対してどのような看護を展開していったらよいのでしょうか？

たとえば，このような看護が考えられます．

1）安心できる関係を通した不安の軽減

強迫観念や強迫行為は，いずれも過度の不安に対処するための手段であり，受け入れられない不安や衝動から自分自身を守るためのひとつの防衛パターンと考えられる．確認行為を安易に制止することは，患者の不安をさらに高めてしまい逆効果である．まずは，看護師との一対一の関係を通して安心できる関係を提供し，患者の不安を軽減していくことが重要である．患者が不安になったり困ったりしたときには，いつでも聞きに来たり助けを求められたりするよう窓口を決め，一貫した対応をする．看護師によって対応がまちまちだと，患者は混乱しやすいので，対応を統一しておくことも必要である．確認行為*に対しては，患者の言葉をよく聴く姿勢を示し，患者が納得できるよう自信をもって簡潔に返答をしていく．また強迫行為の意味や，強迫行為に隠された不安を，患者の立場に立って理解していく姿勢も大切である．

*確認行為：確認することを中心とした強迫行為

2）健康的な日常活動を通した自尊感情を高めるための援助

強迫症の患者の心の底には，劣等感や自信のなさが潜んでいることが多い．強迫行為によって侵害されている日常生活のなかに，少しずつ健康的な活動を取り入れられるようにし，患者が自尊感情を高められるよう援助していく．またそれを通して，患者が生活を楽しみ，これまで強迫行為によって狭められてきた生活体験を豊かにする機会を提供していく．

3）強迫行為によって低下しているセルフケアへの援助

強迫行為のために，セルフケア行動が圧迫され，セルフケアレベルが低下していることが多い．セルフケア行動を観察し，必要な援助を決定していく．単に患者の強迫行為を制止するのではなく，患者自身が強迫行為によって感じている苦痛を受け止め，一緒に目標を設定していく．過去に思い込んだ観念にとらわれ続けていることもあるので，合理的な考え方や対処方法を説明し，認知を修正したり，多様な行動パターンを身につけられるよう援助したりすることも有効である．患者の様子を見守りながら，患者が強迫行為を自分から打ち切れるよう，安心感を与えるような声かけの工夫も必要とされる．

4. 実習の展開

初　期

入院１週間目に，学生はＫさんを受け持つことになりました．実習初日，学生はＫさんにあいさつにいきました．自己紹介をして「よろしくお願いします」というと，Ｋさんは，少し緊張した感じで，ワンテンポ遅れて「よろしくお願いします」とあいさつしてくれました．しばらくおしゃべりをして時間を過ごしていると，Ｋさんは洗面の準備をして洗面所に行きました．一緒についていくと，Ｋさんは顔をていねいに 10 回以上濡らし，ひげ剃りを始めました．学生が，「もうきれいになっていますよ」と声をかけると，「きれいになっていますか」と聞いて，ていねいに顔を洗い始めました．学生が 15 分くらいたって様子を見に行くと，Ｋさんは洗面所でまだ顔を洗っていました．そして「泡が耳に残っている気がするんですけど，見てもらえますか？」と聞いてきました．学生が両耳をよく見る動作をして，「きれいになっていますよ」と答えると，「あ，そうですか」といってやめました．午前中だけで，そんなことが４回も繰り返されました．学生は初日から，Ｋさんの強迫行為を目の当たりにして，いったいこれからどうしたらいいんだろうと困ってしまいました．

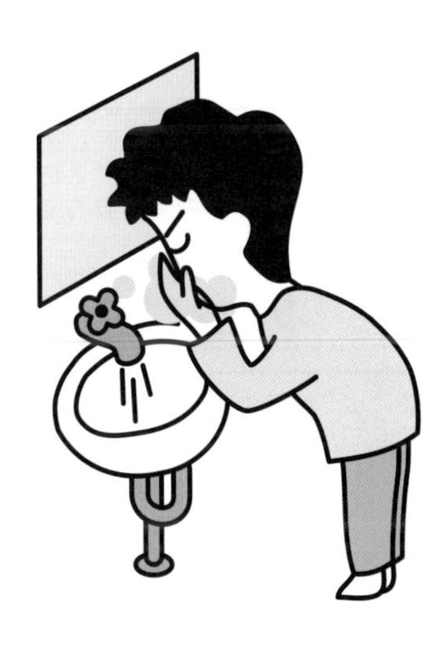

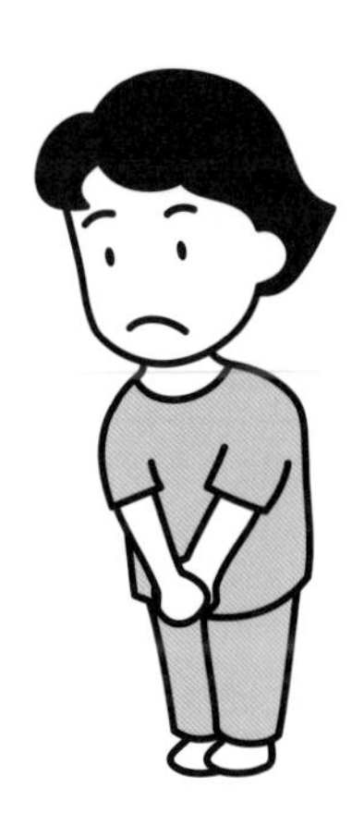

1） セルフケア行動を観察してみましょう！

セルフケア要素	レベル	観察内容
空気・水・食物・(薬)	3	一人で食事をすることはできるが，配膳や下膳のときに，食堂から配膳室まで行くあいだに立ち止まったり，何回も行ったり来たりしている．食事中もじっと行動を止めたりして，食事に時間がかかっている．強迫行為がセルフケアにどのような影響を及ぼしているかという観点から，観察が必要である．
排泄	3~4	看護師に声をかけられないとトイレから出られなくなることがよくある．日常生活を観察し，トイレから長いこと出られないときは，声かけすることが必要である．
個人衛生	3	歯みがき，洗面，ひげ剃りに毎朝1時間以上かけている．入浴にも時間がかかり，疲労する様子で，入浴回数は少ない．他の患者からも苦情が出ている．着替えはきちんとできているが，やはり時間がかかっている．清潔は保たれているが，自分のなかでは清潔になっている自信がないため，満足感は得られていないようである．疲労度の観察をしながら，日常生活を阻害しないで個人衛生を保てるような援助方法を考えていく必要がある．
活動と休息	4	夜間は，睡眠薬によって眠れている．日中の活動は，自分のベッド周りで過ごすことが多く，ホールに出てくることもない．時々，ベッドで勉強をしている．強迫行為に脅かされない健康な日常活動ができるよう援助が必要である．
孤独とつきあい	3	ほとんど一人で過ごし，病棟内の同世代の患者と話すこともない．同じ病室の人から話しかけられると，短い言葉で返事をしている．家族には，1日に何回も電話をかけ，何かを確認している様子である．まわりの人と安心できる関係をつくるための援助が必要である．
安全を保つ能力	4	自傷行為はみられないが，歯みがきやひげ剃りをていねいにしすぎて，血が出ていることがある．安全を保ちながら清潔行動が行えるよう援助が必要である．

セルフケアレベル　1：全介助　2：部分介助　3：声かけ指導　4：教育指導・支持　5：自立

2） Kさんの状態をアセスメントしてみましょう！

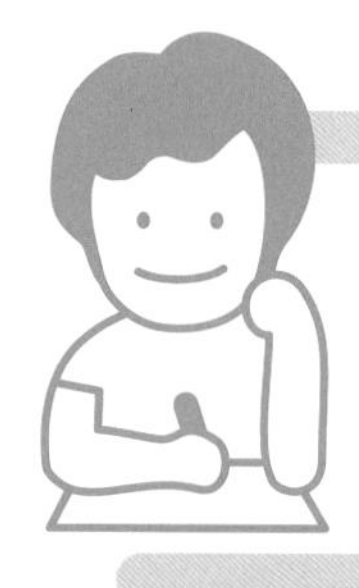

●アドバイス●

どうやらKさんは，心のなかにある不安を，強迫行為という形で打ち消そうとしているようです（p.77 表2-2-5「防衛機制」（打ち消し）参照）．そのため，日常生活の多くが強迫行為によって占められてしまい，セルフケアに支障をきたしているようです．まず，Kさんの日常生活をよく観察し，強迫行為によって，セルフケアがどのように影響されているのかを把握しましょう．そして，必要なセルフケアの援助とその方法について考えていきましょう．また，どのようなときにKさんの不安が増悪するのかを観察して，Kさんが安心できるようにするには，どのようなかかわりが必要なのかを考えていきましょう．最後にKさんのなかにある健康な力にも目を向け，それを伸ばすにはどのような援助が必要なのかも考えていきましょう．

3）看護計画を立ててみましょう！

＜長期目標＞

強迫行為を減らして，有意義な日常活動の時間をもちながら，自宅で過ごすことができる．

＜短期目標＞

① 学生と安心した関係をつくることができる．
② 強迫行為を減らすことができる．
③ 健康的な日常活動の時間をもつことができる．
④ 安全に清潔行為が行える．

＜具体策の例＞

- 午前・午後と一定時間を決めて，コミュニケーションをとり信頼関係を築く．
- Kさんが何かを確認してきたときには，いつでも快くゆっくり聴き，Kさんの言葉を繰り返すなど，安心できるような確実な返答をする．
- 洗面や入浴に時間がかかっていることについてKさん自身がどのように思っているのかを尋ね，Kさんが目標とする時間を一緒に設定していく．
- 清潔行為に時間がかかっているときは，「きれいになっていますよ」など，Kさんが納得できるよう声かけし，Kさんが自分から強迫行為を打ち切れるようにする．
- 一緒に勉強したり，運動やゲームをしたりするなど，Kさんが生活を楽しみ，余暇活動を送る時間を確保できるよう援助する．
- 歯みがきは軽くブラッシングしたほうが，歯ぐきのためによいことを説明する．など

初期中期

毎日，Ｋさんの好きな音楽の話などをしてコミュニケーションをとっているうちに，Ｋさんも少しずつ学生に慣れてきたのか，学生と話しているときも，以前に比べ緊張が少し減ってきたようでした．Ｋさんは，困ったときにはいつでも学生に聞きに来るようになり，学生と話すことで安心して，家族に確認のために電話をかける回数も減ってきました．日中はＫさんの漢字の勉強を手伝ったり，一緒にオセロや卓球をしたりして，Ｋさんが楽しめる時間をもてるよう援助していると，Ｋさんの楽しそうな笑顔を初めて見ることもできました．洗面や入浴にはまだ時間がかかっていましたが，一緒に決めた目標時間を過ぎたら声かけするようにし，きれいになっていることを伝えると，以前に比べ少し洗面の時間が短くなってきました．そんななか，担当医師よりＫさんに作業療法の指示が出て，Ｋさんは作業療法（コラム参照）の革細工に参加することになりました．ところが作業療法に出て２～３日すると，Ｋさんは，作業療法で出会った患者さんが「自分を馬鹿にする」「みんなが怖い」といって，「○○さんにこう言われたけど，これはどういう意味ですか？」「気にしなくていいですよね」など，確認行為がまたひどくなってきてしまいました．学生はこれからどのように，看護を展開していったらよいのだろうと困ってしまいました．

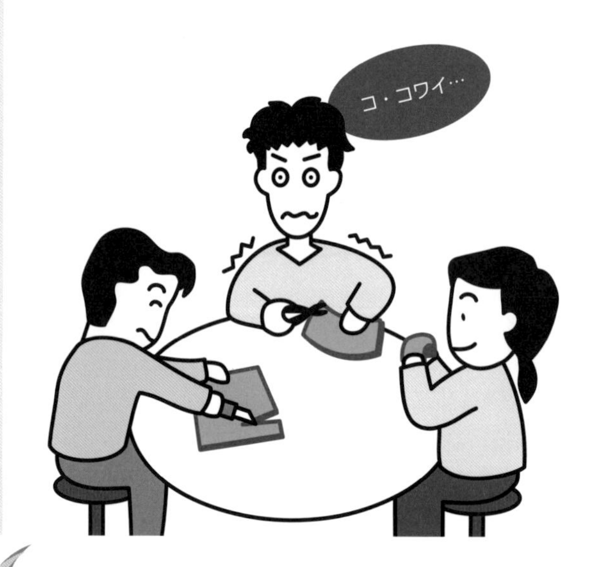

コラム *作業療法 occupational therapy・作業療法士（OT）occupational therapist*

身体障害者に対するものと精神障害者に対するものがある．精神障害者に対する作業療法は，農耕，木工，手芸などの生産的な活動を通して，患者のなかに残されている健康な力を強化することによって，障害された部分を克服していこうとする療法である．また，精神療法の一部として，作業という非言語的な活動を媒介として，患者とのあいだに治療的人間関係を促進し，種々の欲求の浄化や昇華をはかろうとするものである．

厚生労働大臣の免許を受けて医師の指示のもとに作業療法を行う者を作業療法士（OT）という．

1）セルフケア行動を観察してみましょう！

セルフケア要素	レベル	観察内容
空気・水・食物・（薬）	4	相変わらず食事中に時々止まることなどは見受けられるが，食事はきちんととれている．
排泄	3~4	やはり，時折トイレから出られなくなることがあり，時々声かけが必要である．
個人衛生	3	洗面や入浴は，目標時間を設定し目標時間を過ぎたら声かけすることにより，以前より時間が短縮されている．
活動と休息	4	勉強の時間をつくったり，学生とオセロや卓球をしたりすることで，以前より強迫行為にとらわれない有意義な活動時間をもつことができ始めている．しかし作業療法開始に伴って，他の患者との接触が増えたために不安が増大し，確認行為が増えてきている．Ｋさんの不安を軽減し，健康な活動を通してＫさんが自分に自信をもてるよう援助していくことが必要である．
孤独とつきあい	3	学生とは少しずつ，安定した関係を築くことができている．困ったときには学生に聞きにくるようになり，安心して対処できている．しかし作業療法に出たことで，さらに多くの人たちと接したため，不安が増強し，被害的な気持ちになっていると思われる．Ｋさんが安心して人との関係をつくれるよう援助していく必要がある．
安全を保つ能力	4	歯みがきやひげ剃りのときにやりすぎのために血が出ていることがあるが，歯みがきは軽くブラッシングするほうが歯ぐきのためによいことを説明することで納得し，以前より軽くブラッシングしている．多くの人と接することで，不安を募らせ被害的な気持ちになっているので，自他の安全が保てるよう，Ｋさんの話を傾聴し気持ちを理解していくことが必要である．

セルフケアレベル　１：全介助　２：部分介助　３：声かけ指導　４：教育指導・支持　５：自立

2）Ｋさんの状態をアセスメントしてみましょう！

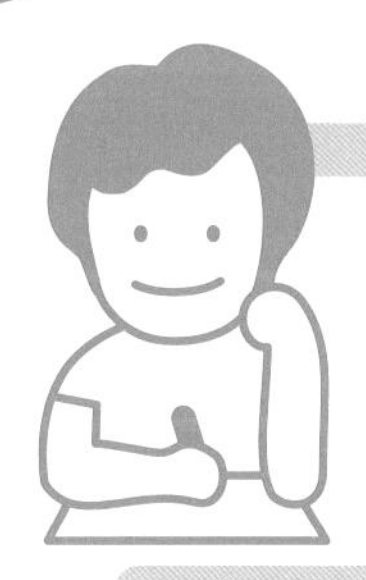

●アドバイス●

Ｋさんは，学生との一対一の関係では次第に安心感をもち，強迫行為や確認行為が少しずつ減ってきていました．オセロや卓球を通して，生活を楽しむ時間も少しずつ増え，自分に自信がもてる機会も得られたようでした．しかし，作業療法に出ることで，さらに多くの人とかかわるようになり，元来人と話すことが苦手なＫさんは，心のなかが不安でいっぱいになり，学生への確認行為が再度増えてきてしまったものと思われます．Ｋさんが少しでも不安を解消しながら，人とのかかわりを通してより豊かな生活経験をもち，自分にさらに自信をつけていくためにどのような援助をしていったらよいのか考えていきましょう．

3）看護計画を立ててみましょう！

＜短期目標＞

① 他の患者と安定した関係が築ける．
② 確認行為を減らすことができる．
③ 健康的な日常活動の時間をもつことができる．
④ 安全に清潔行為が行える．

＜具体策の例＞

・極端に不安になったり，被害的になったりしていないかコミュニケーションを通してよく観察する．
・極端に不安に陥っていると判断された場合には，看護スタッフや医師に報告し，作業療法への参加を休んだほうがよいかの判断を請う．
・他の患者との会話で，Ｋさんが困っているときには，相手の言葉をわかりやすい言葉でＫさんに伝えたり，Ｋさんの気持ちを代弁したりすることで，コミュニケーションを補助する．
・不安のために確認行為をしてきたときには，Ｋさんの話をよく聴き，事実を簡潔に伝える．
・引き続き，オセロや卓球などを通し，健康な日常活動の時間を確保する．
・安全な清潔行為が行えるよう，見守りながら声かけを続ける．など

初期　中期　後期

Ｋさんは作業療法に出て２～３日は，不安が増悪し，学生に１日に何回も同じことを聞いてくるなど，確認行為が増えてしまいました．学生がＫさんの確認行為をいつも安定して受け止め，簡潔な言葉でＫさんが納得できるような返答を繰り返しているうちに，Ｋさんの確認行為はまた少しずつ減ってきました．一方で，これまで学生とだけしていたオセロや卓球も，時々他の患者に誘われて一緒にする姿を見るようになりました．他の患者から「Ｋさんは，卓球がうまいね」と言われて，恥ずかしそうに笑うＫさんの顔を見ることも

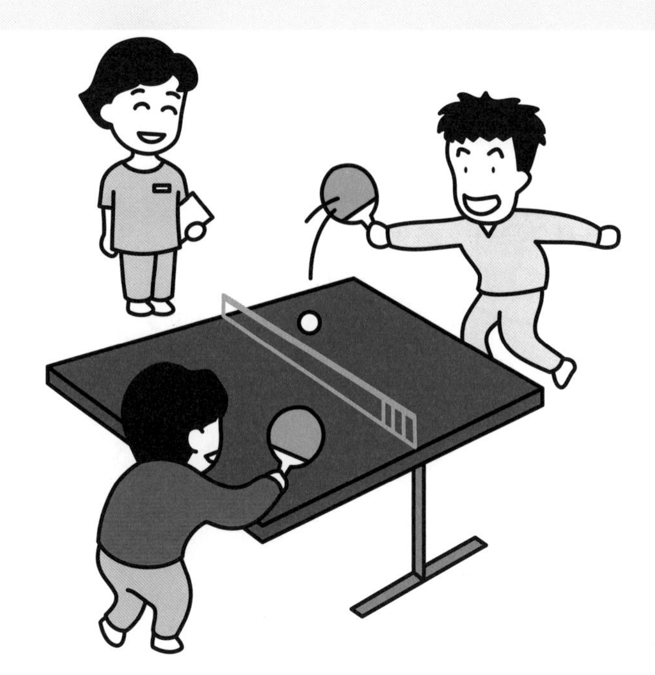

できました．清潔行為には相変わらず時間がかかっていましたが，それでも前より強迫行為にとらわれない健康的な日常活動の時間が増えたようで，学生はとてもうれしく思いました．しかし，自分をとても頼りにしているＫさんともうすぐお別れになることを思うと，学生は少し心配になりました．

1）Ｋさんと学生との関係の終結のために，どのような計画が立てられますか？

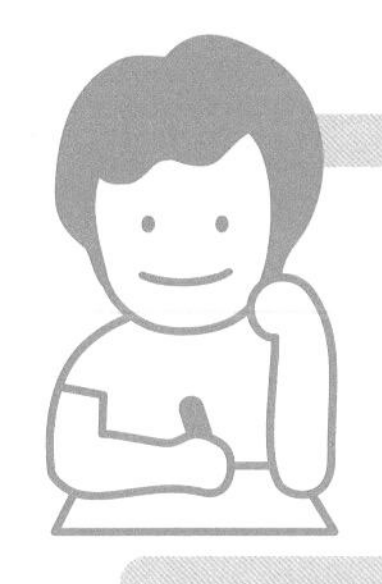

2）たとえば，次のような計画が考えられます．

① 学生の実習期間を通して，Ｋさんがどのように感じたか，話してもらう．
② 学生がＫさんに対して感じたことや，Ｋさんががんばったことを評価し率直に伝える．
③ これから，Ｋさんがどのようにしていきたいか聞き，Ｋさんの目標を応援する．

学生が，一緒に卓球をしたりオセロをしたりして楽しかったこと，Ｋさんがいろいろなことにチャレンジしてとてもがんばったと思うことを伝えると，Ｋさんは嬉しそうにして，「学生さんが何でも聴いてくれたので，とても安心した」と言って，作業療法でつくった革細工のしおりを誇らしげに見せてくれました．

学生がこれから，どうしたいかと聞くと，「次の学生さんが来たら，また受け持ってもらって，僕はいろいろなことをがんばるんだ」とKさんは答えました．

最終カンファレンスでは，看護師長から，「学生さんのお陰で，Kさんがとても変わってみんなびっくりしています．次の学生さんにも，ぜひKさんを受け持ってもらおうと考えています」と言われ，学生は少し淋しい気もしましたが，なんだかちょっぴりホッとしました．

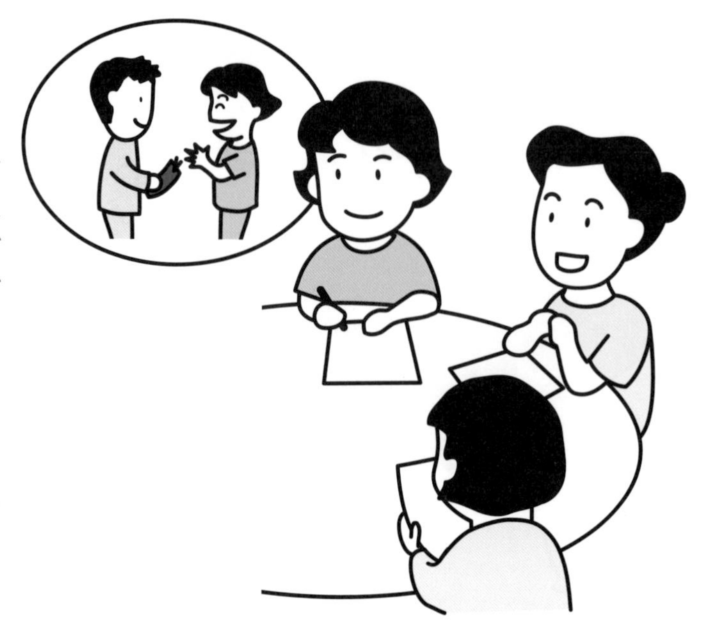

この実習を振り返って，
どのような援助ができたのか考えてみましょう！

① Kさんに安心できる関係を提供することで，Kさんの不安を軽減できた．
② 一緒に余暇活動を行うことで，強迫行為にとらわれない健康的な日常活動の時間をつくり，Kさんの自尊感情を高める援助をした．
③ 他の人とのコミュニケーションを補助することで，Kさんが人と安定した関係を築けるよう援助した．
④ 安全な清潔行動が行えるよう援助した．

引用・参考文献

1) 日本精神神経学会・日本語版用語監修，髙橋三郎，大野　裕・監訳：DSM-5-TR 精神疾患の診断・統計マニュアル．pp.256～262，医学書院，2023.
2) 日本精神科看護技術協会「精神科看護用語辞典」編集委員会編：精神科看護用語辞典．新訂第1版，メヂカルフレンド社，2000.
3) 加藤正明・他編：増補版精神医学事典．弘文堂，1985.
4) 太田保之，藤田長太郎編著：精神看護学 精神保健．第3版，医歯薬出版，2007.
5) ジュディス，M. S.，シェイラ，D. V.／田崎博一，阿保順子監訳：看護診断に基づく精神看護ケアプラン．pp.317～321，医学書院，1997.
6) 大久保静香，沼田峰男，岩淵誠一・他：見ていられない激しい強迫行為からの跳躍．精神看護，3(4)：18～23，2000.

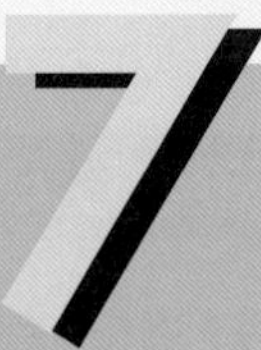

7 ボーダーラインパーソナリティ症患者の看護

1. 事例紹介

Jさん，21歳の女性．両親と父方の祖母との4人暮らし．

高校を卒業後，服飾関係の専門学校に進学．1年間は熱心に勉強しながらスタイリストのアルバイトを深夜までするが，疲労のため続かなくなり，「やっぱり通訳になりたい」と学校をやめてしまった．その後，英語学校に行きはじめるが，同時にロックバンドをするなど，どれも1年程度は熱中するが長続きはせず，無力感が広がり，しだいに閉じこもることも多くなった．

家族のなかでは，思うようにならないと，母親に暴力をふるう．またイライラすると浪費癖があり，父親のクレジットカードで一度に50万円分の服を買うなどすることもあった．2年前からボーイフレンドと同棲を始めた．同棲から半年後，別れ話が出はじめると「死んでやる！」とリストカット*をしたり，飛び降りたりするアクティングアウト（行動化；コラム参照）が激しくなった．今回の入院は，1週間前，ボーイフレンドに別れ話をもち出され，大量服薬，リストカットをして意識不明となり救急車で運ばれた．リストカットはこれで7回目である．

入院後は，夜になると家族に長電話をしたり，ボーイフレンドに手紙を書いたりと昼夜逆転ぎみの生活で，昼間は午前・午後と2時間ずつ昼寝をしている．また要求が通らないと，看護師に爆発的にどなるなどする．気分のムラが激しく，同室の患者とも小さなトラブルを起こしている．

*リストカット：自殺企図として，手首をカミソリなどで切ること．
自己への敵対行為のひとつである．

コラム *行動化・アクティングアウト（acting out）*

行動化は精神分析学の概念のひとつで，言語化されないまま無意識の衝動があらわれることをいう．ボーダーラインパーソナリティ症の場合では，自殺企図，性的逸脱，浪費，暴力などといった形であらわれる．これらの行動により，自分自身や他者に抱く葛藤や緊張を言語化せずに行動によって表現し解き放ってしまうため，意識化や洞察をすることができない．

2. ここでボーダーラインパーソナリティ症について復習してみましょう！

ボーダーラインパーソナリティ症とは，DSM-5-TR の診断基準では，対人関係，自己像，感情などの不安定性および著しい衝動性の広範な様式で，成人期早期までに始まり，以下のうち５つ（またはそれ以上）によって示されるものとされている．

DSM-5-TR 診断基準[1]（抜粋）

① 現実に，または想像のなかで見捨てられることを避けようとするなりふりかまわない努力（基準⑤で取り上げられる自殺行為または自傷行為は含めないこと）
② 理想化とこきおろしとの両極端を揺れ動くことによって特徴づけられる，不安定で激しい対人関係の様式
③ 同一性の混乱：著明で持続的に不安定な自己像または自己意識
④ 自己を傷つける可能性のある衝動性で，少なくとも２つの領域にわたるもの（例：浪費，性行為，物質乱用，無謀な運転，過食）
（基準⑤で取り上げられる自殺行為または自傷行為は含めないこと）
⑤ 自殺の行動，そぶり，脅し，または自傷行為の繰り返し
⑥ 顕著な気分反応性による感情の不安定性（例：通常は２～３時間持続し，２～３日以上持続することはまれな，エピソード的に起こる強い不快気分，いらだたしさ，または不安）
⑦ 慢性的な空虚感
⑧ 不適切で激しい怒り，または怒りの制御の困難（例：しばしばかんしゃくを起こす，いつも怒っている，取っ組み合いのけんかを繰り返す）
⑨ 一過性のストレス関連性の猜疑念慮または重篤な解離症状

（日本精神神経学会・日本語版用語監修，髙橋三郎・大野　裕・監訳：DSM-5-TR 精神疾患の診断・統計マニュアル．p.733，医学書院，2023．より作成）

治療

① 行動化を制限するための枠組みを決め，安定した治療環境を整えて，人格の成長を促すことを目的に，精神療法（集団療法・家族療法）を行う．
② 日常生活を整え，作業療法を通して，対人関係や感情表現の仕方を学ぶ．
③ 抑うつ気分や怒りに対しての薬物療法．
①と②を中心に治療を行い，補助的に③を用いる．

3. 看護のポイント

さて，Ｊさんに対してどのような看護を展開していったらよいのでしょうか？

たとえば，このような看護が考えられます．

1）入院に伴う見捨てられ不安や，未熟な対人関係によって引き起こされている日常生活の支障に焦点を当てたセルフケア援助

入院により，家族や大切な人が自分を見捨てたのではないかと思う不安について，まず話し合い，落ち着いた入院生活が始められるよう援助する．

また，見捨てられ不安により引き起こされるセルフケアの低下や，次に述べるような未熟な対人関係によって引き起こされるセルフケアの低下について薬物療法の効果もみながら，ていねいにかかわっていくことが必要である．

2）自分の言動に責任をもち，自分の行動に対してコントロール感をもてるように，医療スタッフと共通した制限枠を用いながらの毎日の援助

まず，チームで統一したケアを行うことが大切である．統一が十分にできていないと，それぞれの人のケアの小さな違いから，“良い看護師”“悪い看護師”の分離（コラム「分離・分裂（split）」参照）のきっかけとなり，対人操作に巻き込まれてしまう結果になる．また，いつも落ち着いた一貫性のある態度で接することが大切である．

このような統一した医療スタッフの姿が，患者の内面に取り入れられ，統合されていく．

次に制限枠については，行動化を防ぐための制限（約束事）を具体的に設定する．たとえば，①自分を傷つけることは絶対にしない，②だれかに対して暴力をふるいたくなったり，物を壊したくなったりしたときには，必ず看護師に言いにくる，などがあげられる．これは患者と医療チーム全員とで共有する．明確な文章にして記録に残し，医療スタッフ全員が共有できるようにする．できれば患者にもコピーを渡し共有する．そのうえで，もしリストカットや暴力などの危険を伴う逸脱行動がされた場合は，医師の指示のもとに一定期間の個室隔離や外出制限などの行動制限が行われることがある．行動制限の目的は，自傷他害を防止し，思考や感情の言語化を促すことである．行動制限中は，看護師は患者が行動を振り返り，言語化できるよう援助する．

制限（約束事）を守れている場合は，肯定的な評価を返し，段階的に行動範囲を拡大し，患者が自分の行動に対してコントロール感をもてるよう援助する．

コラム *分離・分裂（split）*

幼少期の母親からの分離・個体化（コラム参照）が十分にできていないと，自分のなかの“良い自分”と“悪い自分”を統合できず，一方で他者をも“良い”か“悪い”かでしかみることができない．そのため，他者を“良い人”“悪い人”に分離（split）させてしまう．つまり，人は良い面も悪い面ももっていてひとりの人間であるが，その両方を同時にもつとみることができない．そのため相手の評価は時と場合によって激しく変化し，安定した人間関係が築きにくい（**図 2-3-3**）．

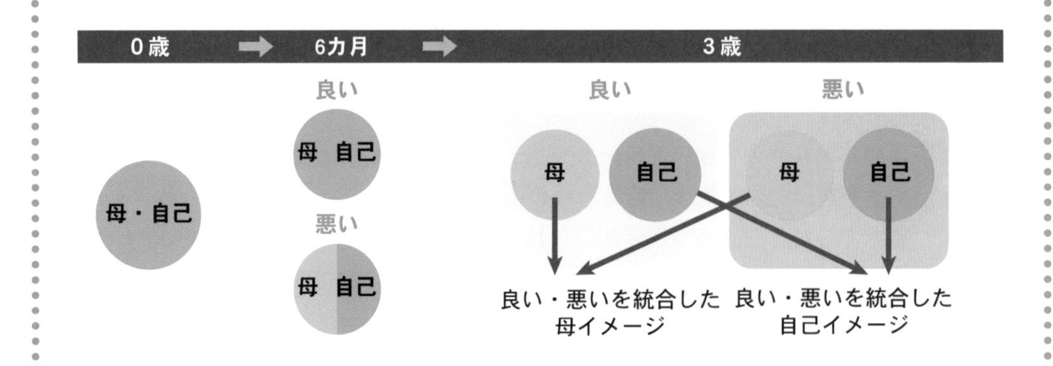

図 2-3-3 対象関係の発達過程

参考：丸田俊彦：「対象関係の発達過程」[2)]

コラム *分離・個体化過程*[3)]

分離・個体化過程とは，マーラー（Mahler, M.S.）によって定義された概念で，赤ん坊が母親との共生的な関係を経て，生後6カ月～3歳くらいまでのあいだに徐々に独立した存在であるという意識をもつに至る過程のことである．この過程において赤ん坊は「良い母親」を内在化させることによって個体化が成熟される．

4. 実習の展開

初 期

入院5日目に学生はＪさんを受け持つことになりました．実習初日，Ｊさんにあいさつをしにいくと笑顔で応えてくれ，入院のきっかけや今までのいきさつ，自分の気持ちなどを細かく話してくれました．2日目は将来の夢のことなどを話し，一日中楽しく話をして過ぎてしまいました．

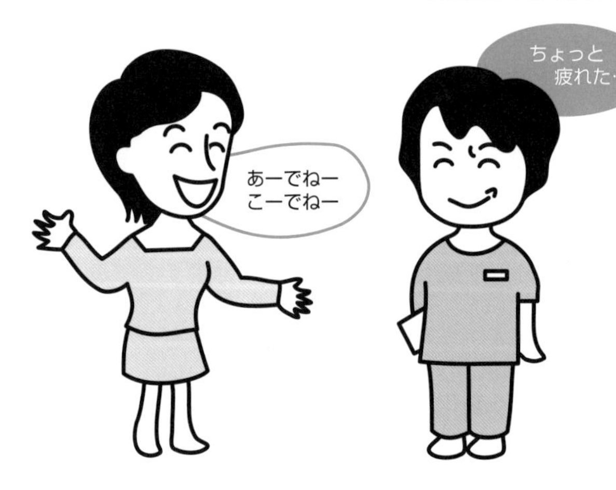

Ｊさんはコミュニケーションもできるし，洗面や入浴，身のまわりのこともひとりでできています．学生は何を援助したらよいのかがわからなくなって，「これでいいのかしら…」と不安になってしまいました．そして，一方的なＪさんの話を聞くのに，少し疲れてきました．

1）セルフケア行動を観察してみましょう！

セルフケア要素	レベル	観察内容
空気・水・食物・(薬)	3	服薬については，過去に大量服薬のエピソードがあることから，安全に薬を飲むことができない危険性がある．現在の服薬状況や薬に対しての気持ちなどの情報収集が必要である．
排泄	4	今のところ問題となる情報はない．しかし薬物療法が始まるとともに便秘などの副作用が出る可能性があるため，排泄に関する情報収集が必要である．
個人衛生	4	今のところ問題となる情報はないが，生活リズムが乱れはじめているので，その影響が個人衛生について出ないか，もう少し観察を続ける必要がある．
活動と休息	3	昼夜逆転ぎみで，午前・午後と２時間ずつ昼寝をしている．そのため睡眠をとる時間と活動する時間とのバランスがくずれている．毎日の生活のリズムを整える援助が必要である．
孤独とつきあい	2	感情のムラがあったり，見捨てられることへの不安が強かったりするために，まわりの人との適切な距離のとり方，関係のもち方ができずにいる．病棟での人間関係のなかで，安定した対人関係がつくれるよう援助が必要である．
安全を保つ能力	2	怒ったときには相手を言葉で傷つける行為がみられる．また，リストカットなどのエピソードがあることから，自分を傷つけてしまい，自己の安全が保てない可能性がある．そのため，危険についての細かい観察をしながら，自分やまわりの人の安全を守りながら気持ちを伝えられるような方法を獲得できるよう援助が必要である．

セルフケアレベル　１：全介助　２：部分介助　３：声かけ指導　４：教育指導・支持　５：自立

2）Ｊさんの状態をアセスメントしてみましょう！

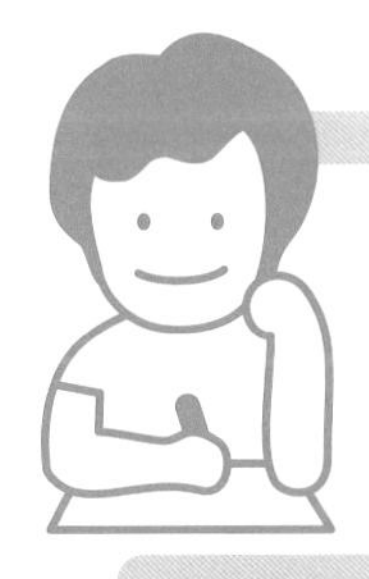

●アドバイス●

Ｊさんは，うまく他の人とつきあうことができないことから，気分の不安定さや行動化が激しく，自分自身では安全を保てない状態です．そのためセルフケア行動は，基本的な日常生活行動はできていますが，どのように人とつきあっていくのかという

「孤独とつきあい」のセルフケアと，自分も他人もどのように安全を保つのかという「安全を保つ能力」のセルフケアが格段に低く，それらによって「活動と休息」のセルフケアも乱されている状態です．

さらに，入院したことで家族やボーイフレンドから「見捨てられた」と感じやすい状況にもあります．また，まだ入院して5日目のため，見知らぬ病棟のなかでの人間関係に緊張していることも考えられます．これらのことを踏まえたうえで，看護の方向性と具体的な計画を立てる必要があります．

今後の見通しとしては，入院生活によって少しずつ日常生活を整え，毎日の対人関係のなかで安全な感情表現の仕方を学び，他者との関係性を安定させていくことが大切となります．また年齢も若いことから，退院後には仕事をもつなど，何らかの形で社会とつながりながら，成長していくことも求められるでしょう．

3) 看護計画を立ててみましょう！

＜長期目標＞

アルバイトをしながら自宅で生活できる．

＜短期目標＞

① 安心して入院生活が送れる．

② 消灯後に追加の睡眠薬をもらって眠ることができる．昼寝の時間がなくなる．

③ 自分やまわりの人を傷つけない．

＜具体策の例＞

- 入院した理由を振り返り，治療をするために入院したことを繰り返し伝える．
- 学生と一緒にいることに慣れ，少しずつ安定した関係をつくることができる．
- 睡眠のパターンの観察を続ける．
- 昼寝をしないように，日中は一緒に軽い作業を行う．
- 1日または1週間の過ごし方が規則的にできるように，一緒にスケジュールを立ててみる．
- 毎日，生活の振り返りを一緒に行う．
- 怒ったとき，相手を傷つける言葉を使わずに，別の方法を考えられるよう，いくつかの選択肢を一緒に考えておく．
- リストカットや言葉での暴力など，自分で感情をコントロールができない場合を防止するために，守らなくてはならない最低限の設定（約束事）を一緒につくっておく．
- 実際にできた場面があれば，肯定的な評価を返す．など

初期　中期

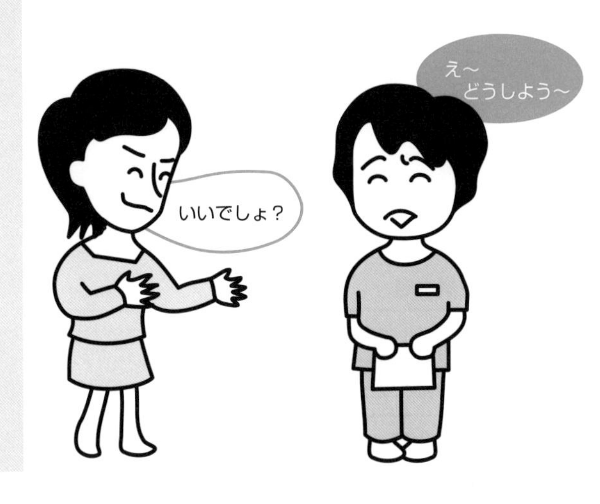

Ｊさんと計画について話し合い，毎日を一緒に振り返りながら過ごしていくうちに，夜は眠れるようになり，昼寝もしなくなりました．しかし，しだいに看護師の言うことと，学生の言うことが違うといって，夜勤の看護師に不満を言ったり，暴言を吐いたりするようになりました．ある日，Ｊさんは，「学生さんはいつだって優しいのよね．学生さんが私の看護師さんだったらいいのに….ねえ，明日一緒に病院の前にある喫茶店まで行かない？」と誘われて困ってしまいました．Ｊさんはまだ病院の中だけの行動制限だったのです．翌日，担当看護師に相談すると，「Ｊさんの対人操作（コラム参照）についてはどう考えますか？」と反対に尋ねられ，びっくりしました．

コラム　*対人操作*

対人操作とは，周囲の人に感情転移を起こし，特定の人を自分の味方につけようと行動し巻き込んだり，反対に別の人に反発したりして，周囲の人間関係を混乱させることをいう．これは，無意識のうちに自分に愛情や関心を向けることを目的に行われるものである．Ｊさんの場合では，自分のことをよくみてくれる学生がとても“良い人”となり，その他の医療者は“意地悪な人・悪い人”となっている．“優しくて良い人”と表現された学生は，しだいに断りづらくなってしまうということが起きる．

また，ボーダーラインパーソナリティ症患者の看護をしていくなかで，忘れてはならないものに，転移・逆転移（コラム参照）がある．医療チームの一員として，これらの感情があることを意識しながら，援助を行うことが大切となる．

コラム　*転　移*

過去の重要な人物（主に母親や家族など）との対人関係が治療の場面のなかに再現されることをいう．治療場面のなかで治療者に対して向けられた憎しみが，幼少期の患者の母親に対する未解決の葛藤に根ざすものであると判断された場合などがそれにあたる．この感情に早めに気づき，治療的に取り扱うことにより，ボーダーラインパーソナリティ症患者の治療の促進につなげることができる．

コラム *逆転移*

治療スタッフが患者へ向ける感情的な反応のことをいう．一般にボーダーラインパーソナリティ症患者の治療の過程では，治療者自身も患者に対してさまざまな感情反応を引き起こされやすくなる．つまり，治療スタッフ自身が自分の感情を揺さぶられ，失望や怒り，葛藤などの強い感情を抱きやすくなる．この患者への感情は，時に治療の妨げとなったり，医療チームの協力体制をくずしたりすることがあるため，カンファレンスなどで話し合い，早めに対処することが大切となる．

1）セルフケア行動を観察してみましょう！

セルフケア要素	レベル	観察内容
空気・水・食物・（薬）	3	病院内ではきちんと服薬はできている．しかし，自分で薬を管理して飲むことはまだできない．また，退院後ひとりで安全に薬を飲む能力を身につけることも必要である．引き続き看護師の部分的な援助や教育的な援助を要する．
排泄	4	薬物療法を継続しているため，まだ副作用の便秘などに注意する必要がある．
個人衛生	5	問題はない．
活動と休息	5	生活リズムが整い，問題はなくなった．
孤独とつきあい	3	初期よりは落ち着いてきたが，まだ感情が不安定になったり，無意識のうちに対人操作を行い，安定した人間関係を築けずにいる．このような状況のなかでは対人トラブルを起こしやすく，本人には解決能力が乏しい．引き続き看護師との対人関係の練習を行いながら，教育的な援助が必要である．
安全を保つ能力	4	衝動行為はないが，時折，看護師に対しての言葉での暴力があり，まだ自分で安定したコントロールができる状態ではない．初期の看護計画を継続させながら，適切な感情表現の方法を学ぶ教育的な援助が必要である．

セルフケアレベル　1：全介助　2：部分介助　3：声かけ指導　4：教育指導・支持　5：自立

2）Jさんの状態をアセスメントしてみましょう！

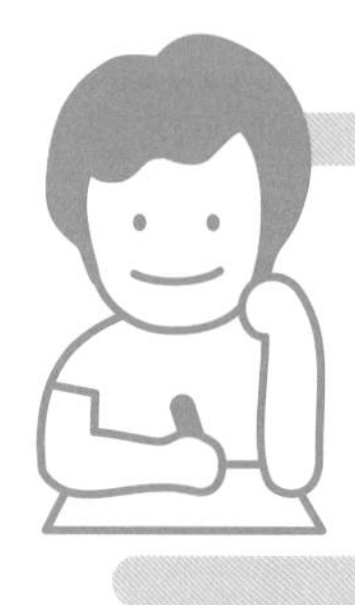

●アドバイス●

この時期は，病棟の看護スタッフと細かく連絡をとりながら対応を統一するなど，医療チームの一員としての自己を自覚しながら援助を考えていくことが重要です．つまり，患者の対人操作によって，“自分だけが患者を助けられるのではないか”“患者の気持ちをわかってあげられるのではないか”と思い込みやすいので，スタッフと情報交換を積極的に行いながら，自分の感情を客観的に見つめるようにする作業が必要になってきます．このように，スタッフが一貫した確固たる姿勢で，公平に接することから，患者の対人操作が減っていきます．

3）看護計画を立ててみましょう！

＜短期目標＞

① 入院中の目標・生活・規則などについて，医療スタッフや学生と約束をして，実行できる．
② 自分の気持ちを言葉で表現できる．
③ ストレスの発散方法を見つけることができる．

＜具体策の例＞

・医療スタッフ（主治医・担当看護師・ケースワーカーなど）と入院中の目標や約束について話し合い，皆で共有できるように紙に書き，お互いに持つようにする．
・学生との振り返りを一緒に引き続き行い，その日一日を振り返って思ったことや自分の気持ちについて言葉で表現する練習をする．
・自分から言葉で表現できたときには，肯定的なフィードバックをする．
・病棟でのレクリエーションや簡単なストレッチ，絵画など，Ｊさんの好みに合わせたストレスを発散する方法を一緒に見つけていく．
・担当看護師とこまめに連絡をとるようにし，毎日のケアのなかで，学生が抱いている気持ちについても話すようにして，ひとりで抱え込まないようにする．など

初期　中期　後期

実習最終の週になりました．Ｊさんは，夕方の学生が帰る時間になると，新しい話をはじめるなど，学生の帰りを引き延ばそうとしてきます．学生は「見捨てられ不安がある」ということをカルテで読んで知っていましたが，どうしてそうなるのか，またどうすればよいのかがわかりませんでした．さらに，別れたくないと言って，しつこく住所や電話番号を聞かれ，またリストカットをしてしまうのではないかと考えるとだんだん怖くなりました．

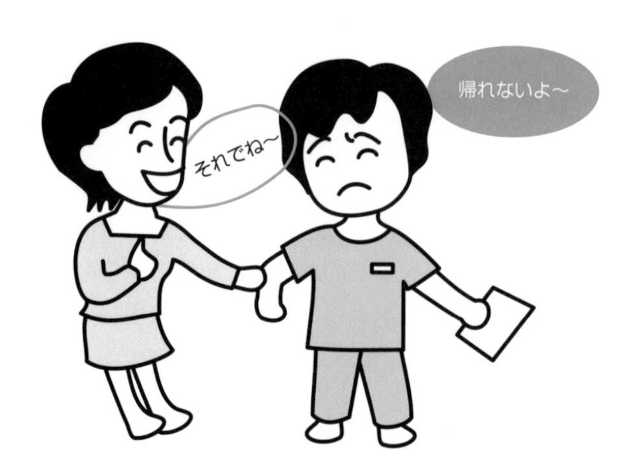

1） Jさんと学生との関係の終結のために，どのような計画が立てられますか？

① 見捨てられ不安（コラム参照）はどうして起こるのか，どのような援助ができるのか考えてみましょう．

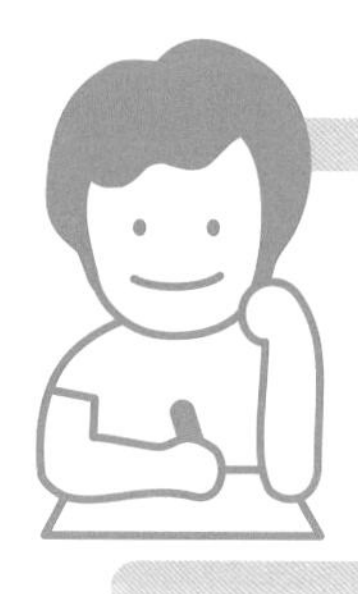

コラム *見捨てられ不安*

幼少期の母親からの分離・個体化過程に，十分な承認と支援が得られなかったために，母親から離れると見捨てられるのではないかという不安を抱くことが始まりである．同時に自分に対しての肯定的な評価ができずにいる．この感情がその後，成人してからの対人関係に影響を及ぼし，人と別れるときや何かを失うときに再現され，そのため，見捨てられを避けようとしてすさまじい努力や行動化を行う．

2） たとえば，次のような計画が考えられます．

① 学生の実習の目的や期間を一緒に確認し，勉強のためにこの期間実習にきて，それが終わ

ったので帰るだけであることを話し合う.

② Ｊさんの入院治療の目的をもう一度話し合い，実習期間中にどれだけ到達・成長できたのかを評価する.

その結果，Ｊさんは最終日に「入院してしまってどうしようかと思っていたけど，学生さんがいてくれたので落ち着いて過ごせました．ありがとう」と話してくれました．そして，時間を延ばすこともなくお互いにすがすがしい気持ちで，「さようなら」をすることができました.

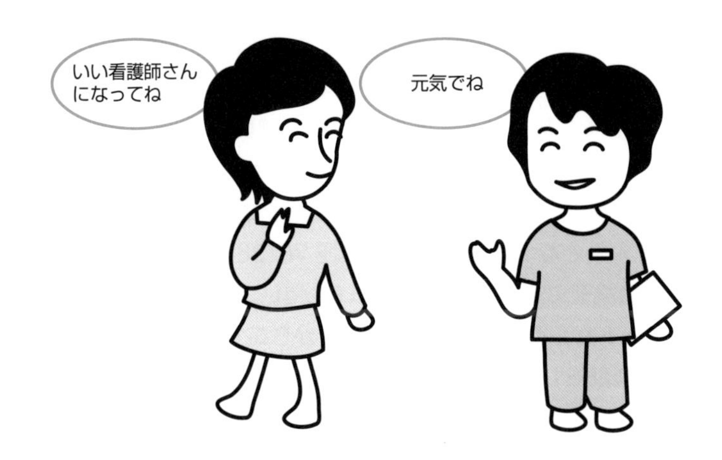

この実習を振り返って，
どのような援助ができたのか考えてみましょう！

① 見捨てられ不安，未熟な対人関係によって引き起こされている日常生活の支障に焦点を当てて，教育・指導した.

② 自分の言動に責任をもち，自分の行動に対してコントロール感をもてるように，スタッフと共通した制限枠を使いながら毎日の援助を行った.

③ 実習の終了に伴う見捨てられ不安の軽減を行った.

引用・参考文献

1） 日本精神神経学会・日本語版用語監修，髙橋三郎，大野　裕・監訳：DSM-5-TR 精神疾患の診断・統計マニュアル．pp.733～738，医学書院，2023.
2） 丸田俊彦：サイコセラピー練習帳．p.185，岩崎学術出版社，1986.
3） M. S. マーラー他著，高橋雅士・他訳：乳幼児の心理的誕生．黎明書房，1981.
4） 宇佐美しおり：入院中の境界例に対するセルフケアの援助．心を癒す基本セルフケア看護，南　裕子編著，pp.160～169，講談社，1996.

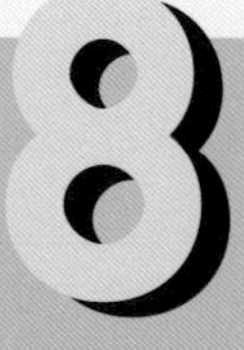

摂食症群患者の看護

1. 事例紹介

Fさん，16歳の女性．両親と祖母の4人暮らし．

中学3年生のとき，モデルになろうとダイエットを始め，55kgあった体重を38kgまで減らしたのをきっかけに，しだいに激しいダイエットとむちゃ食い，大量の下剤を使用するようになった（身長158cm）．

むちゃ食いは自分でも止められず，夜中に冷蔵庫にあるものを全部食べてしまったり，コンビニエンスストアに行ってパンを買い占め，公園で食べたりする．ひとしきり食べると自分で指を入れて吐いたり，50錠もまとめて下剤を飲んだりする．最近は「こんな体型じゃ醜いから…」と家から出たがらなくなり，2カ月ぐらい高校にも行っていない．

今回の入院は2度目で，体重が33kgにまで減り，主治医により外来での治療は困難との判断で入院となった．入院時，血圧76/38mmHg，脈拍52，体温35.3℃，血液検査で総蛋白量（TP）5.0g/dL，ヘモグロビン値（Hb）8.1g/dLであった．現在は1,200kcal食からスタートしている．入院後は入浴中に運動をしたり，ホールに出ているポットのお茶をほとんど飲んでしまったりする行動がみられ，他の患者から苦情が出始めている．また，夕方になると看護師に下剤を執拗に要求している．

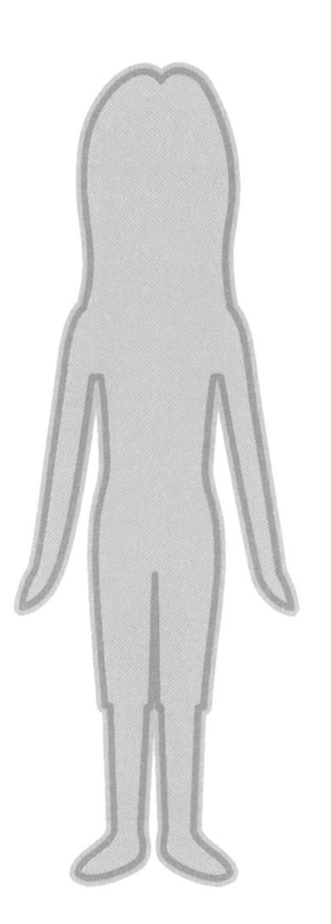

2. ここで摂食症群について復習してみましょう！

摂食症群は身体的な機能の問題なしに，何らかの精神的な原因による異常な食行動をあらわすもので，DSM-5-TRでは，食行動症および摂食症群に位置づけられている．摂食行動の特徴により異食症，反芻症，回避・制限性食物摂取症，神経性やせ症，神経性過食症，むちゃ食い症に分類されている．

臨床的には，「神経性やせ症」と「神経性過食症」の2つが多くみられる．発症は青年期から成人前期が多い．性別は男女比が1：10で圧倒的に女性が多い．

DSM-5-TR診断基準[1)]（抜粋）

［神経性やせ症］

A. 必要量と比べてカロリー摂取を制限し，年齢，性別，成長曲線，身体的健康状態に対する有意に低い体重に至る．有意に低い体重とは，正常の下限を下回る体重で，児童または青年の場合は，期待される最低体重を下回ると定義される．

B. 有意に低い体重であるにもかかわらず，体重増加または肥満になることに対する強い恐怖，または体重増加を妨げる持続した行動がある．

C. 自分の体重または体型の体験の仕方における障害，自己評価に対する体重や体型の不相応な影響，または現在の低体重の深刻さに対する認識の持続的欠如.

［神経性過食症］

A. 反復するむちゃ食いエピソード．むちゃ食いエピソードは以下の両方によって特徴づけられる.

① 他とはっきり区別される時間帯に（例：任意の 2 時間の間に），ほとんどの人が同様の状況で同様の時間内に食べる量よりも明らかに多い食物を食べる.

② そのエピソードの間は，食べることを制御できないという感覚（例：食べるのをやめることができない，または，食べる物の種類や量を抑制できないという感覚）.

B. 体重の増加を防ぐための反復する不適切な代償行動．たとえば，自己誘発性嘔吐；緩下剤，利尿薬・他の医薬品の乱用；絶食；過剰な運動など.

C. むちゃ食いと不適切な代償行動がともに平均して 3 カ月間にわたって少なくとも週 1 回は起こっている.

D. 自己評価が体型および体重の影響を過剰に受けている.

E. その障害は，神経性やせ症のエピソードの期間にのみ起こるものではない.

（日本精神神経学会・日本語版用語監修，髙橋三郎，大野　裕・監訳：DSM-5-TR 精神疾患の診断・統計マニュアル．p.370，376，医学書院，2023．より作成）

治療

① 精神療法：患者個人に対して，身体の歪んだ認知や低い自尊心の改善などを，認知療法や個人精神療法を用いて行う．また，家族内の病理を反映している場合もあるので，家族との面接を行い，家族内にある葛藤や問題などを改善していく家族療法を併用する場合もある.

② 食事療法：神経性やせ症で衰弱が激しい場合は，高カロリーの急激な摂取を避け，末梢輸液や経鼻腔栄養，高カロリー食品などを併用しながら段階的にカロリーを上げ，栄養状態の改善を図る．むちゃ食い症の場合は，カロリー制限食を行う．どちらも，食事のとり方や栄養についての正しい知識の提供も併せて行う.

③ 行動療法（コラム参照）：食事療法とともに行動療法を組み入れ，どのように食事をすればよいのか，どのくらい食べても大丈夫なのかについて，自己コントロール感を少しずつつけていく．さらに，むちゃ食いや下剤の乱用などの不適切な対処行動を変容していく.

④ 薬物療法：抑うつ気分や空虚感に対して，抗うつ薬や抗不安薬が補足的に用いられる.

コラム *行動療法*

学習心理学の理論によって，社会的に逸脱した行動や問題行動を変容させ，不適応な状態を改善しようとする技法．具体的には，現在の問題行動に焦点を当て，その頻度を測定する．段階的な課題や宿題を出し，日常生活へ具体的に介入しながら，強化・増減するための療法を用いつつ経過をみていく．代表的なものにオペラント条件づけ技法があり，報酬と罰の操作を取り入れて，不適切な行動を減少させ，適応行動を強化する.

経過

一般的に約半数は，数年〜数十年で回復して女性の場合は月経も再開されるが，慢性的に移行する場合もある．6〜20%に合併症，衰弱，または自殺による死亡の転帰もみられる．

3. 看護のポイント

さて，Fさんに対してどのような看護を展開していったらよいのでしょうか？

たとえば，このような看護が考えられます．

1）全身状態のアセスメントと身体的援助

神経性やせ症の場合，絶対的な摂取カロリーの不足と活動性の亢進から，栄養障害がみられる．低体重，低体温，徐脈，うぶ毛の増殖，浮腫，無月経をはじめ，筋肉・骨格系の衰弱や異常による運動機能障害，心臓・肝臓・腎臓の障害，免疫力低下による感染の危険性，全身衰弱による生命の危機もみられることがある．さらに下剤の乱用による副作用にも注意を要する．これらは全身状態の細かい観察と検査データの結果を統合してアセスメントされる．

むちゃ食い症の場合も神経性やせ症と基本的には同じであるが，指を入れての自己誘発性嘔吐によって，歯のエナメル質の変質，頻回な嘔吐によるアルカローシスや電解質の異常（低カリウム血症）が起こりやすい．

基本的には，経口からの摂取が困難な場合や衰弱が激しい場合は，経鼻腔栄養，末梢輸液，中心静脈栄養を行う．また，無月経に対しての治療は，体重が回復してから開始される．

入院生活では，以上のような全身状態のアセスメントと身体への援助を行いながら，生命を維持，健康を回復することが第一に求められる．

2）不適切な対処行動の改善

摂食症群患者は緊張や葛藤などのストレス状況になると，強迫的に過激なダイエットをすることにより問題をすり替え不安を回避しようとする．また，ダイエットのコントロールに苦しくなると，衝動的にむちゃ食いや気晴らし食いなどをし，その後に非常な自己嫌悪を感じ，自己誘発性嘔吐や下剤の乱用を行うという悪循環に陥る．そのため，どのような状況が患者にとってストレス状況となるのか，また患者にそのような不適切な対処行動を変容する能力があるかについてアセスメントすることが重要である．このような不適切な対処行動に気づくことができ，患者自らこうした行動を少しずつ修正していけるように援助することが大切である．

3）低い自尊心とボディイメージの変容

摂食症群の患者は一般的に，やせているにもかかわらず太っていると思っていたり，さらには外見上の判断に左右されて，自分は生きる価値がないと深く傷ついていたりする場合まである．それまでの生育歴から，患者が家族のなかで，どのような存在であったのか，さまざまな体験がどのように食行動に影響を与え，患者が自分の身体をどのように認識しているのかを明らかにし，低い自尊心を改善してボディイメージを変容できるような機会を根気よく提供していく．

4）家族内の問題解決の援助

摂食症群の患者の場合，単に表面にあらわれた食行動の異常のみに焦点を当てるのではなく，家族内の病理のひとつのあらわれとして，食行動の異常を呈しているという見方をすることが大切となる．つまり患者は，異常な食行動をとることによって，家族内の緊張や葛藤を無意識的に解決しようとしていると考えることができる．そのため，家族との面接を繰り返し行い，家族内にある緊張や葛藤，問題などを軽減・改善していく家族療法（コラム参照）が併用されることが多い．家族療法についての基礎的知識をもち，治療経過について理解していくとともに，患者が家族のなかで味わってきた気持ちを受け止めていく援助も大切となる．

コラム　*家族療法*

家族療法では，家族をまとまったひとつのシステムとしてとらえる．そのため，患者の症状は単に患者個人の問題からくるものではなく，家族がもっている問題に対して何らかの意味や役割をもつものとしてとらえる．つまり，家族が問題に直面したときには，患者の症状があらわれ，家族が安定できるように役立っているものと考える．このことにより，家族療法では，治療の対象を家族全体とし，家族内病理を治療することで，結果的に患者の症状を軽減することをめざす．具体的には，家族同士の対人関係とその変化を促すことに焦点を当てて，現在家族が直面している問題をよりよい方法で解決できるように，治療的に働きかける．

4. 実習の展開

初 期

入院 10 日目に学生はＦさんを受け持つことになりました．Ｆさんはとても細くて，折れてしまいそうなからだつきでした．Ｆさんは自己紹介の後に，自分からダイエットの話題をもちかけてきました．Ｆさんは食事のカロリーなどをよく知っていましたし，学生もダイエットに興味があったので，しばらくその話で盛り上がりました．学生が「Ｆさんはもうダイエットする必要はありませんよ」と言うと，Ｆさんは「えー，そんなことないわよ．こう見えても私まだ太っているところがあるから，もう少しやせたいの」と言い，学生はびっくりしてしまいました．

翌日，Ｆさんを探しに行くと，すでにお風呂に入りに行っており，外で待っていましたがいっこうに終わりません．浴室のなかを見るとＦさんは湯船のなかで体操をしています．そうこうしているうちに，お昼になってしまいました．Ｆさんは慌ただしく食堂に来て，昼食に半分も手をつけずにまたお風呂に行こうとします．Ｆさんに声をかけても「あ，何か用事？ 用事じゃなかったら，今忙しいからまたね」と言われてしまいました．

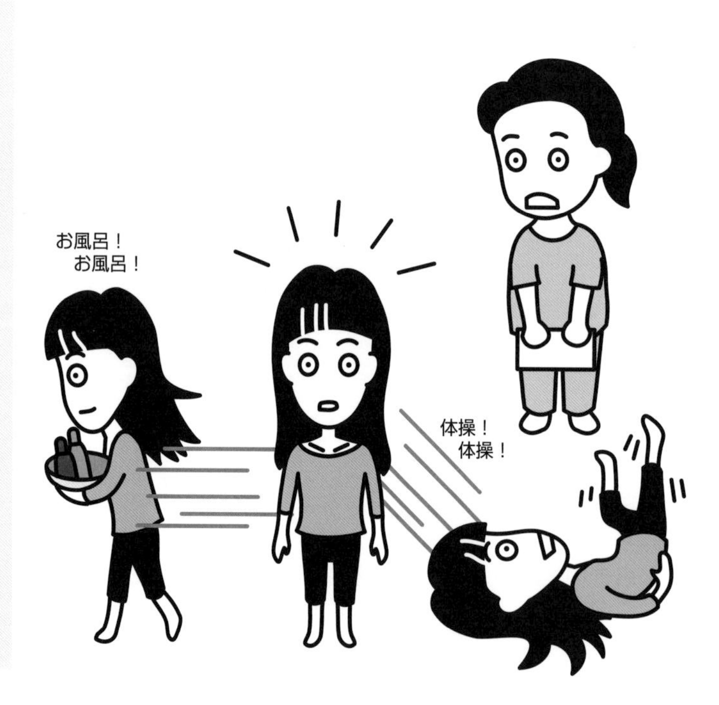

学生はどうしたらいいのかわからなくなり困ってしまいました．

1）セルフケア行動を観察してみましょう！

セルフケア要素	レベル	観察内容
空気・水・食物・（薬）	2	入院後も，食事量が確保されておらず，ホールのお茶をほとんど飲んでしまうことから，依然として，食事に対するコントロールの能力が低いことがうかがえる．むちゃ食いの衝動に対しては，自己コントロールがまったくできない．また薬については，下剤を大量に使用していたことや，看護師へ執拗に下剤の要求をしていることから，安全に薬を飲む能力がないと考えられる．
排泄	2	排便に対してのこだわりがあり，看護師に下剤を執拗に要求している．適切なコントロールの能力が不足しているため，排泄状況の観察を行いながら援助をしていく必要がある．また，食後に指を入れて自己誘発性嘔吐をしていないか，多量にお茶を飲むことからくる尿濃縮機能の変化がないかについても観察していく必要がある．
個人衛生	4	現在は大きな問題となるものはみられない．しかし，るいそうによる皮膚の乾燥や骨の突起部分へのケアができているか，嘔吐している場合は口腔内の清潔やう歯の状態などの観察と情報収集が必要である．
活動と休息	2	入浴中に運動をするなど過活動である．摂取量に対して運動量が多すぎるため，現在は活動と休息のバランスがとれていない．日中の運動量の他にも夜間の過ごし方・睡眠状態など，さらに詳しく観察を続ける必要がある．
孤独とつきあい	2	自分の体型が気になって，学校に行くことができなくなっている．ボディイメージに対する援助が必要である．
安全を保つ能力	2	激しいるいそうがみられ，生命を安全に保つことができない．全身状態のきめ細やかな観察とともに検査データを把握し，身体管理を行っていく．

セルフケアレベル　1：全介助　2：部分介助　3：声かけ指導　4：教育指導・支持　5：自立

2）Fさんの状態をアセスメントしてみましょう！

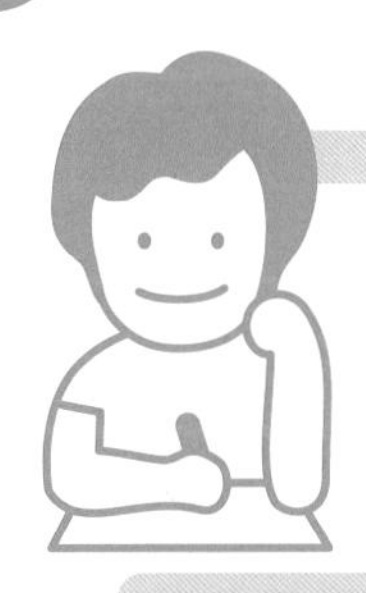

●アドバイス●

Fさんは，身長158cmなので，期待される体重は51kgです．現在の33kgはそれをはるかに下回っています．

現在は低栄養状態がみられるため，まず生命維持のための身体管理を第一に考えます．Fさんの全身状態をアセスメントし，適切な栄養の摂取と運動の制限ができるように援助をします．次に正常な食行動ができるように，食事療法や行動療法を併用しながら，行動の変容を促します．

さらにFさんは，体重が30kg台であるにもかかわらず過激な運動を入浴中にしたり，「もっとやせたい」と言ったりと病識がなく，自分の身体に対してのイメージも歪んでいます．これらに対しては，全身状態が改善してから時間をかけて精神療法や認知療法が行われていきます．

Fさんのこれからの経過としては，入院生活によって食事と体調を少しずつ整え，毎日の対人関係のなかで安全な感情表現の仕方を学び，家族や他者との関係性を安定させていくよう援助が行われます．また，現在高校生であることから，退院後は学校に通い，何らかの形で社会とつながりをもちながら，成長していくことも求められるでしょう．

3) 看護計画を立ててみましょう！

＜長期目標＞

自宅に退院し，学校に通えるようになる．

＜短期目標＞

① 1,200kcalの食事を，食後の自己誘発性嘔吐なしにとることができる．
② 1日の水分摂取量の上限を守ることができる．
③ 1日の運動量を守ることができる．
④ 適切な下剤の使用による排便ができる．
⑤ むちゃ食いや運動の他に，緊張を発散できる行動を見つけることができる．

＜具体策の例＞

- 全身状態と栄養状態の観察（バイタルサイン，皮膚の状態，浮腫の有無，血液検査での総蛋白量や貧血の状態など）．
- 腹部の状態を観察する．
- 下剤使用について聞かれた場合は，看護師と一緒に腹部の状態を再確認してから統一した返事をする．
- 1日の過ごし方に合わせての水分のとり方を一緒に計画する．
- 昼食を全量食べることができたかを一緒に確認する．
- 食後の過ごし方を考える（自己誘発性嘔吐をしないように学生と一緒に過ごすなど）．
- 1日のスケジュールを一緒に立てる．特に食事摂取量と運動量のバランスにより，段階的に制限を設け，毎日どのように過ごしたらよいのか，どの程度まで動いてもよいのかを具体的に細かく設定する．
- 動きすぎたり，水分をとりすぎたりしているときはFさんがそのことを自分から気づくことができるように，現在の状態を伝える（「もう1時間も体操をしていますよ」「さっきから6杯目のお茶ですよ」「今は動かないといられない気持ちになっているのですか？」など）．
- 食事量や運動量を守れたときは，必ず肯定的な評価を返す．
- イライラしたり，動かずにいられなくなったりしたときに他の対処行動を考える（読書を

する，なぐり書きをする，看護師と話しをする，日記をつけるなど）．など

初期中期

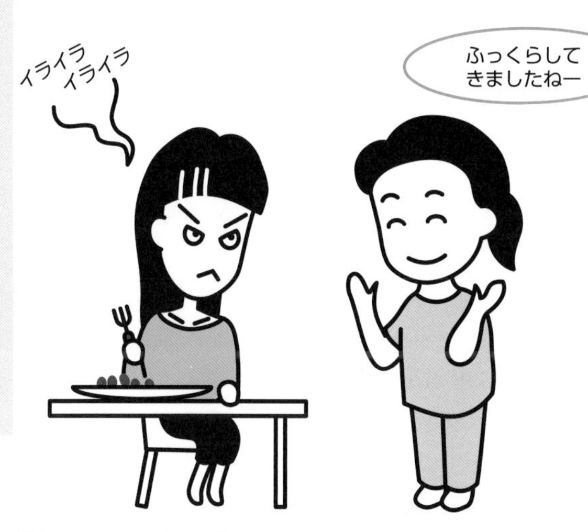

Ｆさんは学生と一緒に立てた計画に沿って，食事や運動の制限を順調に実行し，体重も2kg増えて35kgになってきました．学生はＦさんが運動量や食事量の制限を守っているか，いつも一緒にいて確認しました．食事の後はトイレに駆け込んで，こっそり吐いたりしていないか心配になり，確認しました．ある日，Ｆさんに何気なく「ふっくらして顔色がよくなりましたね」と声をかけたら，そのあとのお昼に出てきた煮豆を「こんな甘いものなんか食べられない！」と残してしまいました．それからは食事のたびに，Ｆさんと約束量を「食べた」「食べていない」と言い争いのようになり，Ｆさんとすっかり気まずくなってしまいました．

学生はだんだん実習が嫌になってきてしまいました．

1）セルフケア行動を観察してみましょう！

セルフケア要素	レベル	観察内容
空気・水・食物・（薬）	2	学生との確認やルールを作成したうえで，細かい援助をすることで何とか食事量が守れていたレベルである．しかし，まだ刺激に弱く，自分ひとりの判断と行動はできない．引き続き徐々にステップアップをしながら，自己コントロールしていけるようなかかわりが必要である．
排泄	3	排泄に対してのこだわりは減ってきているが，食事摂取量も増えているため，排便状況の変化やそれに伴っての不安も生じやすい．そのため，腹部と排便の状態，食後の自己誘発性嘔吐についての観察は続ける必要がある．
個人衛生	5	今のところ問題となる情報はない．
活動と休息	2	体重の増加と，段階的な制限により徐々にバランスがとれるようになってきているが，まだ自分ひとりでの判断と行動はできない．引き続き，活動と休息のバランスに段階的な部分援助が必要である．
孤独とつきあい	3	学生とのつきあいを通して，少しずつ他者との交流がもてるようになってきているが，まだ他の患者とのつきあいはなく，自分の気持ちを言葉で表現したり，関係を築いたりする力は乏しい．病棟でのレクリエーションや作業を活用して，他者とのつきあいの場をつくったり，練習したりしていく援助が必要である．

安全を保つ能力	2	依然全身状態の観察と身体管理が必要である.

セルフケアレベル　1：全介助　2：部分介助　3：声かけ指導　4：教育指導・支持　5：自立

2) Fさんの状態をアセスメントしてみましょう！

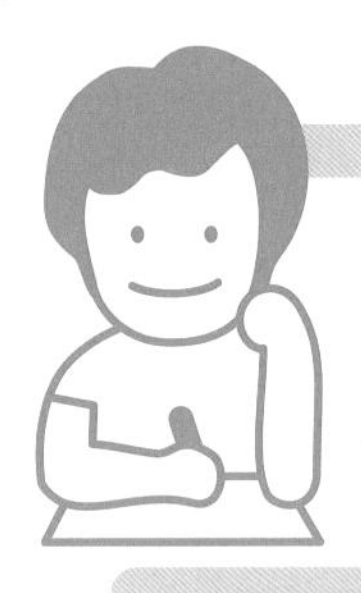

●アドバイス●

　摂食症群患者の看護では，食行動に対する評価は患者をかえって刺激してしまう場合があります．看護師が「食」について注意を向けすぎることにより，患者は強制・監視されているかのように感じ，それが大きなストレスになってしまうのです．そのため逆に，「食べる・食べない」という行動により，看護師を支配しようとしたり自分自身に注意を引こうとしたりします．看護師は余裕をもった態度で，不適切なストレス対処行動としての食行動を強化しないようにし，患者のもっている長所や能力を引き出し，信頼関係を築いていくことが重要となります．

　また，順調に身体的な健康が回復し，体重の増加がみられると，患者は食べることへの不安を抱きやすくなります．患者は「食べたくない，けれども食べなくてはいけない」という大きな葛藤を抱え，しかも体重が増えるということによって否定的な自己像にも苦しんでいます．看護師はその思いを受け止めながら支持的にかかわることが大切です．

3) 看護計画を立ててみましょう！

＜短期目標＞

① 現在の食事や行動のプログラムを実施し続けていくことができる．
② 学生とのつきあいを通して，他者との交流がもてる．

＜具体策の例＞

・直接食行動や体型について評価する言葉は控える．
・食事や運動などについて毎日のルールを守れたときは，以前よりもさらにほめるようにする.
・食事に対する戸惑いや不安をそのまま認めて，食事していけるように支持する.
・Ｆさんが自分の気持ちを言葉で表現できるようにする.
・言いたいことがありそうなときは，言葉で表現できるように促す.
・食事や運動以外のＦさんの楽しみを一緒に探す.
・病棟でのレクリエーションや作業なども積極的にプログラムに取り入れるようにする.
・他の患者との会話のなかに，学生と一緒に少しずつ入るようにする.
・実習中，学生自身もストレスを感じたときには自分に合った発散をして，ストレスをためないように心がける．など

初期　中期　**後期**

実習も終りに近くなってきました．Ｆさんは学生と少しずつ仲良くなり，家族のなかでつらかったことなども学生に話してくれました．Ｆさんの体重は38kgとなり，気持ちも大分安定してきました．下剤の要求についても，１日目に排便がなくても２日目まで待つことができます．毎日の病棟の日課に沿って，規則正しく生活することや，決められたカロリーの食事を全量食べることもできるようになりました．学生や看護師に，言葉で自分の気持ちを表現する場面も多くなり，他の患者さんと趣味の映画鑑賞について話をする場面もみられるようになりました．病棟内レクリエーションで皆で一緒に，楽しそうにダンスするＦさんの笑顔がとても印象的でした.

けれども学生の実習が終わった後，せっかく続けてきた援助と良くなってきたＦさんの状態がどうなってしまうのかと思うと，学生は少し心配になってきました.

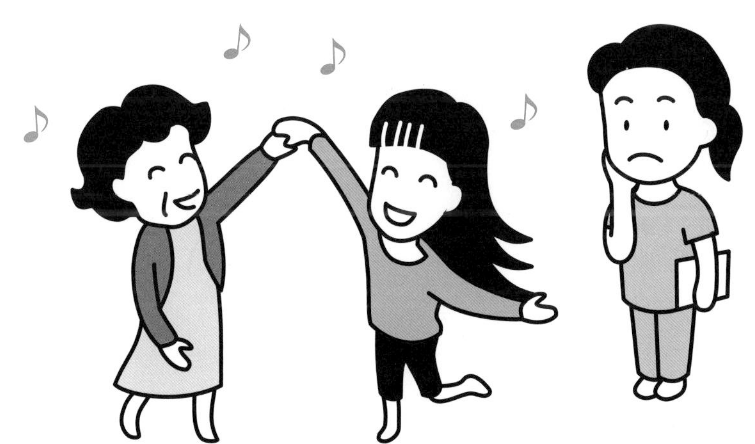

1） Fさんと学生との関係の終結のために，どのような計画が立てられますか？

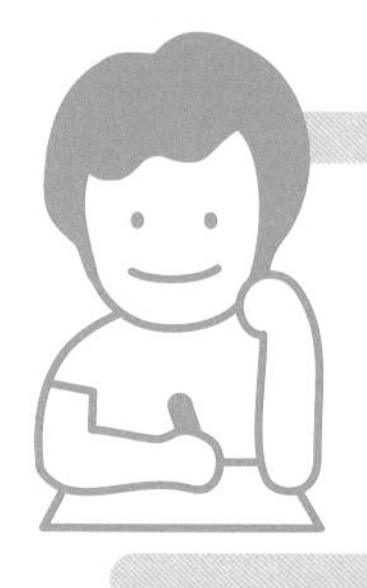

2） たとえば，次のような計画が考えられます．

① 実習期間中の学生の計画やその結果についての要約を書き，担当看護師にまとめの報告を行う．
② 担当看護師，Fさん，学生の話し合いの場を設ける．
③ 患者のこれまでの経過を一緒に振り返り，実習期間中に入院目的をどれだけ達成できたのか，Fさんはどのような能力をもっているのかなどをフィードバックする．

学生は最終日に担当看護師と一緒にFさんに会いに行き，これからのことを3人で話すことができました．Fさんは「いろいろとつらいときもあったけど，いつも一緒に考えてくれてありがとう．私も早く学校に行けるようがんばるね」と話してくれました．

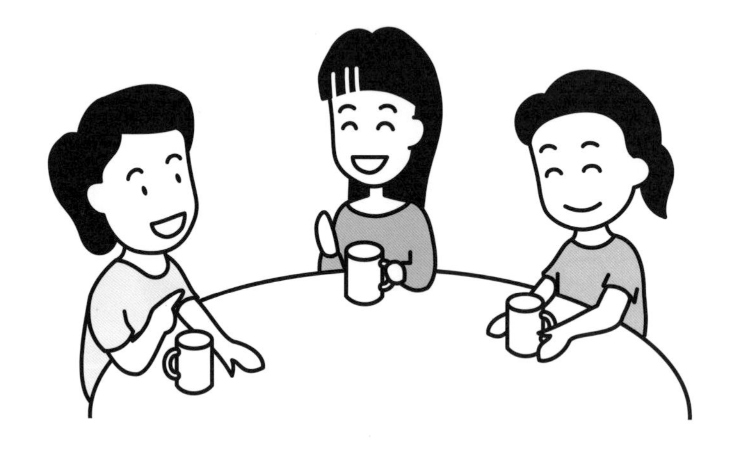

この実習を振り返って，
どのような援助ができたのか考えてみましょう！

① 栄養状態のアセスメントをしながら日常生活を組み立て，Ｆさんが安全に，かつ入院目的を明確にもって過ごせるように援助した．
② 学生との対人関係を活用しながら，Ｆさんの低い自尊心を少しずつ改善できるよう援助した．
③ 実習の終了に伴ってケアが継続されるように，Ｆさんを交えてミーティングを行った．

引用・参考文献

1）日本精神神経学会・日本語版用語監修，髙橋三郎，大野　裕・監訳：DSM-5-TR 精神疾患の診断・統計マニュアル．pp.370 ～ 381，医学書院，2023.
2）井上新平，野嶋佐由美編：クリニカルナーシングガイド 11 精神科．pp.249 ～ 260，メディカ出版，1998.

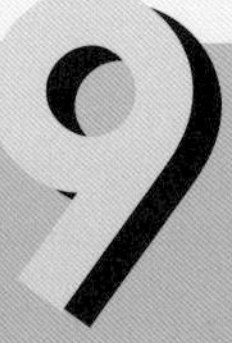

アルコール使用症患者の看護

1. 事例紹介

Aさん，52歳の男性．妻と2人の子どもの4人暮らし．

服飾関係の会社に勤めていたが，若い頃から同僚と飲みにいくことが好きだった．会社の景気が悪くなりはじめた10年前ぐらいから，深酒をするようになり，二日酔いで出勤したり，遅刻したりすることが目立つようになっていた．そのうち日中も飲み，結局1週間続けての連続飲酒で会社に出勤できなくなり，5年前解雇されてしまった．

その後は「酒をやめる！」と宣言していたが，しだいに隠れて自宅で一人酒を飲むようになり，1～2週間連続して食事もとらずに酒を飲み続けることがたびたび起こり，飲むと家族に暴力をふるったり騒いだりしていた．近所への迷惑行為もしばしばあり，困り果てた妻が病院の外来に相談に来ていた．

今回は，2週間の連続飲酒後，急に意識状態が悪化したため，入院となった．

現在，家族は，2人の子どもの収入と，妻のパートの収入でなんとか暮らしているが，連日の酒代や今回の入院費で経済的余裕はまったくない状況である．

2. ここでアルコール使用症について復習してみましょう！

アルコール使用症の診断基準は以下のとおりである。

DSM-5-TR診断基準[1)]

A. アルコールの問題となる使用様式で，臨床的に意味のある障害や苦痛が生じ，以下のうち少なくとも2つが，12カ月以内に起こることにより示される．

① アルコールを意図していたよりもしばしば大量に，または長期間にわたって使用する．

② アルコールの使用を減量または制限することに対する，持続的な欲求または努力の不成功がある．

③ アルコールを得るために必要な活動，その使用，またはその作用から回復するのに多くの時間が費やされる．

④ 渇望，つまりアルコール使用への強い欲求，または衝動．

⑤ アルコールの反復的な使用の結果，職場，学校，または家庭における重要な役割の責任を果たすことができなくなる．

⑥ アルコールの作用により，持続的，または反復的に社会的，対人的問題が起こり，悪化しているにもかかわらず，その使用を続ける．
⑦ アルコールの使用のために，重要な社会的，職業的，または娯楽的活動を放棄，または縮小している．
⑧ 身体的に危険な状況においてもアルコールの使用を反復する．
⑨ 身体的または精神的問題が，持続的または反復的に起こり，悪化しているらしいと知っているにもかかわらず，アルコールの使用を続ける．
⑩ 耐性，以下のいずれかによって定義されるもの：
　a）中毒または期待する効果に達するために，著しく増大した量のアルコールが必要．
　b）同じ量のアルコールの持続使用で効果が著しく減弱．
⑪ 離脱，以下のいずれかによって明らかとなるもの．
　a）特徴的なアルコール離脱症候群がある．
　b）離脱症状を軽減または回避するために，アルコール（または，ベンゾジアゼピンのような密接に関連した物質）を摂取する．

（日本精神神経学会・日本語版用語監修，髙橋三郎，大野　裕・監訳：DSM-5-TR 精神疾患の診断・統計マニュアル．pp.535～536，医学書院，2023．より作成）

コラム *アルコール健康障害対策基本法*

　アルコールの不適切な使用は，アルコール健康障害を引き起こす．アルコール健康障害は，本人の健康の問題であるばかりではなく，飲酒運転，うつ，DV（ドメスティック・バイオレンス；家庭内暴力），児童虐待，自殺などさまざまな問題に密接に関連し，家族にも深刻な影響を及ぼすとともに，重大な社会問題を生じている．
　これまでこのように多岐にわたるアルコール関連問題への包括的な施策を定めた法律はなく，アルコール飲料や飲酒問題に関与する各省庁も，それぞれ別々に動いており，統括する監督官庁が存在しないのが現状であった．
　アルコール関連問題への統一的な対策の必要性から，2013年12月にアルコール健康障害対策基本法が成立し，2014年6月に施行された．アルコール健康障害対策基本法では，アルコール関連問題に関する施策と有機的な連携を図り，アルコール健康問題の発生，進行および再発の各段階に応じた防止対策を適切に実施するとともに，アルコール健康障害を有する者，または有していた者と家族が日常生活および社会生活を円滑に営むことができるように支援することを基本理念にしている．

治療

① **アルコール離脱症状への治療と身体合併症への治療**：アルコールはその半減期が短いことから，飲酒の中止後，血中濃度が減少する4～12時間に症状が出現しはじめ，2日以内に最も強くなり，約1週間で消失する．アルコール離脱の中心的な症状は，①自律神経系

過活動（例：発汗，100 回 / 分以上の頻脈），②手指振戦の増加，③不眠，④嘔気・嘔吐，⑤一過性の視覚性，触覚性，または聴覚性の幻覚または錯覚，⑥精神運動性興奮，⑦不安，⑧けいれん大発作があげられる[2]．

アルコール使用症患者は，慢性的な栄養状態の悪化とアルコール飲酒による合併症をかかえている場合が多い．そのため，身体のアセスメントが重要となる．特に，栄養状態，脱水の有無に始まり，感染症，肝臓の障害（アルコール性肝炎，肝硬変），糖尿病，痛風，心疾患，胃炎，胃潰瘍，膵炎などの有無とその程度についてアセスメントし，援助を行う．さらに，酩酊時には転倒や暴力も起きやすいために，外傷の有無にも注意する必要がある．

② **リハビリテーションプログラムの導入**：アルコール専門病棟での入院治療では，離脱症状がおさまった後に，ミーティングや対人関係の訓練などの集団療法や，アルコール使用症への知識を高める患者教育を取り入れながら，一方で作業療法を通して，ストレスを軽減する技術の習得，飲酒に代わる新しい生活習慣や娯楽の獲得をしていけるようにするなど，各種のリハビリテーションプログラムが用意され，実施されている．

③ **自助グループへの導入**：AA（Alcoholics Anonymous）や断酒会などがあり，ミーティングにより，自分の体験を語り，人の体験を聞くことを中心にして，支え合いながら自分たちの問題の解決に向け協力して活動している．AA は 1930 年代から米国で発展した，非組織，匿名のアルコール使用症患者の自助グループであり，回復への規範となる「12 ステップ」をもつ．わが国でも 1950 年に結成された．家族や子どもは別の会となる．

一方，断酒会は AA に強い影響を受けながらも，日本の文化や思想にあった運営方法を取り入れ，名前を明らかにする方針をとっている．アルコール使用症患者の社会復帰と回復の促進を活動の中心にしながら，家族も入会でき，酒害相談や地域への援助活動など組織的な活動を行っている．

④ **家族療法**（p.175 コラム参照）：アルコール使用症患者の家族の特徴として，「**イネーブラー**（enabler）」の存在があげられる．これは，患者が問題を起こした際に家族が問題解決をしてしまい，患者がその責任に直面することを避けさせてしまう役割を演じる人のことをいう．たとえば，どれほど患者が暴れたり借金をして家族に迷惑をかけたりしても，家族が借金の肩代わりをして問題解決をしたり，飲酒していることを隠したりして平静を装うため，患者は自分の問題に直面することなく，いっそうお酒を飲んでしまうという悪循環ができ上がってしまう．このような家族力動（コラム参照）が存在することから，治療者は単にお酒を飲む・飲まないという飲酒行動に注目するのではなく，その裏にある家族の問題を明らかにして，その解決に向け患者と家族への援助を行っていく．

⑤ **薬物療法**：アルコール代謝過程を遷延させる抗酒薬（付録 2：「精神科で使われる主な薬剤とその副作用」参照）を使用し，服用後に飲酒すると，顔面紅潮，呼吸困難，嘔

気・嘔吐などの強い酩酊状態になり，酒を飲めない体質の人が飲酒したのと同様の症状が出現する．しかしこれは，服用しなければ元と同じように飲酒できるために，補助的にしか使用できない．

コラム *家族力動*

家族をひとつのシステム（「全体としての家族」）としてみた場合のそこに起こる心的な相互作用をいう．家族は同じ価値観をもち，家族メンバーそれぞれは社会的・情緒的な役割でつながっている．家族には，一定のバランスを維持しようとして，安定を逸脱した行動が起こると，元に戻ろうとする「相補性」の働きがある．しかし，家族が問題や葛藤に直面した際，安定性を失い，その後，修復・成長していくプロセスが破綻すると，個々のメンバーに適応障害や症状形成を引き起こしてしまう．そのため，家族療法においては，家族相互の関係性に着目して治療がすすめられる．

経過

アルコール使用症は一般的に長期の経過をたどる．はじめはつきあいや緊張緩和のために飲みはじめるが，しだいに深酒となり，3日から1週間に及ぶ連続飲酒となっていく．連続飲酒になると社会的にも経済的にも困窮しはじめる．そのうち，一人での隠れ飲みになり，飲酒を否認するようになる．さらにブラックアウトという酩酊時の健忘が出現したり，胃潰瘍や肝機能の低下という合併症を誘発したり，振戦せん妄や意識障害を引き起こすアルコール離脱症状を呈したりするようになる．このように，酒の飲み方，身体状態の悪化，社会・経済状態の悪化を並行させながら経過していくが，断酒は本人の意思によるしかなく，それによって早期に断酒できるか，かなりの合併症をもってからの断酒になるかが決定する．

また，合併症や突然死により死の転帰をたどるケースもある．

3. 看護のポイント

さて，Aさんに対してどのような看護を展開していったらよいのでしょうか？

たとえば，このような看護が考えられます．

1）全身状態のアセスメントとアルコール離脱症状への援助

最終の飲酒日や飲酒量，それまでの飲酒頻度について情報収集し，程度をアセスメントしながら全身管理を行う．基本的にはバイタルサインのモニタリング，輸液と排泄によるin/outバランスの管理と水分・ビタミンの補給，せん妄による衝動行為や体力の消耗を防ぐための身体拘束，発汗・悪寒への清潔ケアと体温調整，せん妄の不安への援助などがあげられる．さらに離脱症状の際に，身体合併症との関連（肝障害，糖尿病，心疾患）や基礎的な身体状況（脱水，栄養障害，外傷）を考慮しての観察や援助が求められる．

2）リハビリテーションプログラムへの導入の援助

アルコール使用症への治療には，断酒への固い決意が必要であるが，それは患者自身の選択と決定によるものである．患者は酩酊時の自信によりパワー幻想をもっており，断酒に対しても「やめようと思えばやめられる」「○○になったらやめる」と，自分に飲酒をやめる能力があるかのように思いがちである．しかし実際には，断酒は非常に困難を伴い，何回かの挫折を経て，「このままではだめだ」「いったい自分には何ができるんだ」という自分自身や自分の生き方への問い直しをする「底つき体験」に至る．こうした「底つき体験」を患者自身が回避せずに体験することが回復のために重要である．看護師はリハビリテーションプログラムへの導入を行いながら，この「底つき体験」を患者が回避しないように，イネーブラーの役割をとらないように注意することが大切となる．

アルコール使用症へのリハビリテーションプログラムでは，主に集団療法（p.189 コラム参照）を用いることにより，悩みの共有や仲間づくり，他者の問題から自己の問題へととらえ直して考える体験を提供していく．このような集団療法を通して，断酒への決意を互いに支え合い，回復のプロセスをたどっていく．

アルコール専門病棟では，このような集団療法の他に，飲酒の身体への作用や害，合併症管理などの知識・技術を身につける患者教育（p.110 コラム参照），体力づくりや飲酒に代わる生活習慣獲得をめざした作業療法などを組み入れ，独自のリハビリテーションプログラムを展開している．

3）家族への援助

アルコール使用症と家族の問題は関係が深く，患者だけではなく家族の気づきと協力も重要となる．入院治療により患者は集団療法や教育を受けるが，同時に家族への教育も並行して行われなければその効果は半減してしまう．そのため家族にも，家族会や勉強会への参加を促したり，面会時を利用して話し合いの場をもったりして，特に家族がイネーブラーの役割をとらないよう，教育的な援助をしていくことが大切となる．

コラム *集団療法*

集団のなかでの相互作用を通して，精神療法を行うもの．人数は２～20人程度のグループまでさまざまである．一人に焦点を当てるものと，集団をひとつとみて全体を扱うものがある．治療者と集団とのあいだで治療過程が進行するだけでなく，メンバー間での示唆，共感，支持などが行われ，治療的役割を演じる．また相互作用のなかで，自己のあり方や問題点が実感としてつかめる．さらに同じような悩みをかかえる者の集団では，所属感が生まれ，「自分だけではない」ということを知って救われ，励まされる作用もある．

4．実習の展開

初　期

入院２日目に学生はＡさんを受け持つことになりました．担当看護師と一緒にＡさんの部屋に行くと，Ａさんは点滴とバルーンカテーテルをして，拘束をされて眠っていました．顔はやつれて，パジャマは汗でびっしょりぬれていました．カルテを見ると総蛋白量（TP）5.0g/dLとかヘマトクリット値（Ht）60％などさまざまな検査データがたくさん書き込まれています．看護記録では夜間に何かが見えると大騒ぎをし，つじつまの合わないことを言っていたため，眠れるように睡眠薬を使用して，やっと朝方からうとうと眠りはじめたと書いてありました．

学生は混乱してしまい，何をしていいのかわからなくなってしまいました．

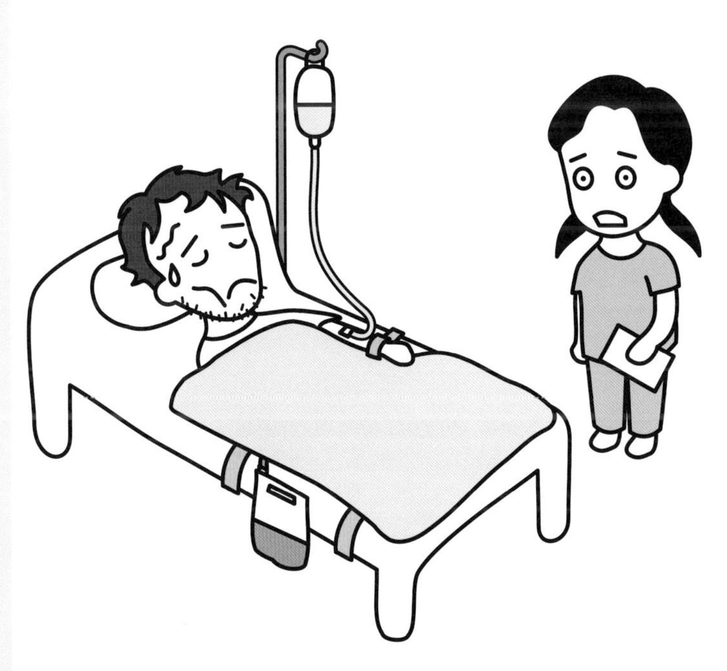

1）セルフケア行動を観察してみましょう！

セルフケア要素	レベル	観察内容
空気・水・食物・(薬)	1	飲酒により栄養状態が保たれておらず，顔貌や総蛋白量データから低栄養状態にある．また多量の発汗をしていることやヘマトクリット値から高度の脱水であることがわかる．現在は点滴を行いながらの全身管理中であり，今後も栄養状態，水分補給の状態，薬物を使用することによる呼吸抑制などに注意して，観察と援助を要する．
排泄	1	全身状態の悪化と拘束中のため，排泄についてはバルーンカテーテルによる管理，排便についてはおむつを使用するなどの看護師の全面的な援助を要する．特に水分摂取量と，多量の発汗や排尿を合わせてのin/outバランスの観察が必要である．また，脱水状態と拘束による活動量の低下から，便秘を起こしやすい状態にもある．今後，排便状況と腹部の状態もあわせて観察していく必要がある．
個人衛生	1	全身状態の悪化と拘束中のため，個人衛生については看護師の全面的な援助を要する．
活動と休息	1	活動と休息のリズムはできておらず，これから少しずつ整えていく必要がある．また，せん妄による衝動行為の事故を防ぐために，現在は抑制中であり，安全に拘束がされるように援助を要する．
孤独とつきあい	1	孤独とつきあいのバランスついては今後の援助を要する．
安全を保つ能力	1	アルコール離脱症状を起こしており，拘束をしての全身管理中である．拘束中のため，安全を保つ能力はまったくない．激しいるいそうと栄養障害がみられ，せん妄や意識障害を起こしているため，自分の生命の維持を安全に保つことができない．看護師の全面的な援助が必要である．

セルフケアレベル　1：全介助　2：部分介助　3：声かけ指導　4：教育指導・支持　5：自立

2）Aさんの状態をアセスメントしてみましょう！

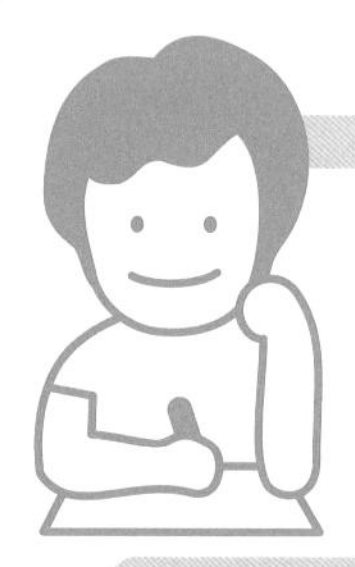

●アドバイス●

担当看護師から説明を受けていたとはいえ，いきなり拘束と点滴をされているAさんの姿をみて，学生はビックリしてしまったようです．現在，Aさんは，発汗，幻視，夜間のせん妄という症状を伴った，アルコール離脱の状態にあります．

この時期は，全セルフケア要素が極端に低下し，生命の危機状態でもあるため，セルフケアについては全介助を行いながら，身体への援助を中心に行い，患者が無事に離脱症状を乗り越えられるように援助します．また，同時に低栄養と脱水も起こしているため，これらの観察と援助をしていきます．

さらに今後の経過としては，入院生活によって身体状況と生活を少しずつ整え，セルフケア能力を向上させながら，家族を含めての環境を整え，断酒のためのリハビリテーションを導入させていくことが予想されます．また，当面は自宅に退院したあとも，作業所や断酒会へ通うことを通して断酒を継続し，社会復帰していくことが目標になるでしょう．

3）看護計画を立ててみましょう！

＜長期目標＞

自宅に退院し，作業所や断酒会に通いながら，断酒できる．

＜短期目標＞

① アルコール離脱症状がおさまる．

② 低栄養と脱水が解決する．

＜具体策の例＞

・点滴の管理と in/out バランスの観察．
・排泄の援助（排尿・排便の援助，発汗を含めての排尿との全体量の把握）．
・清潔の援助（清拭，更衣，排泄に伴う清潔援助，保温または冷却などの体温調節）．
・拘束への援助（きちんと拘束されているかの確認，麻痺やうっ血がないかの確認，部分的に可能な所は除圧できるように工夫する）．
・意識状態の観察．
・せん妄への援助（室内の整理，夜間に照明を消さない）．
・不安への援助（意識が戻ってきたときには，現在の状態を説明する，処置やケアの前には声をかける）．など

初期　中期

実習の帰り際，学生はＡさんの奥さんとバッタリ廊下で出会いました．学生が自己紹介をすると「あら，いつもお世話になっています」と奥さんが話しはじめました．奥さんは，日中は会社で働いていて，その帰りに毎日面会に来ているそうです．自分の仕事とＡさんの世話でとても忙しそうでした．「学生さんにもご迷惑をかけちゃいけないわ．何かあったらいつでも連絡してくださいね．いつもいつも面倒をみてくださってありがとう」と言われました．それからは毎日，ベットの回りを片付け，翌日の着替えの用意まで，何から

何まで奥さんが準備するようになりました．Aさんは「俺はこの色のシャツが好きなんだけどな…」と言いながらも，奥さんが用意してくれた服をそのまま着ていました．そのうちAさんは，毎日売店で好きなだけ買い物をするようになりました．Aさんは奥さんにはほとんど話もせず，しだいにぼんやり過ごすようになりました．

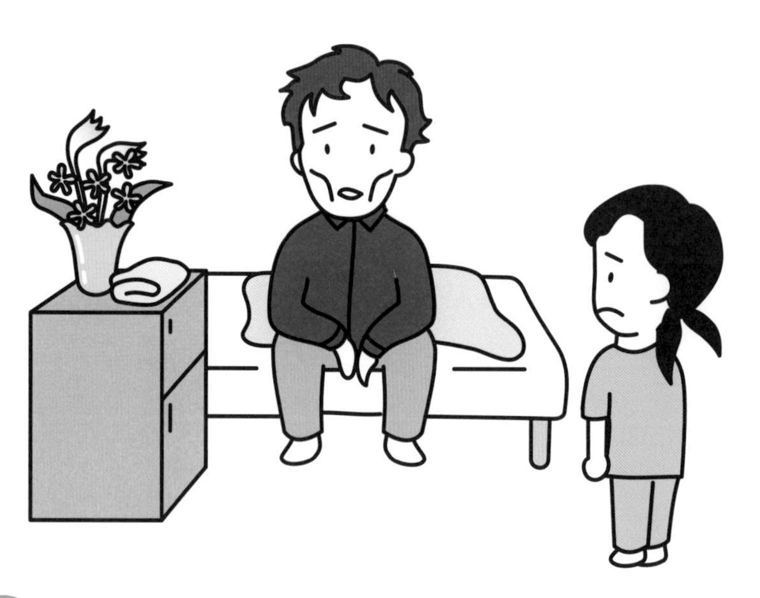

学生はAさんと奥さんの関係にどのようにかかわったらよいのか悩んでしまいました．

1）セルフケア行動を観察してみましょう！

セルフケア要素	レベル	観察内容
空気・水・食物・（薬）	3	現在は病院での食事により，栄養をとりはじめている状態である．引き続き栄養状態の観察と援助を要する．また飲酒に関しては，患者自身が断酒への決意をもてるように，ミーティングへの参加や仲間づくりへの援助が必要である．
排泄	5	現在のところ問題はみられない．
個人衛生	3	入浴，洗面，歯みがきなどは自分で行っているが，身辺整理や洗濯，更衣の準備などは妻が患者の代わりとなって行っている．入院生活での個人衛生を自分で行えるよう，本人・妻ともに指導が必要である．
活動と休息	3	夜間は睡眠薬の使用により眠れている．このまま規則正しい生活の継続をしながら生活リズムをつけていくことが必要である．しかし，入院生活ではあまり運動をしていないことや，飲酒による体力の低下なども考えられるため，徐々に病棟でのレクリエーションの導入をしながら，体力づくりをしていく必要がある．
孤独とつきあい	2	家族，特に妻とのあいだでコミュニケーションが乏しく，自分の意見を言えなかったり，自分の行動の責任をとらなかったりするパターンができていると思われる．家族調整の必要と同時に，お酒を飲まずに自分の意見を言い，自己決定できるように，今後も援助を必要とする．
安全を保つ能力	2	現在は入院しているために飲酒はできず，規則正しい健康的な生活ができているが，飲酒をすれば以前のような生活に戻ってしまう．本人の断酒に向けての決意と努力をよりいっそう強められるような援助を必要とする．

セルフケアレベル　1：全介助　2：部分介助　3：声かけ指導　4：教育指導・支持　5：自立

2）Aさんの状態をアセスメントしてみましょう！

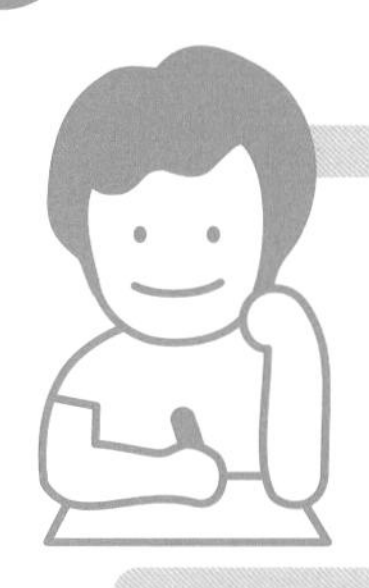

●アドバイス●

アルコール離脱症状がおさまり，規則正しい生活リズムを獲得しはじめ，少しずつセルフケアレベルが上がりはじめたときに，奥さんの面会が始まりました．奥さんの行動は，結果的にはAさんのセルフケア行動を肩代わりしてしまい，Aさんの自己決定能力を落としてしまうことにつながっているようです．

このようにAさんの場合，奥さんがイネーブラーとして行動していると考えられます．そこで，AさんとAさんの奥さん，そして医療者が話し合いの場を設け，お互いにどこまで責任をもつのかを明確にして，Aさんに対しては，これから少しずつ自分で自分の行動の責任をとっていけるように，またAさんの奥さんに対しては，Aさん自身が自分で自分の行動の責任をとるまで待てるように，両者に対する教育的かかわりが必要となるでしょう．

さらに，病棟で行われている作業療法を活用して体力をつけたり，断酒のためのミーティングに参加して仲間づくりをしたりして，断酒への決意を固めていくことも今後重要となってきます．

3）看護計画を立ててみましょう！

<短期目標>

① Aさんが，自分の意見を言えるようになる．
② 現在の自分と妻の役割と責任を明確に分けて考え，実行できる．
③ 病棟での作業療法や断酒のためのミーティングに参加できる．
④ Aさんの奥さんに対しては，Aさんが責任をとるまで待っていられるようになる．

<具体策の例>

・Aさんが自分の意見を言えるように，学生との会話のなかで「私」を主語にした文章を言うようにお互い心がける．
・Aさんと奥さんとの話し合いの場をもち，お互いにどのような役割があってその責任をどう分担するのかを決めておく．またそれを紙などに記録しておき，相互に確認できる

ようにそれぞれが持っておくようにする．
- 具体的，現実的な目標を立て，期間を区切っての見直しができるように，話し合いの場をその都度設定する．
- 問題が発生したときには，A さんと，それがだれの責任であるかを話し合う．
- A さんの奥さんに対して，手を出さず見守る大変さについて，その気持ちを理解し支持する．
- A さん，奥さんともに役割の実行と責任を果たせたときには，肯定的な評価を返す．
- 病棟での作業療法を紹介し，興味あるものから参加を促す．
- 病棟や病院で行っている断酒のためのミーティングがあれば紹介し，参加を促し，続けて参加できるように励ます．など

初期　中期　後期

そろそろ実習も終わりに近づいてきました．A さんも自分のことはほとんどできるようになり，いよいよ退院に向けての試験的な外泊と作業所や断酒会の見学となりました．A さんは学生とこれらのプログラムを一緒に立て，何かにつけて頼りにしてくれています．

外泊当日，A さんははりきって病棟を出発しました．ところが翌朝，A さんは警察に保護され，病院に戻ってきてしまいました．家に着く途中にある酒屋でお酒を買って飲んでしまい，お店の窓ガラスを割り，酩酊状態で警察に保護されてしまったのです．

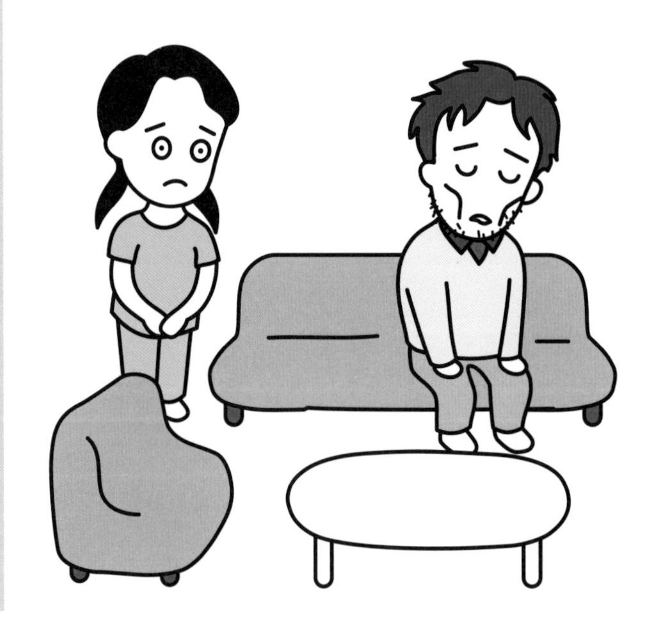

学生はあんなにはりきって出ていった A さんが，こんな形で戻って来てしまい，信じられないと同時にがっくりと落胆してしまいました．A さんはションボリとホールの椅子にひとりで座っています．学生を見つけると「学生さん悪かったよ，つい飲んじゃって…」と謝り，「どうしたらいい？」と言ってきました．

学生は自分がとても頼られている気がして，A さんの信頼に応えるにはどうしたらよいかと思うと不安になりました．

1） A さんと学生との関係の終結のために，どのような計画が立てられますか？

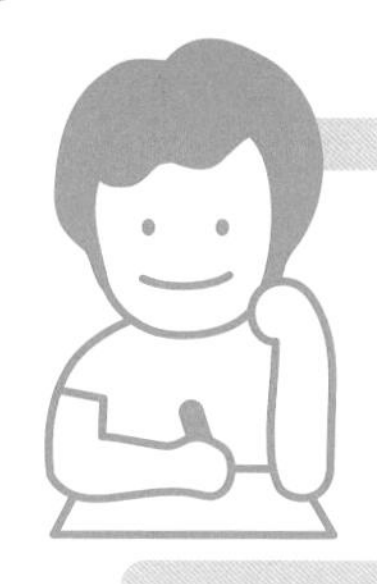

2） たとえば，次のような計画が考えられます．

① 今回の振り返りをして，何がいけなかったのかを一緒に話し会う機会を設ける．
② 今回の出来事について，だれが行動を起こし，責任をとるのかを確認する．
③ A さんが断酒への気持ちを自分の言葉で語れるように，学生はただ聞き，決意をさらに固めることができるようにする．

学生との話し合いで，A さんは今回の失敗について自分で責任をとり，奥さんと酒屋さんに謝りに行きたいと話しました．また，「やっぱり俺は酒を飲むとだめなんだ……これからは一滴だって飲まない覚悟でやりたい！」と言います．主治医は，翌日からもう一度外泊のやり直しをすることに決めました．学生は少し心配でしたが，実習最終日，外泊から無事戻った A さんは，にこやかな表情で「ちゃんとやったよ！」と学生に報告してくれました．A さんは今回の出来事で少し自信をつけたようです．「学生さんがあのとき，きちんと言ってくれてうれしかったよ．だからがんばれたんだ．酒屋さんに謝ったときは，とても気持ちがよかったよ．ありがとう」と A さんにお礼を言われ，学生はアルコール使用症患者にとって，毎日毎日の積み重ねが本当に大切なんだと実感しました．

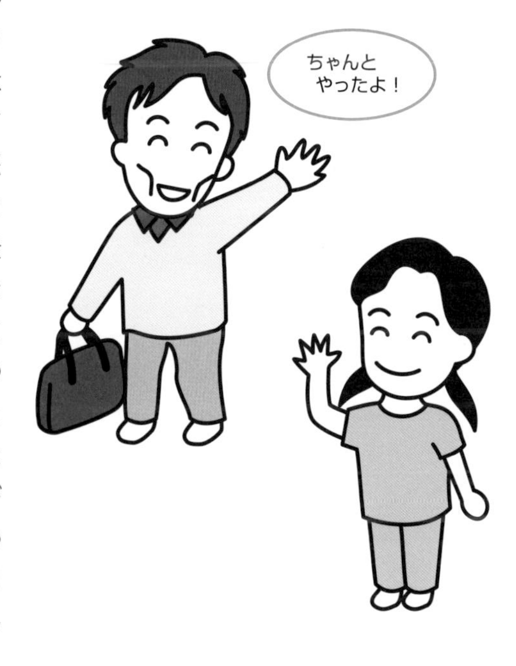

この実習を振り返って，どのような援助ができたのか考えてみましょう！

① アルコール離脱症状への援助を行った.
② A さんと奥さんの各々の役割や責任を決定し，そのように行動できるよう援助を行った.
③ A さんが自分の行動を振り返り，自分の気持ちを表現できるように促し，断酒への決意をさらに固められるよう援助を行った.

引用・参考文献

1）日本精神神経学会・日本語版用語監修，髙橋三郎，大野　裕・監訳：DSM-5-TR 精神疾患の診断・統計マニュアル．pp.535 ～ 543，医学書院，2023.
2）前掲 1)，pp.492 ～ 494，医学書院，2014.
3）島薗安雄，保崎秀雄編：精神科 MOOK アルコール依存症の治療．pp.7 ～ 13，金原出版，1994.
4）厚生省保健医療局精神保健課監修：わが国のアルコール関連問題の現状―アルコール白書．pp.285 ～ 301，厚健出版，1993.

10 身体合併症を有する高齢の統合失調症患者の看護

1. 事例紹介

Hさん，78歳の男性．家族とは絶縁状態でほとんど交流がない．

28歳頃に仕事の失敗から，「電波が襲ってくる」と訴えるようになり，幻覚・妄想状態となった．統合失調症と診断され，入退院を繰り返しながら，単身生活をしていた．不安やストレスが高まると暴飲暴食をして生活が乱れ，服薬を中断してしまうことにより妄想が再燃する傾向があった．

70歳頃より，金銭や服薬の管理に時間がかかるようになり，数年で徐々にセルフケアの低下がみられていた．また，義歯が合わなくなったことをきっかけに，食事をカップ麺で済ますことが多くなった．「足に電波が襲ってくる」と話し，足指の屈曲や爪の変形がみられた．そのため，検査および生活の立て直しを目的として入院した．

入院時の検査で，改訂長谷川式簡易認知機能評価スケール（付録1：「身体的検査と心理テスト」参照）は，21点と境界域であった（p.198コラム「認知症」参照）．また，空腹時血糖値250mg/dL，HbA1c 7.2％であり，糖尿病と診断された．「足に電波が襲ってくる」という訴えは，糖尿病神経障害の足先のしびれや屈曲の違和感によるものであることがわかった．爪の変形は，糖尿病の影響により，細菌への抵抗力が弱まったことよる白癬症であった．

入院して2カ月が経過し，食事療法と薬物療法により，血糖コントロールが良好になった．今後も単身生活を希望しているが，食事療法や薬物療法の理解が不十分であり，自己管理が困難と思われる．

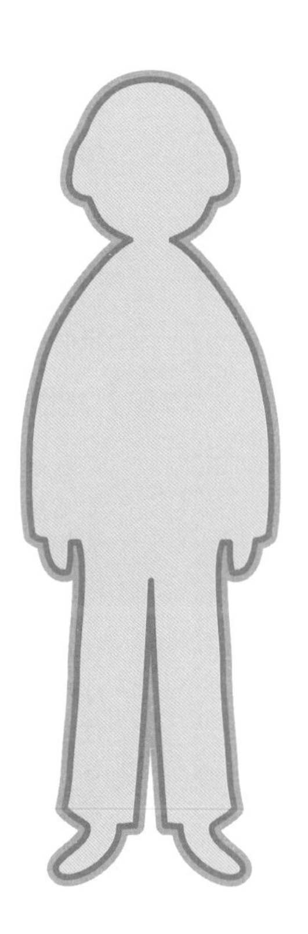

2. ここで統合失調症について復習してみましょう！

DSM-5-TR診断基準

統合失調症のDSM-5-TR診断基準については，統合失調症急性期の患者の看護（P.97）を参照のこと．

精神障害者に起こりやすい身体合併症

精神障害者に起こりやすい身体合併症には以下のようなものがある．

① 向精神薬の副作用による身体合併症（例：イレウス，悪性症候群，ジスキネジアなど）．（付録2：「精神科で使われる主な薬剤とその副作用」参照）

② 精神疾患に併発しやすい身体合併症（例：糖尿病，脂質異常症，肺炎など）

③ 精神症状により誘発される身体合併症（例：自殺企図による骨折，アルコール使用症によ

る肝炎など）

コラム *精神障害者と身体合併症*

精神障害者は，向精神薬の長期服用による身体への負荷や副作用により，身体合併症を併発しやすい．特に，非定型抗精神病薬のなかには，高血糖や体重増加の副作用があるものがあるため，注意が必要である．

また，行動制限や精神症状による活動低下に加えて，嗜好品を過剰摂取するなどの偏った食生活に陥りやすいことも影響している．精神障害をもつことによりセルフケアが低下しがちになること，経済的にも不利な状況に置かれやすいこと，また疾患の知識が得られにくく対処が遅れがちになることも，身体合併症の発症や悪化のリスクを高めている．

コラム *認知症（神経認知障害）*

精神科病棟では，患者の高齢化がすすんでおり，身体合併症や認知症を合併する患者が増加しているため，その看護の重要性が高まっている．特に，長期入院の高齢患者に認知症を併発するケースがあり，精神科病棟で認知症患者に出会うことも多い．

認知症とは，後天的な脳の障害によって認知機能が持続的に低下し，日常生活に支障をきたす状態である．DSM-5-TR では，神経認知障害群（NCDs：Neurocognitive disorders）に分類される．6 つの主要な神経認知領域（複雑性注意，実行機能，学習および記憶，言語，知覚-運動，社会認知）の水準が判定され，日常生活の自立度に応じて，認知症（Major Neurocognitive Disorder）と，軽度認知障害（Mild Neurocognitive disorder）とに分類される[1)]．

早期の治療開始が重要であるため，看護師には，日頃から患者の認知機能のアセスメントを実施することが求められる．代表的なアセスメントツールとして，改訂長谷川式簡易認知機能評価スケール（HDS - R）やミニメンタルステート検査（MMSE）（付録 1：「身体的検査と心理テスト」参照）がある．

3. 看護のポイント

さて，H さんに対してどのような看護を展開していったらよいのでしょうか？

たとえば，このような看護が考えられます．

1）身体合併症による全身状態のアセスメント

精神疾患を有する人は，身体合併症による身体症状を適切に訴えられないことがある．H さんが，糖尿病神経障害による足のしびれを「足に電波が襲ってくる」と訴えていたように，身体疾患による症状を，あたかも精神症状のような表現で訴えることがある．

また，向精神薬の影響による知覚異常で，症状を自覚できずに訴えられない場合や，コミュニケーション能力の低下により，自覚症状をうまく伝えられないことがある．

そのため，最も身近にいる看護師が，普段の患者の反応や訴え方，精神症状をふまえて，全身状態を的確に観察して把握することが重要である．そのうえで，バイタルサインや検査データと患者の訴えを確認しながら，異常値が何を意味しているかをアセスメントする．

2）身体合併症により低下したセルフケアへの援助

身体合併症による身体機能の低下や身体症状によって，セルフケアが低下している状態にある．身体合併症の経過を見通し，その症状が一時的なものか，長期に続く可能性があるものなのかを考慮して援助する．症状が長期的に続きそうな場合，低下したセルフケアを患者自身が補えるような方法を一緒に検討する．また，患者が心地よいと感じられるケアや，不快な症状を取り除くような身体ケアを積極的に取り入れることは，コミュニケーションの促進や信頼関係の構築に役立つ．

3）身体合併症による症状・検査・治療の不安を軽減し，理解を促す援助

だれでも自分がかかった病気をすぐに受け入れることは難しく，これまでにない身体の変化や身体症状に戸惑い，検査や治療に不安を感じる．そのため，身体合併症によって不安になることは当然であることを保証し，その不安を受け止め，見通しを示すことで不安を軽減する．

特に，精神疾患を有する人は，身体合併症の症状や検査・治療の必要性を理解することが困難な傾向にあり，不安になりやすい．一般的な説明だけでなく，患者の関心に合わせ，今後の生活に具体的にどのような影響を及ぼすかを考慮しながら，患者の理解度に合わせた説明をする．理解度が低下している場合もあるため，説明を理解したようにみえても，実際に行動にできているかを確認しながら，繰り返し説明して治療への理解と協力を得る．

4）身体合併症に対する治療や対処行動をセルフケアに取り入れて実行できるような援助

身体合併症の治療により行動の変容を求められる場合，新たなセルフケア行動にスムーズに適応できるよう援助する．不安への対処として実施していた行動が，身体合併症の原因となっていることもある．患者にとって慣れ親しんだ習慣を変えることは難しく，苦痛や不安を伴うため，単に行動の変化や自制を促すだけではなく，合わせて苦痛や不安に対する援助を行うことも重要となる．

患者がストレスをためずに，新たな習慣として新しいセルフケア行動を身につけられられるよう，患者と相談しながら方法を検討していく．

4. 実習の展開

初期

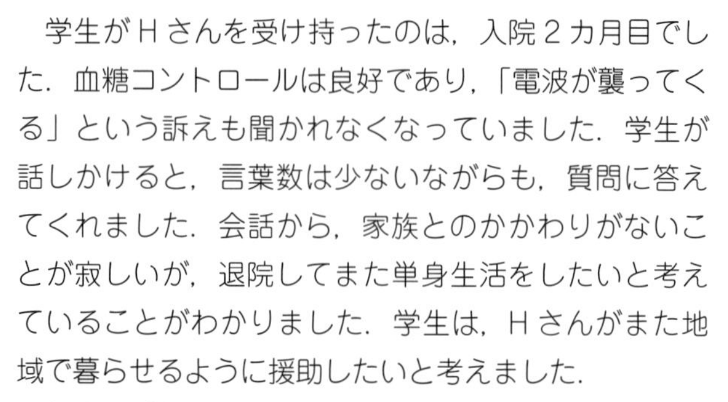

学生がＨさんを受け持ったのは，入院２カ月目でした．血糖コントロールは良好であり，「電波が襲ってくる」という訴えも聞かれなくなっていました．学生が話しかけると，言葉数は少ないながらも，質問に答えてくれました．会話から，家族とのかかわりがないことが寂しいが，退院してまた単身生活をしたいと考えていることがわかりました．学生は，Ｈさんがまた地域で暮らせるように援助したいと考えました．

担当看護師からは，糖尿病の理解が乏しく，食事療法を受けているにもかかわらず，他の患者の残した夕食を食べたり，隠れて間食をしたりすることがあることを聞いていました．

学生は，成人看護学実習で糖尿病患者の食事指導をした経験があり，Ｈさんにも糖尿病や食事療法についての理解を促したいと考えました．Ｈさんは，学生が糖尿病や食事療法の話をすると，うなずきながら聞いてくれます．ところが，食事量や間食について具体的に尋ねてみると，曖昧な返事が返ってくるのみでした．また，その日の午後に，Ｈさんが隠れてどら焼きを食べている姿を偶然見てしまい，話した内容はほとんど理解されていないことがわかり，少しがっかりしてしまいました．

学生は，Ｈさんとは良い関係をつくれているようだと感じていましたが，学生の話は聞いてくれるものの，少しも理解していない様子に，どのようにして理解を促せばよいのかわからなくなってしまいました．

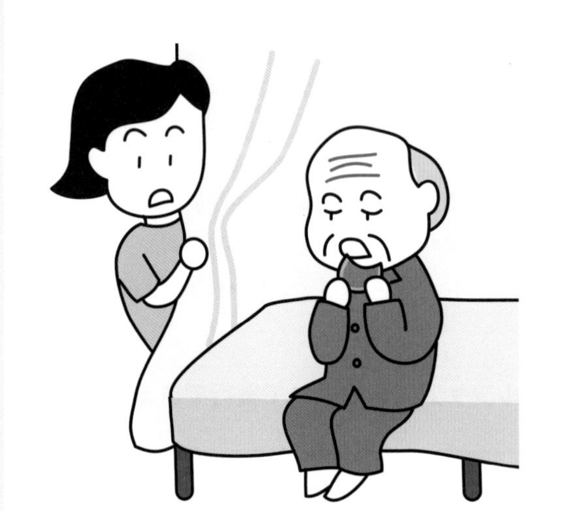

1）セルフケア行動を観察してみましょう！

セルフケア要素	レベル	観察内容
空気・水・食物・(薬)	2	身長160cm，体重67kg．1,600kcalの糖尿病食を残さず食べている．早食いであり，他の患者の残した食事を食べたり，隠れて間食をしたりすることがある．薬は食後にナースステーションに取りに来ている．
排泄	3	多飲・多尿があり，入院直後は失禁をすることがあったが，自分で更衣できていた．排尿障害はなく，下剤により定期的な排便がある．
個人衛生	2～3	白癬症による爪の変形や水疱があり，抗真菌薬を看護師が塗布している．ベッド周囲に物が出しっぱなしになっていることがあるが，声をかけると片づけを行うことができる．
活動と休息	4	足先のしびれは改善してきている．作業療法にも参加し，日中はホールでテレビを観て過ごしており，夜間は眠れている．
孤独とつきあい	2～3	他の患者とのつきあいは良好であり，身体の不自由な他の患者を助ける様子がある．間食のやりとりがある．
安全を保つ能力	2～3	自傷他害はない. 糖尿病や食事療法の必要性について理解できていないため，退院後は再び高血糖になる可能性がある.

セルフケアレベル　1：全介助　2：部分介助　3：声かけ指導　4：教育指導・支持　5：自立

2）Hさんの状態をアセスメントしてみましょう！

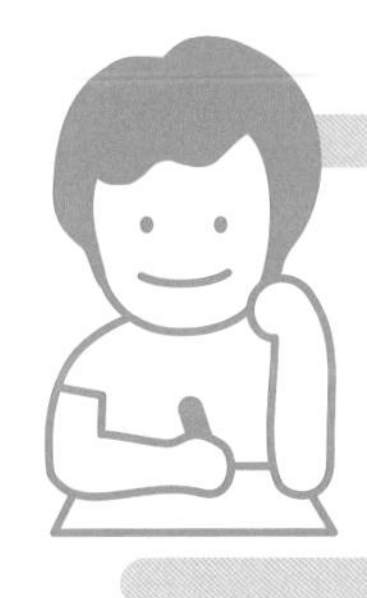

●アドバイス●

Hさんは，加齢に伴いセルフケアが徐々に低下してきており，入院が長期化するにつれて地域で単身生活を送ることが難しくなっていく状態にあります．しかし，単身生活のためには，糖尿病への対処として，新たなセルフケア行動を身につける必要があります．

精神疾患に身体疾患を合併した場合，自覚症状が乏しく，自身では困りを感じないために，治療や制限の必要性も感じられないことがよくあります．Hさんが，糖尿病についてどのように思っているのか，気持ちを聞いてみましょう．

3) 看護計画を立ててみましょう！

＜長期目標＞

援助を受けながら，服薬や食事の管理を行い，地域で安定して生活できる．

＜短期目標＞

① 地域生活を実現するために何をすればよいのかを具体的にイメージできる．

② 糖尿病の食事療法の必要性について理解し，食事制限との上手なつきあい方ができるようになる．

③ 白癬症に対するフットケアを受け，糖尿病によって起こりやすい足の症状を理解できる．

④ 日常生活に関心が向けられ，声かけでベッド周囲の片づけができる．

＜具体策の例＞

- 地域生活への思いを聞きながら，必要な準備についてＨさんと話し合うことができる．
- 糖尿病の血糖コントロールが良好であることを伝え，評価する．
- 糖尿病について，否定的な思いも表出できるよう，食事制限を守ることの大変さをねぎらいながら，気持ちを尋ねてみる．
- 白癬症のケアをしながら，糖尿病によって起こりやすい足の症状について説明する．
- ベッド周囲の片づけを忘れているときには，声をかけて見守る．
- ベッド周囲の片づけが定期的にできるように，Ｈさんと一緒に１週間のスケジュールを立ててみる．など

初期 中期

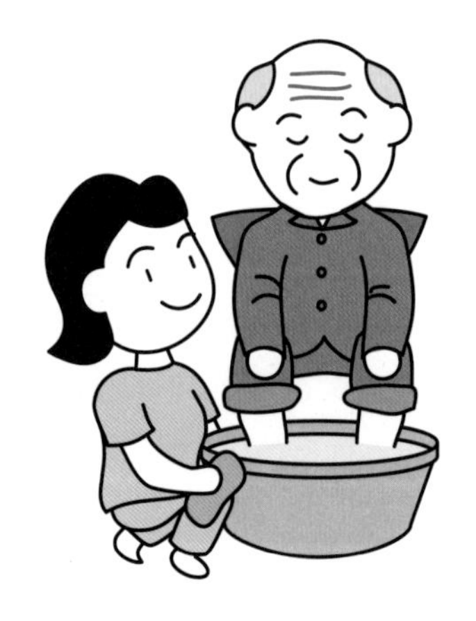

学生は，どのようにＨさんに理解を促せばよいかについて，担当看護師に相談することにしました．看護師は，これまでの統合失調症や薬物療法については，理解は曖昧だが，単身生活を続けるために治療が必要なことはわかっていることや，具体的な方法を一緒に決めれば，訪問看護の援助を受けながら実行できていたことを教えてくれました．糖尿病については，Ｈさんの楽しみが食事であるため，Ｈさんが納得して実行できる方法を，一緒に探していく必要があるというアドバイスを受けました．また，隠れて間食をしていることについて何度か指導を受けたことにより，あらたまって食事療法の話をされることが苦痛になっているのではないかと話してくれました．

学生は，足の白癬症の状態を観察し，足浴の計画を立てていたので，足浴をしながら，Ｈさんの思いを聞いてみることにしました．Ｈさんは，「気持ちいい」とリラックスした様子で，入院前に足の違和感がつらか

ったことをぽつりと話してくれました．学生は，つらさを我慢していたことをねぎらいながら，他にも困っていることはないか尋ねてみました．すると，いつも楽しみにしていたお菓子やジュースなどの間食が制限されてつらいという気持ちを話してくれました．そして，子どもの頃，今は亡くなったお母さんが，Ｈさんが落ち込んでいるときに，好物のどら焼きをくれたエピソードを懐かしそうに話してくれました．また，糖尿病食を物足りなく感じていること，つい口寂しくなってものを食べずにはいられないことを話してくれました．特に，なかなか退院の話がすすまないことが不安で，いらいらしてしまうという話を聞くことができました．

学生は，単に糖尿病の指導をすればよいのではなく，不安への援助が必要であること，口寂しくなったときにどうすればよいかなどについて，具体的に一緒に考えていく必要があることに気づきました．

1）セルフケア行動を観察してみましょう！

セルフケア要素	レベル	観察内容
空気・水・食物・（薬）	2〜3	糖尿病食に物足りなさを感じている．口渇があるときや，イライラしたときに口寂しくなる．他の患者の食事を食べることはなくなった．
排泄	4	多飲しなくなり，多尿による失禁はなくなった．
個人衛生	3〜4	フットケアを好んで受け入れ，足への関心がみられる．片づけは，声をかければ自身で行うことができる．
活動と休息	4	夜間はよく眠れているが，お腹がすいて目が覚めることがある．
孤独とつきあい	3	他の患者からは，ジュースやお菓子をもらうことがあるが，断ることもできるようになった．
安全を保つ能力	4	糖尿病について食事療法の必要性はわかっているが，血糖コントロールの具体的な方法はわからない．

セルフケアレベル　1：全介助　2：部分介助　3：声かけ指導　4：教育指導・支持　5：自立

2) Hさんの状態をアセスメントしてみましょう！

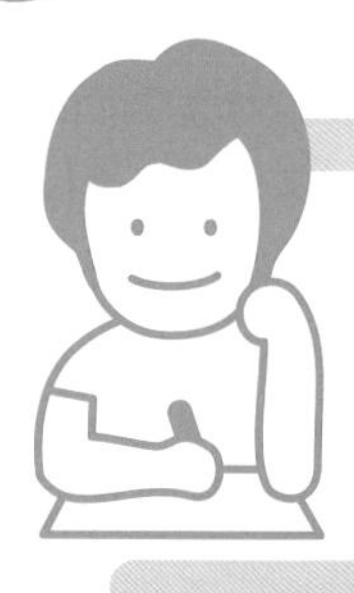

●アドバイス●

Hさんは，不安や苛立ちを軽減するための対処行動として，食事や間食をしていたと考えられます．単に行動の変化や自己コントロールを促すだけではなく，不安や苛立ちが高まる要因を減らし，他の方法で問題解決を図ることができるような援助が必要になります．また，食事療法が過度なストレスにならないように，制限の範囲内で可能な工夫を検討してみましょう．

3) 看護計画を立ててみましょう！

<短期目標>

① 退院や身体合併症についての不安や苛立ちを表出できる．
② 不安や苛立ちに対し，医療スタッフに相談しながら，現実的な対処行動がとれる．
③ 食事制限の範囲内で嗜好を取り入れることができる．

<具体策の例>

・地域生活や身体合併症についてどのようなことが不安であるか，具体的に話すことができたときには，気持ちを受け止め，表出できたことを認める．
・不安や苛立ちの内容について，どのようなことができるか一緒に話し合ってみる．
・血糖コントロールが良好であることを評価し，Hさんの嗜好をふまえ，食事制限の範囲内で工夫できる点がないかを検討する．など

初期　中期　**後期**

学生は，Hさんの血糖コントロールが良好であることに着目し，担当看護師と栄養士に相談しながら，1日160kcalまでの間食をHさん自身が決められるように調整することができました．学生は，現在の食事療法について説明しながら，間食が可能になったことを伝えました．Hさんは，間食ができることをとても喜び，学生とカロリーを確かめながら，売店でおやつを

購入しました．笑顔でいきいきと売店でお菓子を選ぶＨさんの様子に，学生も嬉しくなりました．何度も間食の選び方を繰り返し伝えることにより，160kcal の範囲内で，間食の組み合わせを選ぶことができるようになりました．

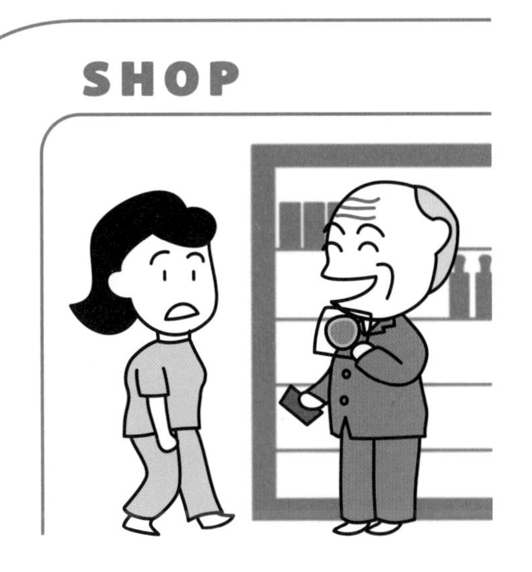

学生は，説明しても理解をしていることが感じられないＨさんの様子に，看護をしている実感がもてず悩んだ時期もありましたが，患者に寄り添いながらその希望に添った看護をすることの大切さが少し理解できたような気がしています．しかし，学生は，口寂しさにつながる不安の根本的な原因に対しても，Ｈさんが対処できるとよいと考えました．そこで，実習の終わりに，学生が感じたことをＨさんに伝えたいと思いました．

1）Ｈさんと学生との関係の終結のために，どのような計画が立てられますか？

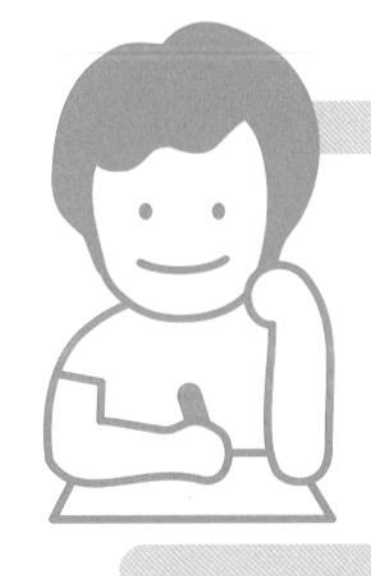

2）たとえば，次のような計画が考えられます

① 学生が受け持ってからのことを，Ｈさんがどのように感じていたかを自由に話してもらう．学生自身も，Ｈさんが学生に食事療法への思いを話してくれたこと，間食の工夫ができたことが嬉しかったことを伝える．

② 不安の原因である退院についての思いを聞いてみる．学生自身も，Ｈさんが，間食で不安や苛立ちの軽減を図るだけでなく，退院への思いを医療スタッフに話して，解決に向けて行動してほしいという率直な思いを伝える．

その結果，Ｈさんからは，「足を洗ってくれたことが気持ちよかった．間食を一緒に選んだことが楽しかった．親身になってくれて，孫がいたらこんな感じなのかなと思った．退院のことを相談してみたい」という言葉が聞かれました．

この実習を振り返って，どのような援助ができたのか考えてみましょう！

① Ｈさんが，身体合併症による症状を理解できるよう，Ｈさんの希望に添いながら援助した．
② 身体合併症の症状を毎日観察し，症状に合った援助ができた（足浴）．
③ Ｈさんが，身体合併症による生活上の制限とうまくつきあっていけるよう工夫した．Ｈさんの不安や苛立ちを軽減できた．

引用・参考文献

1）日本精神神経学会・日本語版用語監修，高橋三郎，大野　裕・監訳：DSM-5-TR 精神疾患の診断・統計マニュアル．pp.648 ～ 712，医学書院，2023.
2）日本糖尿病学会編：科学的根拠に基づく糖尿病診療ガイドライン 2013．pp.7 ～ 17，南江堂，2013.

11 外来におけるうつ病患者の看護

1．事例紹介

Nさん，27歳の女性．一人暮らし．

学生の頃から成績が優秀で，大学卒業後は大手の企業に就職した．就職後は，順調に仕事をこなしていた．

昨年，部署異動になり，慣れない仕事にストレスを感じていた．がんばり屋のNさんは，完璧な企画書を書いて，上司や同僚に認めてもらわなければならないと思い，深夜まで残業をする日々が続いていた．徐々に頭痛や下痢がひどくなり，仕事を休みがちになっていった．しだいに，常に仕事のことが頭から離れず，眠れない，急に涙が出る，仕事のプレッシャーから「消えてしまいたい」と思う希死念慮などが出現した．ある朝，頭痛がひどく，起きることができなくなってしまった．

Nさんを心配した上司から受診を勧められ，近医を受診した．受診の結果，抑うつ気分，希死念慮，不眠などが認められ，うつ病と診断され，1カ月間の自宅療養となった．入院はせずに定期的に外来通院を行い，薬物療法を受けることで，徐々に精神状態は安定してきている．外来では，集団認知行動療法に参加している．

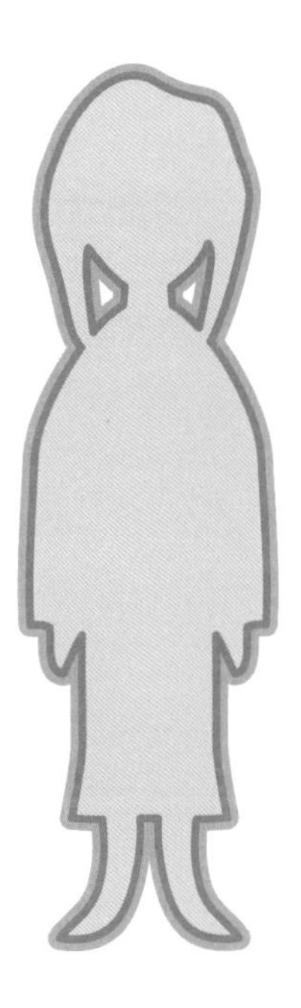

2．ここでうつ病と認知行動療法について復習してみましょう！[1,2)]

DSM-5-TR診断基準

うつ病のDSM-5-TR診断基準については，うつ病患者の看護（p.141）を参照のこと．

認知行動療法

認知行動療法では，「環境（状況）と個人の相互作用」と「個人内相互作用（認知，気分，身体，行動の4要素間の相互作用）」という2つの視点から，生活上の体験を理解する（**図2-3-4**）．

たとえば，入学試験が近づいたとき（**環境（状況）**）に，「試験に合格できないに違いない．自分は能力がない」（**認知**）と考え，気分が落ち込み（**気分**），頭痛や腹痛が生じ（**身体**），勉強に集中することができなくなり，勉強が手につかなくなる（**行動**）という悪循環が生まれる．

認知面への働きかけとしては，「試験に合格できないに違いない」という瞬間的に頭に浮かぶ考えやイメージ（**自動思考**）と，自分には能力がないと考える心の底にある信念（**スキーマ**）に気づき，自動思考の背後にある理由と，自動思考を跳ね返す考え（**反証**）について検討し，バランスのとれた考え方ができるようにする．

行動面への働きかけとしては，「どう行動すればいいのか」「どのように言えばいいのか」などに焦点を当て，行動を修正する方法を考えることができるようにする．一度に多くの問題があり，自分で整理ができないときには，問題解決策リストを作成するなどの方法がある．現実に行動ができないときには，行動計画を考え，ロールプレイを活用しながら，練習の機会をつくる．実際の日常生活場面で行動してみることを宿題にして，その結果を報告し，認知面や行動面を振り返ることで，自ら行動できるように援助していく．

認知行動療法では，患者の主体性を尊重し，患者と治療者がともに問題の解決や改善に当たっていく協同関係が重視される．考えや意見を出しやすい雰囲気をつくるとともに，患者が自分で答えを見出していけるように援助することが大切である．

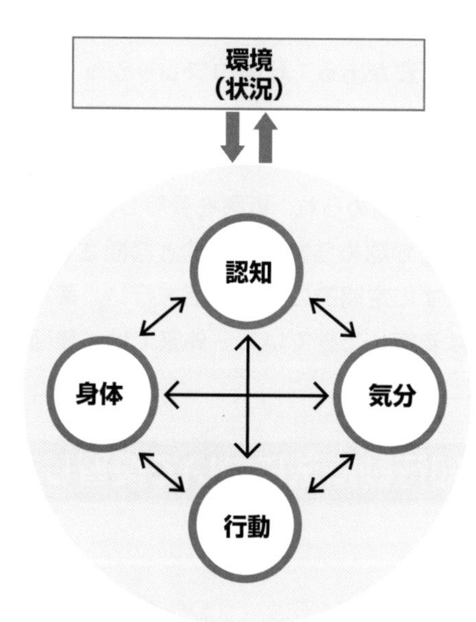

図 2-3-4　生活体験の 5 つの領域とその関連

（岡田佳詠：進め方と方法がはっきりわかる看護のための認知行動療法．p.19，医学書院，2011 より一部改変のうえ引用）

うつ病患者の特徴

うつ病患者は，認知が偏りやすいという特徴があり，それが気分，身体，行動と影響し合い，悪循環に陥っている（**表 2-3-1**）[3]．

表 2-3-1　うつ病患者の認知の偏りの特徴

感情的きめつけ	証拠もないのにネガティブな結論を引き出しやすいこと
選択的注目（こころの色眼鏡）	よいこともたくさん起こっているのに，ささいなネガティブなことに注意が向くこと
過度の一般化	わずかな出来事から広範囲のことを結論づけてしまうこと
拡大解釈と過小評価	自分がしてしまった失敗など，都合の悪いことは大きく，反対によくできていることは小さく考えること
自己非難（個人化）	本来自分に関係のない出来事まで自分のせいと考えたり，原因を必要以上に自分に関連づけて自分を責めたりすること
“0か100か”思考（白黒主義・完璧主義）	白黒つけないと気がすまない，非効率なまでに完璧を求めること
自分で実現してしまう予言	否定的な予測をして行動を制限し，その結果失敗すること

（大野　裕：平成 21 年度厚生労働科学研究費補助金（こころの健康科学研究事業）「精神療法の実施方法と有効性に関する研究」うつ病の認知療法・認知行動療法（患者さんのための資料）．p13，2009 より一部引用）[3]

3．外来看護のポイント

ここでは，外来看護のポイントについてみてみましょう．

たとえば，このような看護が考えられます．

1）安心して受診できるための援助

外来には，さまざまな疾患や悩みをもった多くの患者が来院する．不安や焦燥感のために，何度も診察時間を確認する人や，イライラが募り，家族と口論する人もいる．安心して受診できるように，外来の待合室を静かで穏やかな雰囲気に保つようにする．大きな声での会話や，子どもが騒いでいる場合には，早めに声をかけることが必要である．

初めて精神科を受診する患者や家族は，待ち時間のあいだに強い不安や緊張状態に置かれている．看護師が，温かな態度で接することは，患者や家族に安心感を提供することになる．

2）症状悪化の早期発見，事故防止

表情が険しい，イライラして何度も外来の順番を確認してくるなどの様子から，症状悪化の兆候を早期に発見する．受診を待っている人のなかに，自傷や他害の危険があるなど，緊急な対応が必要な患者がいないかも観察する．

自殺念慮を有しているなど，自分自身の安全を保つ力が脅かされていると思われる患者がいる場合には（コラム「自殺予防」「自殺対策基本法」参照），待合室だけではなく，死角になる場所やトイレの巡視などを行い，事故防止に努める．

コラム *自殺予防*[4)]

患者の自殺を予防するために，適切なアセスメントが大切である．自殺に追い込まれる人の強い孤立感や，自分の存在価値を認められない無価値観の心理を理解するようにする．また，自殺念慮，自殺未遂歴，サポートの不足などの自殺の危険因子について情報収集をする．自殺を話題にすることは，看護師に心理的抵抗を起こさせることがあるが，自殺念慮をもつ患者の気持ちを受け止めることができるように，日頃から自分自身のもつ自殺に対する恐れ，できれば避けたい気持ちなどを意識化しておくことが役に立つ．

コラム *自殺対策基本法*

自殺対策基本法（2006 年成立）は，自殺防止対策および自殺者の親族らに対する支援を充実させ，健康で生きがいをもって暮らすことのできる社会を築くことを目的としている．法律の具体的な指針となる自殺総合対策大綱には，「誰も自殺に追い込まれることのない社会」を実現するために，若年層や自殺未遂者への具体的な対策が示されている．

3）生活上の困りごとの把握と継続的な支援

1 日に，多くの患者が来院する外来では，病棟のようにすべての患者に看護師の担当をつけることは難しいが，特に気になる患者や継続的な援助が必要な患者には，担当をつけて援助することもできる．病状が生活に及ぼす影響が大きいときや，生活の環境が変わったときなどに，生活上の困りごとを把握できるよう外来相談などの場をつくり，患者の生活を継続的に支援する．

4）他職種や地域社会との連携

外来は，精神的な問題を抱えた人や家族にとって最初の相談窓口である．外来受診を拒んでいる患者を，病院に連れて行けずに困っている家族から電話相談があることもある．あるいは地域で精神障害者を支援している保健師から相談があることもある．外来は，地域と病院をつなぐ架け橋の役割を担っている．

外来通院中に仕事を失うことで経済的な問題を抱える人もいる．家族の高齢化や病気などで患者を支える環境が変化する場合もある．生活条件や環境が変わっても地域での暮らしを維持できるように，精神保健福祉士などと連携をとり，さまざまなサービスや社会資源に患者や家族をつなげるようにする．うつ病患者を主たる対象者とした職場復帰支援（リワーク支援）（コラム参照）などについて知っておくことも役立つ．

コラム *職場復帰支援（リワーク支援）*

リワーク支援は，復職を希望する精神障害者，なかでも特にうつ病患者を対象とした就労支援プログラムである．精神科クリニックなどの医療機関，地域障害者職業センター（付録3「精神障害者が利用できる主な社会資源」参照），NPO 法人などが実施している．症状の回復に向けて段階的なプログラムを組み，協働作業や役割分担を通して対人関係スキルを獲得したり，疾病教育や心理教育を通してセルフケア能力を向上させたりして，職場復帰のために必要な知識とスキルを習得できるようにする．

4. 実習の展開

実習場面1

学生は，精神科の外来へ見学実習に行きました．大勢の患者さんを目にして，緊張してきました．看護師長は学生を見つけると，明るく話しかけてくれました．

はじめに看護師長から，外来看護師の役割について説明を受けました．外来看護師は，窓口に来る人に対応するだけでなく，症状が不安定な患者さんを察知して声をかけることも大切だそうです．また，患者さんからの電話に応対したり，家族からの相談に乗ったりすることもあるということでした．

学生は，N さんを紹介していただくことになりました．N さんは，前回の受診時は何か悩んでいる様子で表情が硬く，頭痛や下痢を訴えていたそうです．そのことに気づいた看護師長が，N さんに声をかけると，N さんは，「仕事のことが気になり，自宅でもゆっくり休めていなかったんです」と話してくれたそうです．そのため看護師長は，「今はゆっくりと休むことが

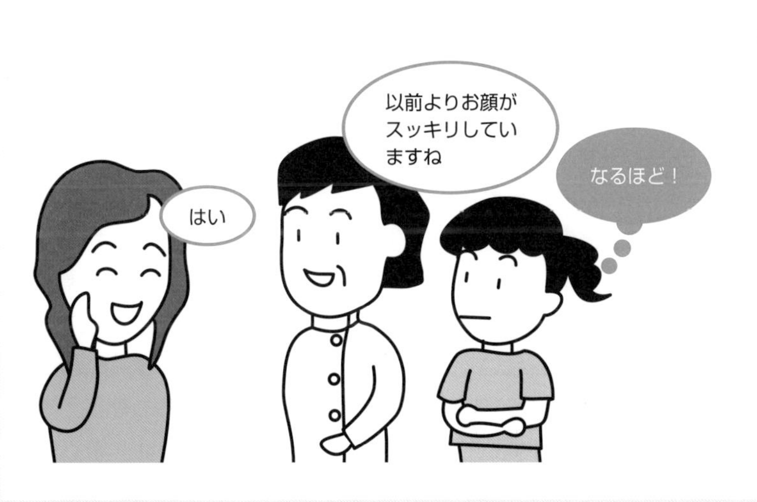

大切な時期ですよ」と伝えたそうです．

学生が見ていると看護師長は，N さんに「以前よりお顔がすっきりしていますね．調子がよいみたいでよかったです」と笑顔で声をかけていました．N さんも「ありがとうございます．このあいだは看護師長さんに話を聞いてもらえてよかったです．今は仕事のことは考えずに，ゆっくり休んでいます」とハキハキとうれしそうに返事をしていました．学生は，看護師長の応対から，その時々の患者さんの様子を的確にとらえて応対することが大切なのだと学びました．

●アドバイス●

精神科外来には，さまざまな背景をもった人が受診をします．自分の意志で受診する人，自分では病気と思っていないのに家族が困ったり心配したりして連れてこられて受診する人，精神的な問題だけでなく身体的合併症をもった人などさまざまな人がいます[5]．精神科は障害の特徴から継続した通院が必要になるため，外来看護師は，安心して外来受診が継続できるよう援助を行います．

N さんは，もともと成績が優秀で，仕事も順調にこなしてきました．N さんは，「上司や同僚に認められる企画書をつくらなければならない」と考えて仕事をがんばってきました．このように完璧主義の N さんは，休職中も仕事ができない自分を責め，罪悪感を抱いてしまい，ゆっくり自宅療養ができていませんでした．看護師長は，N さんの硬い表情に気づいたため，N さんに自分から声をかけました．

実習場面 2

その日の午後，学生はうつ病患者を対象とした集団認知行動療法を見学することになりました．集団認知行動療法には，5，6 人の女性が参加しており，輪になって座っていました．

今日の集団認知行動療法のテーマは，「自分の考え方の特徴に気づく」というものでした．事例提供者の N さんは，「私は企画書が通らないと，とても落ち込みます．上司から『能力がない人間だ』と言われた気がして，仕事から外されるかもしれない，もうおしまいだ，と悲しくなります」とうつむいて話していました．学生は，しっかりした印象の N さんでも，仕事の場面では違う一面をもっていることを知り，驚きました．

話し合いでは，看護師は相槌をうったり，発言を促したりしていました．他の参加者が，「私も仕事で間違いを指摘されると落ち込みます．N さんは，慣れない仕事をしているので，はじめからうまくいかなくても当たり前だと思います」と発言しました．また他の参加者は，「上司は，Nさんの企画書をすべてだめだと言っているのではなく，よくするためにアドバイスしてくれたのだと思います」と言いました．Nさんは，他の参加者の発言をうなずきながら聞いていました．

看護師は，「みなさんからいろいろな考え方がでましたね．Nさん，みなさんの意見を聞いていて，何か気づいたことがあれば教えてくれますか」と言いました．Nさんは「私は，最初から『完璧な企画書をつくらなければいけない』と自分にプレッシャーをかけていたことに気づきました」と発言しました．

集団認知行動療法が終わったあと，Nさんは学生に「私は勝手に自分を追い込んでいたことに気づきました．肩に入っていた力がすーっと抜けた気がします．がんばりすぎないことが大切ですね」と穏やかな表情で話してくれました．

学生は，参加者同士の話し合いが，Nさんの気づきにつながったのだと納得しました．そして，自分も「レポートは完璧に書かなければいけない」と自分に

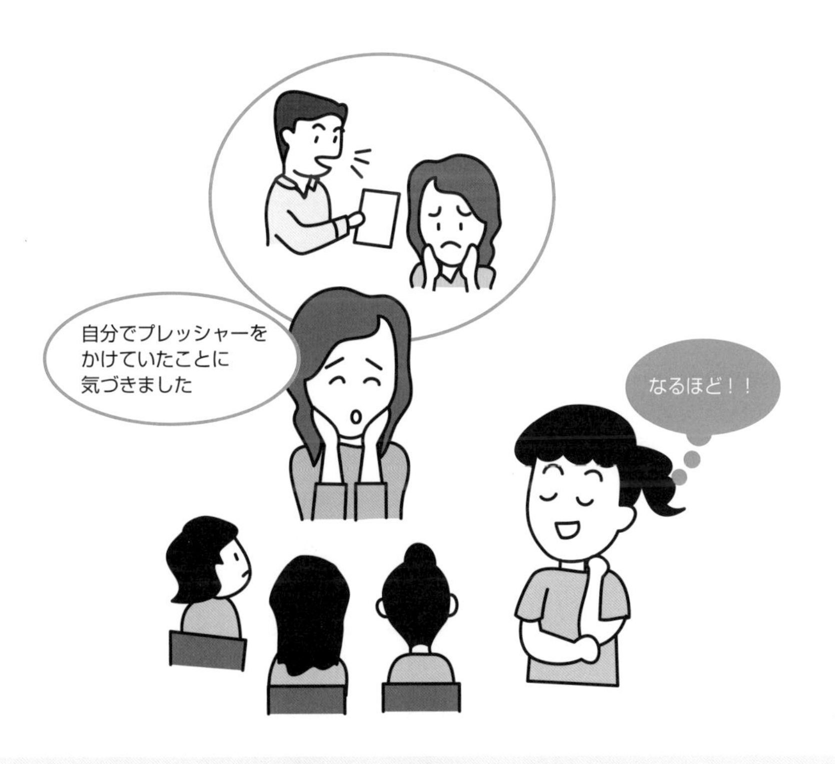

プレッシャーをかけていることを思い出し，だれにでも同じような考え方があることに気づきました．

●アドバイス●

Nさんは，他の参加者の発言によって，自分の考えの特徴に気づくことができたようです．

Nさんは，慣れない仕事の環境（状況）で，完璧な企画書を書かなければいけないという認知から，深夜まで残業をしてがんばり続けるという行動に至りました．その結果，頭痛や下痢という身体症状が出現し，落ち込みや悲しみなどの気分が強くなり，さらに抑うつ状態が悪化するという悪循環が生じていました．この悪循環を断ち切るためには，自分の自動思考に気づくことが重要です．Nさんは，他の参加者からの発言によって，自分の考えの特徴に気づき，がんばりすぎないで仕事をやっていこうと思えるようになりました．

このように，集団認知行動療法で，同じ経験をもつ人同士で話し合いをすることは，孤独感の軽減につながります．また，他の参加者の経験を参考にして，自分の考え方の特徴に気づき，行動を変えることができるようになります．その際，看護師は，参加者が発言しやすい雰囲気をつくり，それぞれが自分の経験を話しやすいようにします．さらに終了時には，肯定的なフィードバックをすることも大切です．

実習場面 3

実習終了後のカンファレンスに，看護師長も参加してくれました．学生は看護師長に，限られた外来受診の時間で患者さんにかかわるコツを質問しました．看護師長は「とてもよいことに気づきましたね．特に症状が安定しているときのことを記憶しておくのがコツですよ．すると，たとえば患者さんの表情が硬いときに，『あれ？　あの患者さんどうしたのかな』と気づきますよ」と話してくれました．学生たちからは，「わー，あんなに大勢の患者さんがいるなかで気づくのはすごいですね」と歓声にも似た声が聞かれました．

学生は，「私は最初とても緊張していましたけど，看護師長さんが明るく声をかけてくださったので，ほっとしました」と発言しました．すると，他の学生が「看護師長さんに笑顔をほめられて，Nさんもうれしそうでした」と言い，「看護師の温かな声かけが，患者さんに安心感を提供しているのですね」と言いました．

最後に学生は「看護師長さんからの声かけと集団認知行動療法を通して，Nさんのおだやかな笑顔が見られてうれしかったです．私も時々，完璧を目指しているときがあるので，自分も同じだと気づきました．少し手を抜いてもいいんだなと思いました」と発言しました．

　カンファレンスで外来看護の奥深さを学んだ学生は，とても充実した気分で実習を終えることができました．

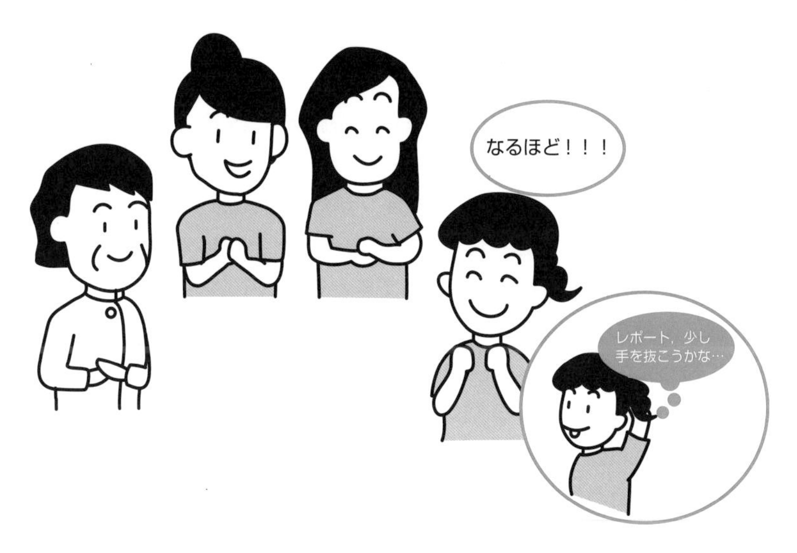

どのようなことがNさんの援助となったのか考えてみましょう！

① 看護師長がNさんの症状の変化に気づき，人としての関心をもって働きかけたことで，Nさんは心が癒された．その結果，安心して自宅休養し，外来受診を継続することができた．
② 集団認知行動療法に参加したことで，Nさんは自分の考え方の特徴を知り，今後どのように行動すればよいか考えることができた．
③ Nさんは他の患者からのサポートを受けることで，同じ悩みをもつ人の存在を知り，回復への意欲をもつことができた．

引用・参考文献

1）岡田佳詠：進め方と方法がはっきりわかる看護のための認知行動療法．医学書院，2011．
2）秋山　剛・大野裕監修：さあ！はじめよう　うつ病の集団認知行動療法．医学映像教育センター，2008．
3）大野　裕：平成21年度厚生労働科学研究費補助金（こころの健康科学研究事業）「精神療法の実施方法と有効性に関する研究」うつ病の認知療法・認知行動療法患者さんのための資料．p.13，2009．
4）田中美恵子編：自殺の看護．pp76～86，すぴか書房，2010．
5）田中美恵子編著：精神障害者の退院計画と地域支援．医歯薬出版，2009．

12 地域で暮らす精神障害者への援助 I
就労継続支援事業所

1. 事例紹介

Oさん，35歳の男性．両親との3人暮らし．

大学を卒業後家電メーカーに就職したが，仕事に就いて2年目の夏，転勤先で周囲に噂されているように感じはじめたことをきっかけに調子が悪くなり，精神科に入院した．会社はしばらくして退職し，これまでに3回の入退院を繰り返している．この間に障害者2級の認定を受けて障害年金を受給している．現在は，3回目の退院から約1年が経過しているところである．

退院してからは実家で暮らしている．退院時，ソーシャルワーカーに就労継続支援事業所を紹介され，現在，月曜から金曜までG事業所に通っている．事業所では主に袋作りなどの簡単な軽作業を行っており，作業賃金は少ないものの，レクリエーションがたくさんあり，利用者同士の仲がよいので，いいところに来られてよかったと感じている．この1年で低下していた体力もだいぶ戻ってきた気がしている．

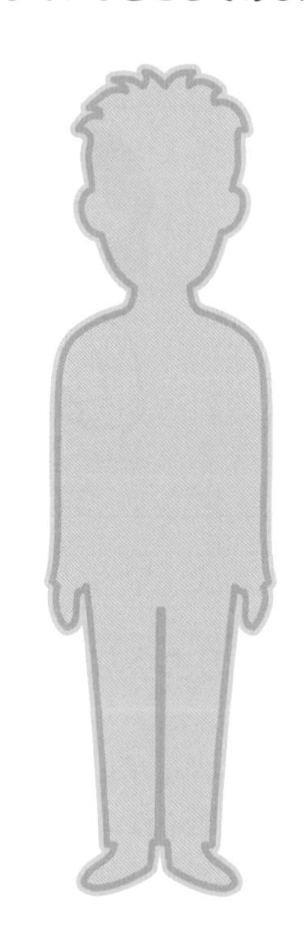

退院した当初は週に1度の外来通院をしていたが，半年が経過した頃より2週に1度になった．薬も朝・昼・夕・寝る前と1日4回飲んでいたのが，現在は朝・夕・寝る前の3回に減り，副作用と説明されていた眠気やだるさもだいぶ少なくなってきた．また退院時に主治医から，話を聞いてもらうという目的で訪問看護を利用してはどうかという話があり，病院に隣接する訪問看護ステーションを紹介され，現在は月に1度，訪問看護師が来ている．母親が糖尿病なので，そのことも相談に乗ってもらっている．

妹が1人おり，すでに結婚して2人の子どもがいる．時々子どもを連れて家まで遊びに来る．今はまだ無理かもしれないが，自分もいつかは仕事に就いて結婚し，両親の面倒をみていきたいと考えている．

2. ここで精神障害について復習してみましょう！

地域施設の実習では，病院実習と違い利用者の疾患についての情報を得ることは少ない．ここでは一般的な知識として，精神障害と，統合失調症の再発のメカニズムについて復習し，そのことにより地域で暮らす精神障害者が健康上あるいは生活上で，どのような援助を必要としているのかを理解する．

1）精神障害

ここでは，国際生活機能分類（コラム参照）の枠組みに基づき，精神障害における障害（生活機能の低下）の内容を表 2-3-2 に示す．これらの障害は，個人の健康状態*1 や，環境因子*2・個人因子*3 と相互に関連し合っている[1)]．

表 2-3-2 精神障害における障害（生活機能の低下）の内容（統合失調症を中心として）

機能障害	認知障害：陽性症状（妄想・幻覚・緊張病症状など）や，陰性症状による思考障害，意欲の障害，感情障害（思考の貧困化・意欲の低下・感情の平板化など）
活動制限と参加制約	認知障害に伴う学習と知識の応用の制限，課題遂行の制限（日課，ストレスへの対処など），コミュニケーションの制限（言葉の理解，表出，会話，ディスカッションなど），移動の制限（交通機関の利用など），セルフケアの制限（食事，排泄，入浴，更衣，健康管理など），家庭生活の制限（住居の入手，買い物，調理，家事，家庭用品の管理，他者への援助など），対人関係の制限（家族・隣人・学校や職場でのつきあいなど），生活領域の制限（学校教育，就労など），社会生活・市民生活の制限（団体への所属，レジャー，宗教活動，政治活動，権利の享受など）

*1 健康状態：病気，変調，傷害，ケガなど
*2 環境因子：生活を送るうえでの物理的な環境や社会的な環境，人々の社会的な態度など
*3 個人因子：性別，人種，年齢，ライフスタイル，教育歴，職業など，個人の生活の背景

コラム　*国際生活機能分類（ICF）*

わが国においては，1993 年の障害者基本法の成立により，初めて精神障害者が障害者として法的に位置づけられた．世界保健機構（WHO）は，2001 年に，「国際障害分類（ICIDH）」（1980）の改定版として「国際生活機能分類（ICF：International Classification of Functioning, Disability and Health）」を発表した．ICF は，すべての人の健康に関連した構成要素を扱うものであり，人が「生きる」ことを「生活機能 functioning」としてとらえる．「生活機能」は，「心身機能・身体構造」「活動」「参加」という 3 つのレベルから構成され，それらが低下

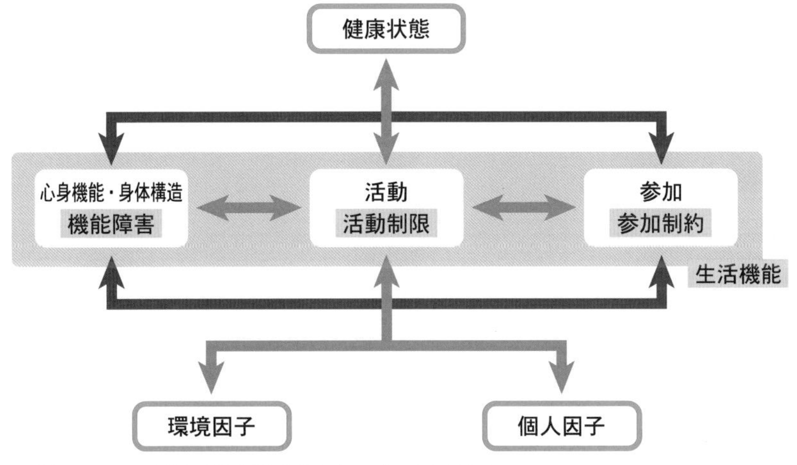

図 2-3-5 国際生活機能分類（ICF）のモデル（文献 1，p.17 より一部改変）

（つづく）

した状態がそれぞれ「機能障害 impairments」「活動制限 activity limitations」「参加制約 participation restrictions」であり，それらを包括して「障害（生活機能低下 disability）」とよぶ．生活機能の3つのレベル間での，また健康状態や背景因子（環境因子・個人因子）とのあいだでのダイナミックな相互作用を重視する見方が，ICFの特徴である（**図2-3-5**）[1]．

2）統合失調症の発病と再発のメカニズム（脆弱性ストレスモデル）

統合失調症の発病と再発について生物・心理・社会的な側面からとらえようとするモデルが一般的になってきているが，そのひとつに「脆弱性ストレスモデル」がある．統合失調症の発病と再発は，患者個人の生物学的な脆弱性とストレスという環境が発病促進因子となり，それを防御しようとする防御因子とのバランスによって生じるという考え方である[2]．生物学的な脆弱性としては，ドーパミン系神経伝達の機能不全や情報処理機能の障害（認知障害）が指摘されており，環境的なストレスとしては特にライフイベントや家族の感情表出（p.122コラム「家族教室・家族心理教育」参照）などが再発に関与しているといわれている．

したがって再発予防のためには，ストレスという発病促進因子を減らして，服薬，適切なサポート，ストレスへの対処技能といった防御因子を強化していけるような援助をする必要がある．

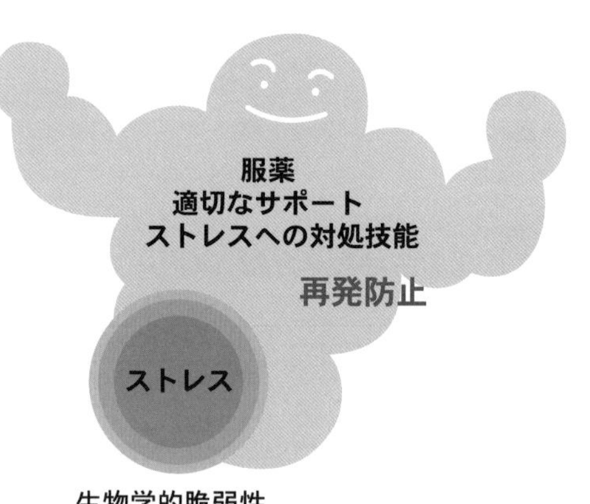

3. 看護のポイント

さて，Oさんに対してどのような看護を展開していったらよいのでしょうか？

たとえば，このような看護が考えられます．

1）本人の目標に対する援助

地域においては，本人自身がどのような生活をしたいのかが特に大切となる．どのような生活を望み，満足のできる生活を得るために今何が必要で，どのような援助を必要としているのかについて本人とよく話し合うことが大切である．そのうえで，援助を必要とする場合には，本人がすること，援助者がすることを明らかにしていく．仕事，学校，趣味などを目標にする場合でも，まず今できる小さな目標から達成するようにする．毎日作業所に通うこと，ある役割を達成すること，休息をうまくとれるようになることなど，できることから始め，徐々に自分の目標に近づいていけるようにする．そのときに，その人の特技やその人らしさを発揮して，本来もっている能力を伸ばせるような環境づくりと支援が援助者に求められる．

2) 日常生活と疾病管理への援助

家族と生活しているかあるいは一人暮らしであるか，また生活能力はどの程度あるかなど，それぞれの生活状況をみながら必要な支援を決定していく．ある人は食事の提供をはじめとする生活援助を必要としているかもしれないし，ある人は少しの支援があればほとんど自立した生活を送ることができるかもしれない．しかし，症状と生活能力は常に安定しているとは限らず，良いときもあれば悪いときもある．このような症状や生活能力の変化を理解し，必要なときにそれに応じた援助を提供し，必要がなくなれば援助の手を引いていくという臨機応変で柔軟な支援体制を整えていくことが重要となる．

3) 日々生じる問題に対する援助

地域においては，家族や友人とのトラブルなど，毎日の暮らしのなかで突然生じる生活上のさまざまな問題に対して，その解決のための支援が求められることがある．突発的に生じる出来事がストレス因子となり再発に至ることもありうる．地域においては日々生じる具体的な問題に対して，本人なりの問題解決が図れるよう援助することが重要となる．

4) 本人が利用できる社会資源の調整

地域生活においては，さまざまな社会資源や支援者を活用することになる．援助者には本人が必要とする社会福祉サービスなどの社会資源（付録3：「精神障害者が利用できる

コラム *セルフヘルプグループ*

病気や障害などの生活上の問題をもっているメンバー同士のセルフヘルプを生み出し推進するためにメンバー自身によって組織され，運営されている自立性と継続性を有する活動体である[3]．セルフヘルプには，①個人による自助，独立の意味と，②相互援助，共同の意味があり，したがってセルフヘルプグループは「自分のことは自分でする」self-help と「相互に助け合う」mutual help が組み合わされて「仲間同士が支え合うグループ」と考えることができる[4]．自助グループ，当事者組織などともよばれる．精神保健領域における代表的なセルフヘルプグループには，全国精神障害者団体連合会や全国精神障害者家族会連合会，アルコホーリック・アノニマス（AA；alcoholics anonymous），断酒会，ダルク（DARC；drug addiction rehabilitation center）などがある．

主な社会資源」参照）が何かをアセスメントし，利用できるように援助していく役割がある．しかしこうした社会資源や支援者の利用は，あくまで本人自身の選択と自己決定によってすすめられるものである（**図 2-3-6**）．援助者は，本人の選択と自己決定を尊重し，その人が自己決定能力を高められるよう支援することが大切である．地域においては専門職によって運営される社会資源だけでなく，セルフヘルプグループ（コラム参照）やボランティア，近隣の住民，友人などが多様な生活上のニーズに応えるサポート源となっている．

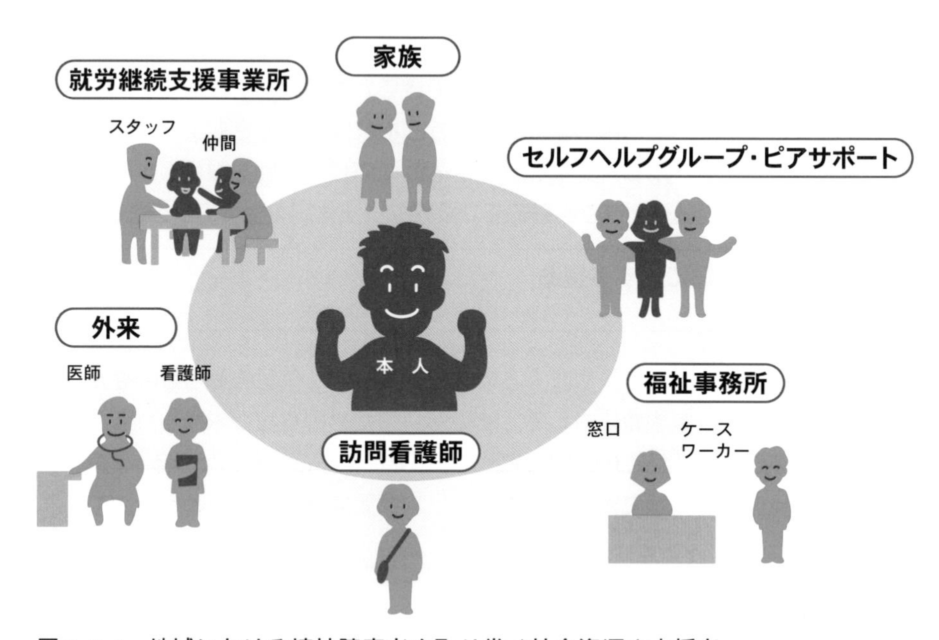

図 2-3-6　地域における精神障害者を取り巻く社会資源や支援者

4. 実習の展開

実習場面 1

学生は G 事業所で 3 日間の実習を行うことになりました．事業所では 1 日自由に作業に参加することになっており，何となくやさしい雰囲気のある O さんのことが気になったので，学生は自分から話しかけて隣に座って作業をしました．O さんはあまり自分から話をしませんが，他の人の話はおもしろいようでニコニコしながら聞いています．しかし，作業が終了すると職員に対して，「薬が合わない」と繰り返し言っています．O さん自身，医師に外来で相談したとのことですが，医師からは「薬は変えてないし，前と比べて特に変わっ

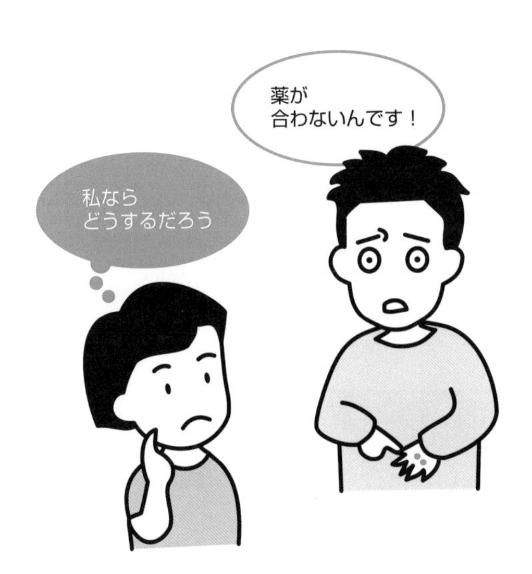

たところはないですよ」と言われたそうです．学生は，もし自分が職員であったらどのようにかかわれるのだろうかと思いました．

あなたならどのように考えますか？

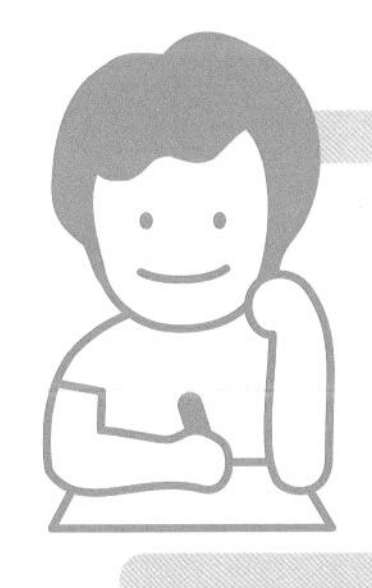

●アドバイス●

現在のＯさんの状況は，疾病の経過でいえば寛解期の後期（p.97 参照）にあたります．現在は，事業所内での役割や人間関係を通じて，もともとＯさんがもっている能力を発揮できるように，心理社会的リハビリテーションを行っている段階であるといえます．現在も機能障害にあたる精神症状に対しては，維持・再発予防を目的に，薬物療法による治療が行われていますが，疲れやすさや集中力の低下といった慢性的な陰性症状あるいは生活障害が残っている状況にあると考えられるでしょう．

本人が何かを訴える場合には，まずその問題に対処していくことが第一の解決策となりますが，対処法をさまざまに工夫しても問題が解決しない場合には，背後にその問題とは直接関係ないようにみえる心配事が隠れている場合があります．Ｏさんの場合にも，生活全般のなかで心配に思うことがないか，本人とともに家族や関係者から話を聞いてみることもよいでしょう．

実習場面 2

職員は，母親に電話をかけ，「最近お変わりないですか？」と尋ねてみました．すると，母親は最近自分の糖尿病の調子が思わしくないことを話しはじめました．母親は合併症がすすみ神経痛がひどくなっていることや，それと同時に自分が倒れたときにOさんのことをどうしたらよいのか心配でたまらないことなどを息をつく間もなく30分ほど話しました．

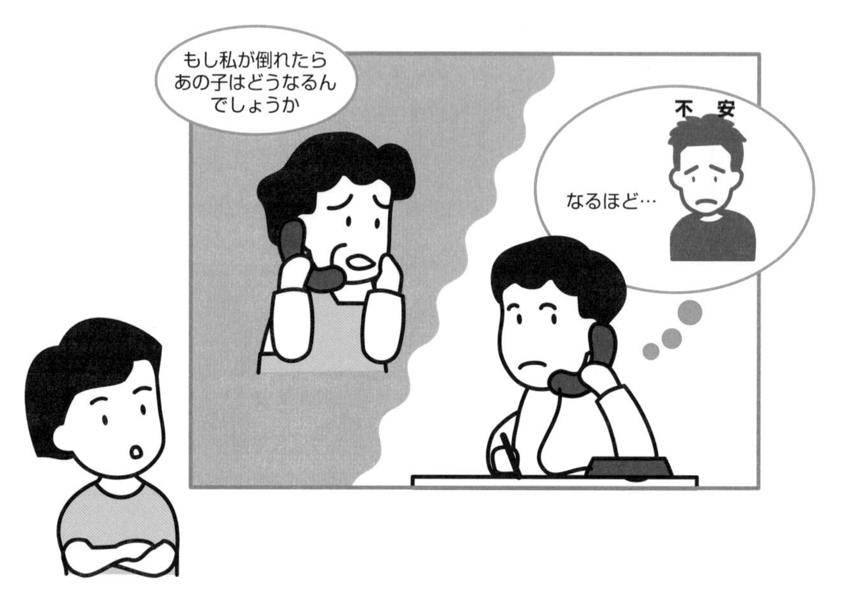

ここで，どのような援助計画が立てられますか？

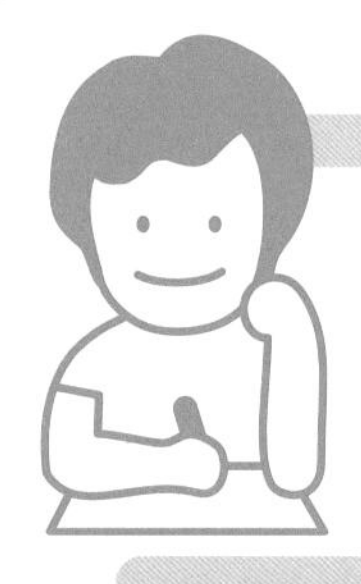

●アドバイス●

Oさんの生活のなかで，母親の病状がおもわしくなく，母親自身も不安をもっていることが明らかになりました．こうした情報を知っているということで終わらせず，Oさんとこのことについて話し合ってみる必要があるでしょう．

実習場面 3

職員はOさんと個別に面談し,「お母さんにお電話したら, 少し調子が悪いんですってね. 私もどうしてるかなあって心配してたのよ」と話を切り出しました. するとOさんは,「母の足の痛みがひどくなっていて心配なんです. 本当ならば, 自分が面倒をみなければならないのに」と話しました. 職員は「今, お母さんのことが心配なのね. 訪問看護師にも連絡して, 一緒に考えていきましょう」と伝えました.

その後, 職員は訪問看護師に連絡し, しばらくのあいだ母親自身の心配を受け止めてもらうよう頼み, 事業所では, Oさんに対してその日その日の母親の様子を尋ねるようにしました. そのようなかかわりを続けているうちに, Oさんが薬について訴えることは自然となくなっていました.

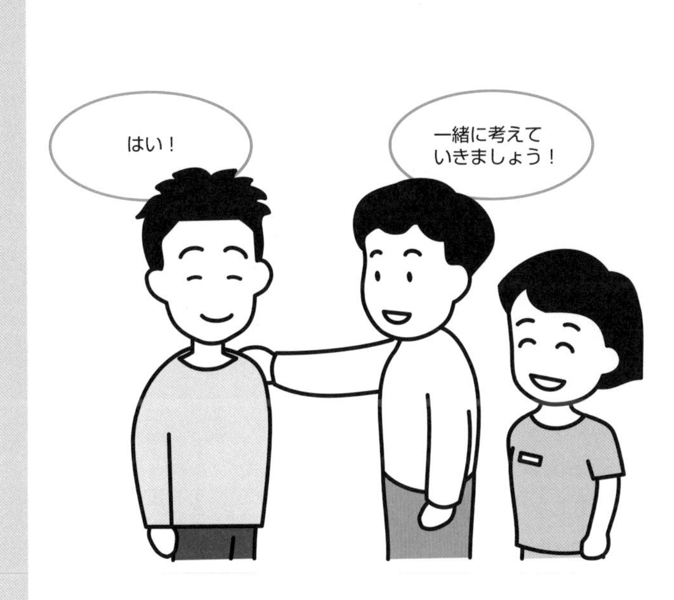

どのようなことがOさんの援助となったのか考えてみましょう！

① Oさんは職員から話を持ちだされることによって, 母親の病状についての不安と, 自分自身が面倒をみることができていないという思いを話すことができた. そのことによってOさんの不安を, Oさんと職員が協力して解決する問題とすることができた.

② 職員がOさんの不安を一緒に解決していく姿勢を伝え, また実際に訪問看護師への連絡をすることで, 具体的に問題の解決を図った. 母親に対するOさんの不安を減らすことで, 結果的にOさんの薬についての訴えはなくなった.

引用文献

1) 世界保健機関（WHO）／障害者福祉研究会編：ICF　国際生活機能分類—国際障害者分類改定版. 中央法規出版, 2002.
2) 佐藤光源・他：心理社会ストレスと脆弱性仮説. 臨床精神医学講座 第2巻 精神分裂病Ⅰ（松下正明編）. pp.122～123, 中山書店, 1999.
3) 岩田泰夫：セルフヘルプグループとは. 精神科看護, 25(7)：12, 1998.
4) 久保紘章, 石川到覚：セルフヘルプ・グループの理論と展開. p.3, 中央法規出版, 1998.

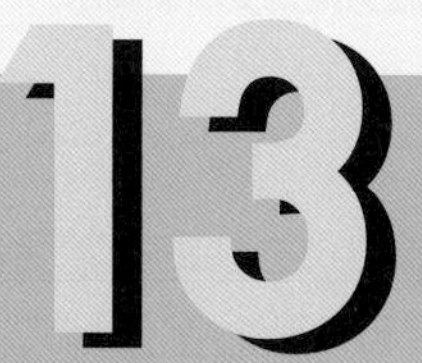

地域で暮らす精神障害者への援助Ⅱ 訪問看護

1．事例紹介

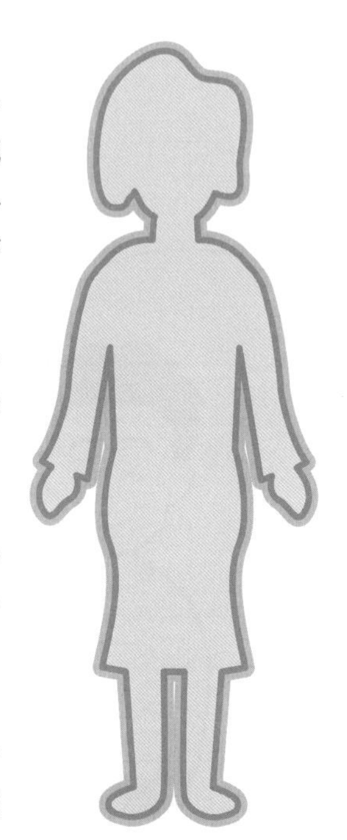

Iさん，52歳の女性．アパートで単身生活をしている．

高校卒業後，専門学校に進学し，一人暮らしをしていたが，入学してまもなく錯乱状態となり，精神科病院に搬送され入院となった．統合失調症の診断を受け，その後実家に退院し，外来受診をしながら外来デイケアや地域の福祉施設に通所していた．時折調子を崩すことがあり，これまでに4回の入院を経験している．父親が病気で亡くなり，その後母親もがんを患って入院したのを機に，Iさん自身も入院することとなった．入院して5年が経過した50歳のときに，母親も亡くなった．主治医から「退院支援制度」（コラム参照）を利用して退院し，アパートでの一人暮らしをしてみてはどうかと話がもちかけられた．

退院支援制度の利用を開始して約1年半，初めはグループホームの一室を利用し，最終的にはアパートでの外泊訓練を繰り返して（コラム「精神科退院指導料・精神科退院前訪問指導料」参照），退院した．退院後は訪問看護を利用してはどうかと主治医から提案されたので，外泊訓練のときに，訪問看護師と顔合わせをし，現在週に1回30分の訪問看護を利用している．洋画や洋楽が好きなIさんは，自分の部屋で好きなときに好きなDVDを観たり，ラジオを聴いたりしてゆっくりする今の生活が気に入っている．週に2回は，地域活動支援センター（付録3：「精神障害者が利用できる主な社会資源」参照）でピアカウンセリング（p.225 コラム「ピアサポート・ピアカウンセリング」参照）を受けたり，プログラムに参加したりすることで，生活リズムを保つように心がけている．

コラム *退院支援制度*

受け入れ条件が整えば退院可能な，いわゆる「社会的入院」の解消に向けて，精神科に入院している患者の退院支援や地域生活支援を行うための施策が定められてきた．退院促進支援事業は，大阪府の独自の事業として開始されたものが，2003年に「精神障害者退院促進支援事業」として国のモデル事業となり，2006年度には障害者自立支援法の都道府県地域生活支援事業として位置づけられた．その後「精神障害者地域移行・地域定着支援事業」となり，さらに2012年からは障害者総合支援法による個別給付事業の「地域相談支援」という障害福祉サービスのひとつになった（p256 付録3参照）．

コラム *社会的入院*

戦後，わが国の精神科医療は入院治療を中心に行われ，1990 年代に入るまで精神科病床は増加の一途を辿り，平均在院日数は 1 年近くとなった．これらの入院患者のなかには，退院が可能な病状であるにもかかわらず，受け入れ条件が整わないなどの社会的な理由によって入院を余儀なくされている「社会的入院」をしているものが数多く含まれていることが明らかとなった．2004 年に厚生労働省精神保健福祉対策本部によって発表された精神保健医療福祉改革ビジョンでは，7 万人に上る社会的入院の解消と病床削減をすすめることが示された．

コラム *精神科退院指導料・精神科退院前訪問指導料*

精神科の医療機関に入院している患者の退院支援を円滑に行うために，患者およびその家族などに対して，精神科の医師，看護師などが共同して，退院後に必要となる保健医療サービスまたは福祉サービスなどに関する計画を策定し，必要な指導を行った場合に，精神科退院指導料が算定できる．また，退院先の自宅や障害者施設などを訪問し，患者やその家族などに対して，退院後の療養上の指導や在宅に向けた調整を行った場合には，精神科退院前訪問指導料が算定できる．これは，医師の指示を受けて医療機関の保健師，看護師，作業療法士または精神保健福祉士が訪問し，指導を行った場合にも算定できる．

コラム *ピアサポート・ピアカウンセリング*

ピアとは，「仲間」の意味をもち，ピアサポートとは，「仲間同士の支え合い」を指している．精神疾患や精神障害によって同じような経験をした人が，互いに支え合うピアサポートは，精神障害からのリカバリー（p.230 コラム「リカバリー」参照）の重要な契機となることが知られている．ピアサポートには，自然発生的なインフォーマルなものから，制度化された意図的なフォーマルなものまでさまざまな形態があるが，欧米諸国では，ピアサポートを提供する組織やサービスが発展してきている．わが国でもピアサポートを提供する組織的な活動として，ピアカウンセリングやピア電話相談などが行われている．

2. ここで精神障害について復習してみましょう！

「地域で暮らす精神障害者への援助Ⅰ」（p.217 精神障害，p.218 統合失調症の発病と再発のメカニズム（脆弱性ストレスモデル）参照）

3. 訪問看護のポイント

さて，Iさんに対してどのような看護を展開していったらよいのでしょうか？

ここでは訪問看護のポイントについてみてみましょう．たとえば，このような看護が考えられます．

1) 本人がいきいきと暮らすための援助

人が日々，いきいきと暮らすためには，生活のなかに希望や目標があり，有意義な役割があることが重要だといわれている．精神疾患に罹患することで，多くの人が病気の症状や薬の副作用によるつらさによって，自信をなくしてしまったり，それまでに描いていた人生の目標をあきらめてしまったりするような経験をしている．希望や目標をもつことができれば，それを達成するために，うまく病気や症状とつきあうことを学んだり，つらさを克服したりすることができる．小さなことでも本人の希望を聞き，自信をなくしてあきらめてしまった希望や夢を話せる相手となり，また目標を実現できるよう支援することが大切である．

2) 症状をコントロールしながらその人らしい生活を支える援助

精神疾患による症状や精神障害は，日常生活のさまざまな領域に影響を及ぼす．また地域生活を安定して送るためには，疾病管理のためのセルフケア能力を獲得することが必要となる．訪問看護では，ヘルパーサービスやその他の社会資源を活用しながら，日常生活がうまく送れるように支援することが大切となる．さらに外来治療を継続し，症状をコントロールしながら，病気とうまくつきあえるようなサポートも重要である．自分で自分の「症状悪化のサイン」を把握して，そうしたときにはどのようにしたらよいのか，症状悪化時の対処方法を共有しておくことも役立つ．生活の仕方は，それまでの長い生活のなかで培われてきたものであり，その人らしさでもある．その人らしい生活を尊重しながら，よりよい生活のために何ができるのか，一緒に考えていく姿勢が大切となる．

3) 日々生じる問題に対する援助

地域生活のなかでは，ゴミの分別方法の変更，電化製品の故障，医療や福祉の書類の提出，人間関係の問題，急な病気，家族の状況の変化など，さまざまなことが起こる．特に統合失調症では，認知の障害から，一度に複数のことを行ったり，新しいことに対処したりすることが難しくなる．問題にうまく対処できず，そのことによって不安が増して症状が悪化する場合もある．訪問看護では，生活の様子を聞きながら，困っていることがないかを把握し，必要があれば支援するようにする．その際には，新しい方法を習得できるまで一緒に行ってみたり，一度にいろいろなことを言わずにひとつずつ伝えたりするなどの工夫が大切となる．必要があれば，訪問看護以外の時間に相談できるサービスや支援機関を紹介する．

4）本人が利用している支援機関との連携

訪問看護を利用している人の多くが，外来治療を受けたり，福祉サービスを利用したりしている．支援機関同士がネットワークをつくり，本人の目標に向けて，それぞれに必要な役割を果たすことで，有効な支援を提供できるようになる．精神疾患では病状が再燃することがあり，場合によっては入院を要するような急な対応を迫られることがある．そのような場合でも日頃から支援者同士が知り合っておくことで，円滑な援助が可能となる．継続してかかわる訪問看護師は，患者にとって必要なサービスが受けられるよう，時には権利擁護の役割も担っている．

4．実習の展開

実習場面１

訪問看護ステーションに行くと，看護師が「今日，訪問に行かせていただくＩさんです」とＩさんを学生に紹介してくれました．Ｉさんは，にっこり笑って，「ここの職員の方たちにたくさん助けていただいて，退院できたんですよ」と学生に話してくれました．Ｉさんはとても朗らかで，緊張している学生をリラックスさせようとしてたくさん話しかけてくれる気遣いのある女性でした．

今日は，Ｉさんのアパートで，訪問看護師，地域活動支援センターの職員，ピアサポーターが集まって，カンファレンスが開かれるということです．

学生は，目の前のＩさんが５年もの長い期間入院していなければならなかった理由や，退院するのに１年半もの準備をしなければならなかった理由がよくわからないと思いました．

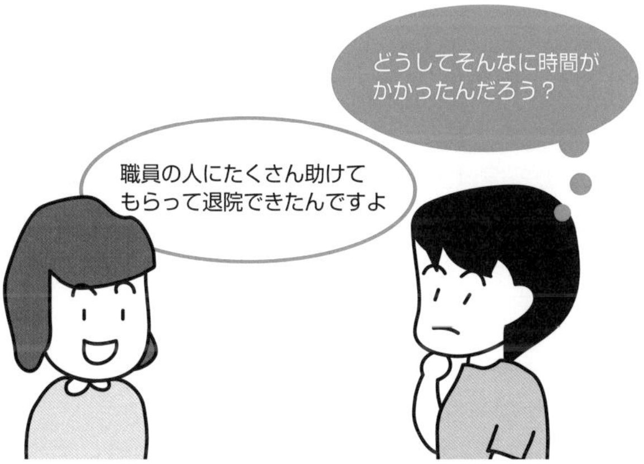

あなたならどのように考えますか？

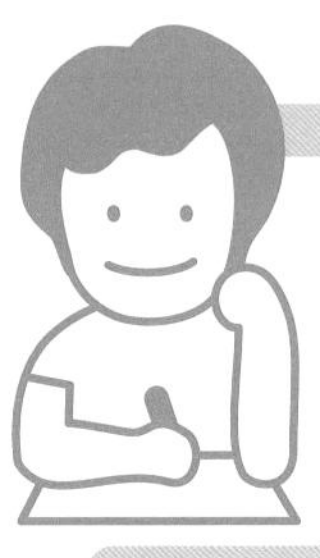

●アドバイス●

精神疾患は，慢性疾患モデルでとらえることができるように，人によっては長期間にわたる治療が必要になります．また，疾病の症状から生じる障害は，広範囲にわたって生活に影響を与えます．これまで地域生活を支える福祉サービスの整備の遅れから，病状は安定しているのに退院する先がないから入院しているといった「社会的入院」といわれる事態が生じてきました．Ｉさんは，家族の死去などもあって，退院先が見つからないために，入院が長引いたものと思われます．初めての一人暮らしへの移行にあたり，本人が安心して地域での生活を送れるよう準備するのに，長い時間がかかったものと考えられます．

実習場面 2

Ｉさんのアパートは，訪問看護ステーションから歩いて 10 分くらいのところにありました．その途中には商店街があり，Ｉさんは，いつも買い物しているスーパーやお気に入りの雑貨店を教えてくれました．一緒に歩きながら，学生は，Ｉさんがとてもリラックスしているように感じました．

Ｉさんの部屋はアパートの 2 階にあり，南向きの窓からは陽がさんさんと降り注ぎ，小鳥のさえずりも聞こえました．Ｉさんは「散らかってますけど，どうぞ」と言いながら，学生や看護師を招き入れ，座布団を用意してくれました．後から，地域活動支援センターの職員とピアサポーターの D さんも到着しました．

カンファレンスでは，まず職員から，退院してからの生活についてＩさんがどんなふうに感じているかという質問が投げかけられました．Ｉさんは「みなさんのお陰で，毎日安心して暮らすことができています」と答えました．その後，それぞれの担当者から話題が提供され，これまで一緒に準備してきたことを振り返ったり，Iさんが現在の生活で困っていることなどについて和気あいあいとした雰囲気のなかで話し合いが行われました．

訪問看護師からは，「退院してまもなくは，身体のことが心配で病院を受診したり，内服している薬が合わないのではないかと不安になったりしていたけれど，今ではそのようなときには自分から電話で相談したり，訪問のときに相談したりして，一緒に考えることができるようになりましたね」と伝えられました．学生は，もし自分が看護師としてIさんを担当したら，どのような支援ができるだろうと考えました．

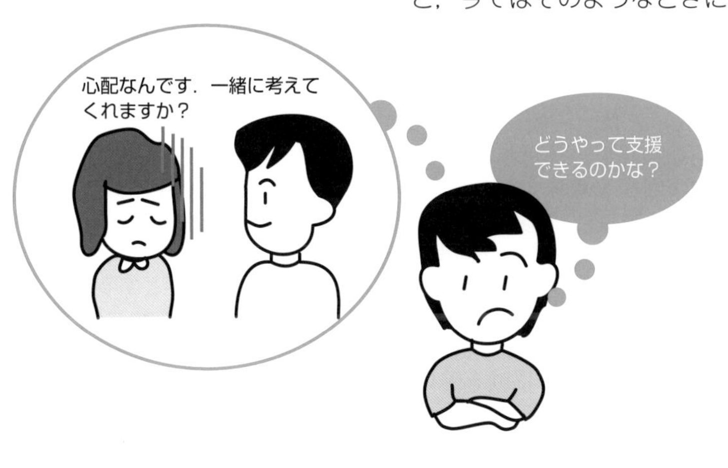

あなたならどのように考えますか？

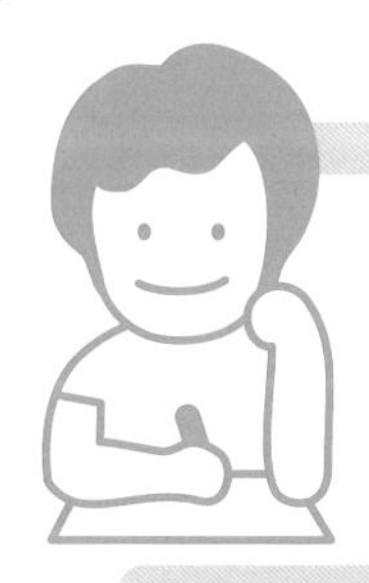

●アドバイス●

地域生活を維持するためには，生活のなかでのストレスにうまく対処し，症状をコントロールしていくことが重要です．困ったことがあるときに相談して解決するスキルが重要であるともいえます．訪問看護師は，患者さんとよい関係をつくることを通じて，困ったときに相談して解決するという経験を一緒に積んでいけるよう支援しています．精神症状は，身体状態やさまざまな生活上のストレスの影響を受けますので，患者さんの身体状態や生活状態におけるストレスをアセスメントし，一緒に対処することが大切です．そのためには，日頃の様子や，その人の大事に思っていること，人間関係など，人となりを理解しておくことが役立ちます．近年では，**リカバリー**（コラム「リカバリー」参照）という概念が注目されています．単に病気を管理するのではなく，その人自身が希望をもち，社会のなかで有意義な役割を果たしていることを実感できるように支援することが求められています．

コラム *リカバリー*

リカバリー（recovery）とは，一般に「回復」を意味するが，メンタルヘルス領域においては特別な意味合いが付与されている．リカバリーとは単に症状がないといった医学的な回復を意味するのではなく，人それぞれに固有のプロセスをたどる「人生の取り戻し」，すなわち障害を有していてもその人らしくいきいきと生活を送れるようになるためのプロセスを指し，「希望」，「エンパワメント」，「自己責任」，「生活のなかの有意義な役割」，「関係」などを要素とする．リカバリーは，リカバリーを信じ，それを支持する周囲の人々との関係性や環境によって促進されるといわれている．自らも精神障害を経験したDeegan（1988）は「リカバリーは，障害への挑戦を受け入れ，克服し，人間らしく生きられるという実体験」[1]であると定義している．

実習場面 3

カンファレンスが終わると，Iさんは安心した様子で，普段，自分がどんなふうに過ごしているのかを学生に話してくれました．朝はご飯を炊いたり，パンを食べたりしていて，昼は外食することが多いこと，夕食は週に3回は宅配のお弁当を利用していることなど話してくれました．薬は飲み忘れがないように，服薬カレンダーで管理していて，今の薬は合っていると言います．お風呂が好きなので，音楽を聴きながら長湯をするそうです．

学生が「訪問看護師さんはどんな支援をしてくれますか？」と尋ねると，「ん～，頭が痛かったり，胸が苦しかったりして，一人だと不安になるけれど，そんなときに看護師さんに電話して相談してアドバイスをもらえると安心できるわね」と話してくれました．また学生に「患者さんを安心させられる看護師さんになってくださいね」と言いました．

ラジカセの前には，洋楽のCDが山積みになっていました．「若いときに，レコード屋さんでアルバイトしたことがあるの．アルバイトは結構いろんな仕事をしてね，楽しかった．また機会があったら，なんでもいいんだけど，アルバイトもしてみたいなと思っているの」と話してくれました．学生は，Ｉさんの若い頃を想像し，音楽が本当に好きなんだなと思いながら，「きっと前みたいにアルバイトできるようになると思います」と返事をしました．

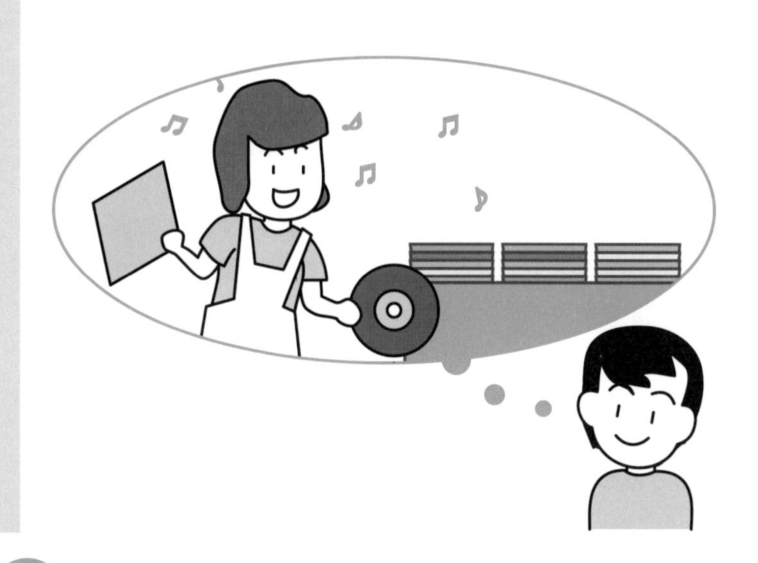

どのようなことがＩさんの援助となっているのか考えてみましょう！

① 信頼関係づくりによる生活支援

支援者は，日頃からＩさんとよい関係をつくっておくことで，Ｉさんが困ったときに相談できる相手となっていた．主治医，地域活動支援センターの職員，ピアサポーター，訪問看護師がそれぞれによい関係をつくっておくことで，そのときどきに応じた相談相手となり，生活の安定を図っている．

② Ｉさんの希望への支援

「退院したい」という気持ち，退院してからの生活への気持ち，これからしたいことについての思いなど，支援者は支援の過程でいつもＩさんの希望を尋ねて，その気持ちや思いを大切にしてきた．Ｉさんの希望や思いを確認して，支援することの積み重ねは，Ｉさんが病気によって失っていた自分の希望や目標を再び取り戻し，人に伝える機会を提供してきたものといえる．学生が最後に聞いた，人生のなかで達成してみたいことを聞くことは，Ｉさんのリカバリーに向けた支援の第一歩となることだろう．

引用文献

1) Deegan, P.E.：Recovery：The lived experience of rehabilitation. Psychosocial Rehabilitation Journal, 11(4)：11, 1988.

14 地域で暮らす精神障害者への援助Ⅲ
発達障害をもつ人の理解と援助

1．発達障害をもつ人との地域での出会い

発達障害に対する診断・治療の普及によって，発達障害をもつ人と出会う機会が増えてきている．2004 年には発達障害者支援法（コラム参照）が制定された．一口に発達障害といってもその幅は広く，継続した治療や支援が必要であるかどうかについては，重症度やその人が置かれた環境によってもまちまちである．

発達障害では，発達障害そのものがもつ症状の他に，対人トラブルや失敗体験，周囲の無理解によるいじめなどに伴って，抑うつ障害や不安障害などの二次障害が引き起こされたり，引きこもりや自殺企図といった状態を招いたりすることもある．そのようなときには精神科治療が必要になる場合もある（p.233 コラム「アウトリーチ」参照）．障害の程度によっては，精神保健福祉手帳を取得し，障害者総合支援法によるサービスを受けることもある．

ここでは，地域活動支援センター（p.233 コラム参照）の 1 日見学実習での学生と発達障害をもつ R さんとの出会いについてみてみる．

コラム *発達障害者支援法*

「発達障害者支援法」は 2004 年に制定され，2005 年 4 月から施行された．以下の内容が定められている．

目的：発達障害を早期に発見し，発達支援を行うことに関する国及び地方公共団体の責務を明らかにするとともに，学校教育における発達障害者への支援，発達障害者の就労の支援，発達障害者支援センターの指定等について定めることにより，発達障害者の自立及び社会参加に資するようその生活全般にわたる支援を図り，もってその福祉の増進に寄与すること．

発達障害の定義：自閉症，アスペルガー症候群その他の広汎性発達障害，学習障害，注意欠陥多動性障害，その他これに類する脳機能の障害であって，その症状が通常低年齢において発現するもの．

発達障害者の定義：発達障害を有するために日常生活又は社会生活に制限を受ける者をいう．発達障害者のうち，18 歳未満のものは「発達障害児」という．

発達障害者支援センターの役割：(1) 相談支援，(2) 発達支援，(3) 就労支援，(4) 情報提供・研修，(5) 関係機関などとの連絡調整

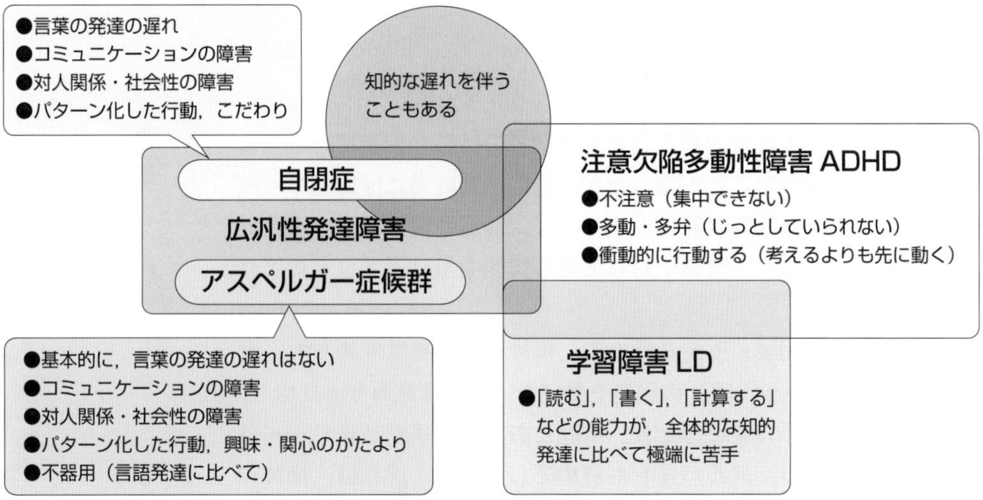

図　発達障害それぞれの特性

（厚生労働省 社会・援護局 障害保健福祉部：発達障害の理解のために．http://www.mhlw.go.jp/seisaku/dl/17b.pdf より）

コラム　*自閉症とアスペルガー症候群*

1943 年，レオ・カナー（Leo Kanner）によって，社会性や言語発達能力に重い障害をもつ「早期幼児自閉症」が初めて報告された．彼らの多くが知的障害を伴っていた．しかしその後，ハンス・アスペルガー（Hans Asperger）によって同じ特徴をもちながら言語発達の遅れや知的障害をもたない症例が報告され，「アスペルガー症候群」という概念が生み出された．

このように自閉性障害では，知的能力やコミュニケーション能力の幅が広く，その障害の程度もさまざまであることから，自閉症やアスペルガー症候群，その周辺にある自閉性障害をすべて含めて「自閉症スペクトラム」とよぶことになった．スペクトラムとは「連続体」を意味している．DSM-Ⅳ-TR では別々の診断であった自閉性障害とアスペルガー障害は，DSM-5 では「自閉スペクトラム症／自閉症スペクトラム障害（DSM-5-TR では「自閉スペクトラム症」）」としてひとつの診断分類のなかに位置づけられた．

コラム　*アウトリーチ*

アウトリーチとは，多職種による訪問支援のことをいう．精神障害者の地域生活支援の一環として，引きこもりや受療中断者など，自らの意思では受診困難な精神障害者を医療につなげるために，保健所などを中心に多職種チームによる訪問支援が，厚生労働省のアウトリーチ推進事業として実施されている．

コラム　*地域活動支援センター*

地域活動支援センターは，障害者総合支援法（付録 3：「障害者が利用できる主な社会資源」）の地域生活支援事業のひとつに位置づけられている．障害者および障害児が，地域において自立した日常生活または社会生活を営むことができるよう，創作的活動または生産活動の機会を提供し，社会との交流の促進を図り，日常生活に必要な支援を行う場所である．

2. 事例紹介

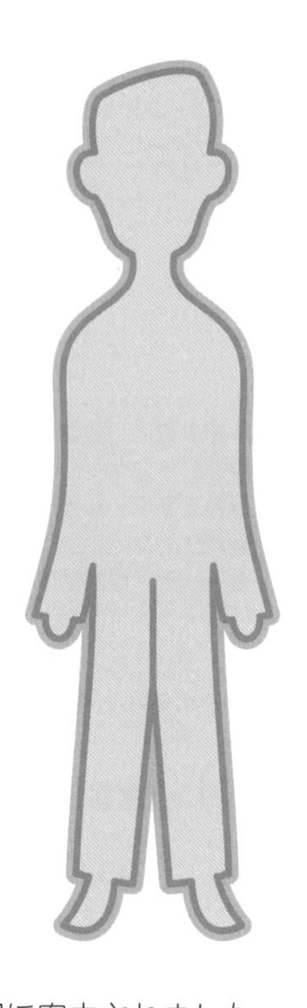

Rさん，23歳の男性．発達障害（自閉スペクトラム症）．

小学校の頃から，人とかかわることや集団での行動が苦手で，いじめにあい，不登校になったこともあったが，特に学業成績には問題なく高校を卒業した．大学は教育学部に進学したが，演習や実習でレポートを書くことができなくなり，教員に対して同じ質問を繰り返すなどのこだわりが生じてきた．

学生健康管理室で相談・支援を受けて，精神科受診をすすめられ，発達障害（自閉スペクトラム症）の診断を受けた．大学は休みがちになり，結局中退し，アルバイトを始めたが，周囲との人間関係がうまくつくれず，抑うつ状態となり，アルバイトも辞めてしまった．現在は，精神科医のすすめで，次の就職に向けて，生活リズムを整え，対人関係での自信をつけるために地域活動支援センターを利用している．

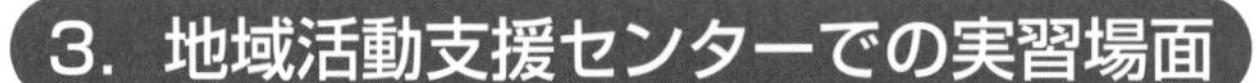

3. 地域活動支援センターでの実習場面

訪問看護ステーションでの実習が終わると，地域活動支援センターでの１日見学実習がありました．そこで，学生は，多くの利用者さんたちが，思い思いにソファや椅子に座って，楽しそうにおしゃべりしている部屋に案内されました．

学生は，自分と同じ大学生くらいの年齢にみえるRさんと話をすることになりました．Rさんは，見るからに真面目そうな感じで，自分から学生に，「僕，アスペルガーなんですよ」と自己紹介してくれました．「あれ？　アスペルガーってなんだっけ？」，授業で習ったことがあるような気がするけれど，すぐに思い出せなくて，学生は焦りました．Rさんは，学生が焦っているのに気がついて，「あっ，発達障害のひとつのタイプなんですよ．米国精神医学会の診断分類DSMって知っているでしょ？　DSM-Ⅳ-TRでは，アスペルガー症候群っていうのがあったんですけど，DSM-5-TRになって，自閉スペクトラム症っていうのになったんですけどね」と，早口で説明してくれました．「うわぁ～，Rさんのほうが詳しいよ～」とますます焦る学生のことなど一向にお構いなく，Rさんはさらに話し続けました．

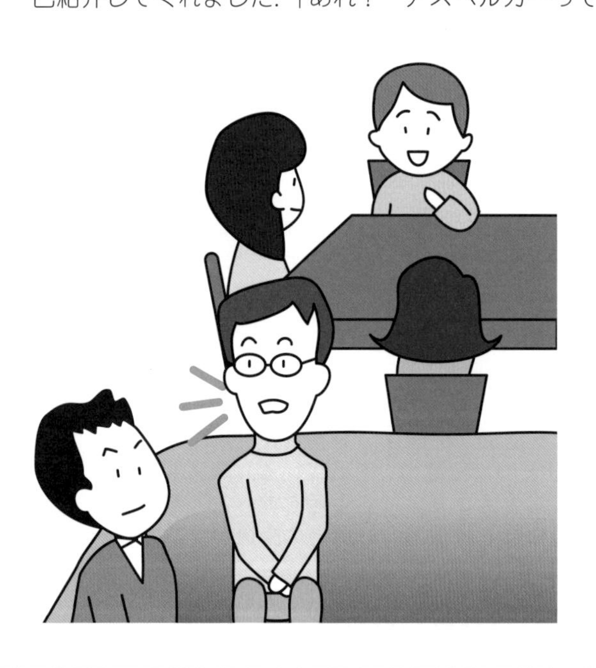

学生は，今焦っても仕方ないので，こ

こはＲさんの話をよく聞くことにしようと度胸を決めました．

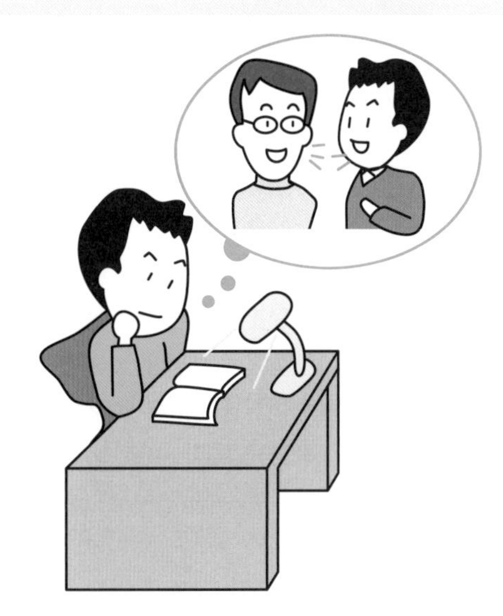

Ｒさんは，「僕，大学は教育学部で勉強してたんですけど．なかなか友だちができなくって．小学校のときから，なんだかいつも浮いてしまうんですよね．いじめられて不登校になったこともあったんですけど，なんとかがんばって教育学部に入って，数学が得意だったから，数学の先生になろうかなって思って．でも，教育実習ですっかり自信なくしちゃって．僕なんかが学校の先生になれるんだろうかなんて考えだしたりして，それで大学に行かなくなって，結局中退しちゃったんです．大学にいたとき学生健康管理室に相談に行ったら，精神科を紹介されたんですけど，そこでアスペルガー症候群ってことで．それにうつもあるってことで．アルバイトも始めたんですけど，うまくいかなくって．それで，精神科の先生からここを紹介されて，今は，週に１回，ここに来ているんです」Ｒさんは，マイペースで話してくれました．

学生は，「へぇーそうだったんですね．大変だったんですね．」と言葉を返しました．

Ｒさんは，「えぇ，でもここでは，皆，僕のありのままを受け入れてくれるんで，とっても気が楽になってきたんです．自分に向いている仕事が何かなあって，今考えているところなんです」と話してくれました．

学生は，夜家に帰ってから，教科書を開いてみました．発達障害について，こんなことが書かれていました．

4. ここで発達障害について復習してみましょう！

発達障害は，DSM-5-TR では，「神経発達症群」に位置づけられており，自閉症は，「自閉スペクトラム症」として分類され，以下の基準で診断される．

DSM-5-TR 診断基準[1]（抜粋）

［自閉スペクトラム症］

A. 複数の状況で社会的コミュニケーションおよび対人的相互反応における持続的な欠陥があり，以下のすべてにより明らかになる．

① 相互の対人的ー情緒的関係の欠落

② 対人的相互反応で非言語的コミュニケーション行動を用いることの欠陥

③ 人間関係を発展させ，維持し，それを理解することの欠陥

B. 行動，興味，または活動の限定された反復的な様式で，以下の少なくとも２つにより明らかになる．
① 常同的または反復的な身体の運動，物の使用，または会話
② 同一性への固執，習慣への頑ななこだわり，または言語的，非言語的な儀式的行動様式
③ 強度または対象において異常なほど，きわめて限定され執着する興味
④ 感覚刺激に対する過敏さまたは鈍感さ，または環境の感覚的側面に対する並外れた興味
C. 症状は発達早期に存在していなければならない．
D. 症状は，社会的，職業的，または他の重要な領域における現在の機能に臨床的に意味のある障害を引き起こしている．
E. 障害は，知的発達症（知的能力障害）または全般的発達遅延では説明されない．

（日本精神神経学会・日本語版用語監修，髙橋三郎，大野　裕・監訳：DSM-5-TR 精神疾患の診断・統計マニュアル．pp.54 ～ 55，医学書院，2023．より作成）

5．援助のポイント

発達障害（神経発達症群）は非常に幅が広く，そのなかの自閉スペクトラム症においても，その障害の程度や特徴は人によってさまざまである．そのため，ここでは特に知的能力障害を有しない発達障害者（主に自閉スペクトラム症者）に焦点を当てて解説する．

1）相談しやすい関係づくりと本人なりの困難の理解

発達障害を有する人は対人関係が苦手であることが特徴で，診断を受けて適切な支援を受けるようになるまでのあいだに，他者から対人関係の不得手を指摘されたり，トラブルを生じたりなど対人関係において多くの否定的な経験をしていることがある．安心して相談できる関係をつくり，これまで本人が体験してきた困難を共有し，それらの課題について今後共に取り組んでいくことを伝えるようにする．必要な場合には，これまでの本人の経験と，障害との関係が結びつけられるよう発達障害についてわかりやすく説明する．その際には，ノートの交換やメール，あるいは創作活動など本人が取り組みやすい方法で思いを表現できるように工夫する．

2）安心できる関係を通した対人関係スキルの支援

支援者との安心できる関係のなかで，支援者が自分自身の考えや感情を伝えるようにすることを通じて，本人が他者の思いや反応を理解できるように支援する．グループ活動では，グループへの所属感をもつことや，グループメンバーへの配慮などを体験的に学べるようにする．日常生活での課題に対しては，SST（コラム p.84）を用いて，具体的な場面での応答や対応の仕方について，ロールプレイを用いながら実際に練習してみることが有効である．またこれまでのさまざまな失敗や挫折によって，自尊心を傷つけ

られたり，自信をなくしてしまったりしていることがあるので，できないことに着目するのではなく，その人自身のよい部分や強みを伝え，自信を回復できるよう支援する．

3）障害に合わせた環境調整

国際生活機能分類（ICF）（p.217 コラム参照）では，障害は個人要因だけで生じるのではなく，環境要因との相互作用により生じるという社会モデルを採用している．すなわち環境がどうであるかによって，障害が障害となるかどうかが決まるという考え方である．

発達障害では，たとえば，筆記が苦手でもパソコンを使用できたり，文字を判読するのが難しくても音声でならば理解できたりするといったように，代替手段を用いることで，障害を軽減して生活を送ることが可能になる場合がある．また聴覚的な理解よりも視覚情報のほうが理解しやすい人も多く，作業の手順などを具体的に示した手順書を作成したり，イラストを用いて示したりすることで理解しやすくなることも多い．暗黙のルールとなっているようなことを理解することが特に難しいので，やるべき行動やしてはいけない行動を具体的に示すことが大切である．感覚過敏の症状をもっていたり，ときにパニックになってしまうなどの症状をもっていたりする人の場合には，一人になれる場所を確保するなど，そのときに相談する相手を決めておくようにする．

4）周囲の理解の促進と情報提供

発達障害についての理解は広がってきているが，障害の程度や特徴は人それぞれで，対応もまた個別的である．家族や周囲の人々が，発達障害やその対応について理解できるように情報提供を行う．発達障害については，発達障害者支援センターが中心となって，相談や支援を行っているが，障害者総合支援法など，その他の障害児・障害者のための支援制度も利用することができる．そのような社会資源を本人，家族，周囲の人々が活用できるよう情報提供を行うとともに，そのときどきに必要なサービスをタイミングよく活用できるよう相談支援を行う．

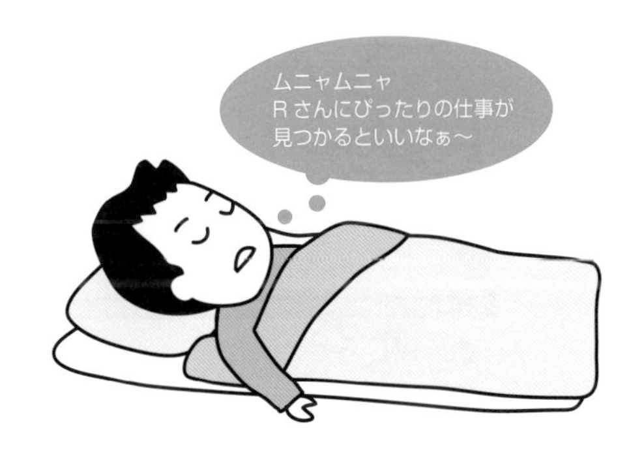

学生は，「ふ～ん．そうなんだ．勉強になったな．とにかくそれぞれの人の個性を認めていくことが大事なんだな．」と納得でき，実習終了の安心感も手伝って，その夜はぐっすり眠ることができました．

引用文献

1）日本精神神経学会・日本語版用語監修，髙橋三郎，大野　裕・監訳：DSM-5-TR 精神疾患の診断・統計マニュアル．pp.54 ～ 55，医学書院，2023.

第4章　カンファレンスと実習の振り返り

1. カンファレンスの目的と意義

学生は実習の場で，不安・戸惑い・喜び・感動などのさまざまな感情を体験し，また現実的な問題に出会う．学生はその都度学生同士で気持ちを支え合ったり，情報交換をしたり，指導教員や病棟の看護師に相談したりしながら，自分の感情を整理し，問題の本質を見極め，問題解決に向けて取り組んでいく．実習中のさまざまな体験を個々の学生のなかだけで処理してしまうのではなく，実習のグループメンバーと共有し，共に考え，解決策を見いだしていくのがカンファレンスである．カンファレンスが効果的に行われることによって，学生同士の信頼関係が深まり，グループとしての凝集性が高まる．さらに学生はカンファレンスのなかで，実習のグループメンバーとの集団相互作用を通して，自己理解や他者理解を深め，個別的な看護のあり方について検討し，チームの一員としての役割を認識することを通して，自己の看護観を深めていくことができるようになる．

実習の場において，カンファレンスを効果的に行うことは，実習における学習効果を高め，学生一人ひとりの成長を促すものといえる．

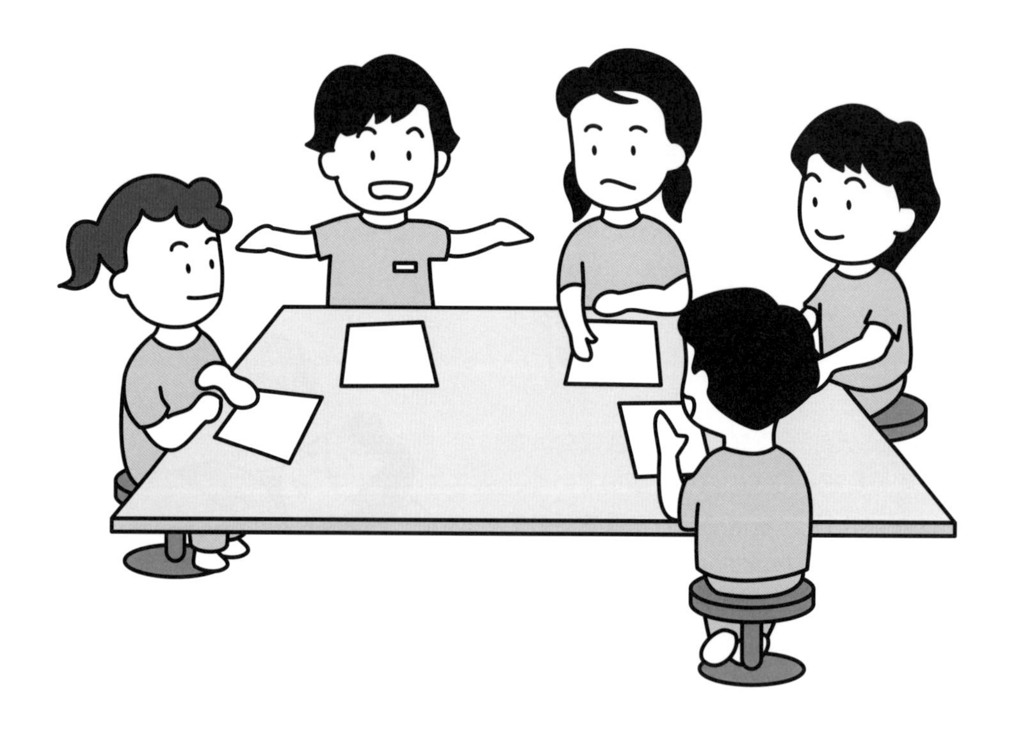

2. カンファレンスの枠組み

カンファレンスを効果的にすすめるためには，あらかじめ場所・時間・人数などについて一定の枠組みを設定しておくことが大切である．

1）場 所

落ち着いてカンファレンスをすすめていくためには，毎回一定の場所で行うことが大切である．物理的環境として，人数に見合った部屋の大きさ，明るくて開放的な雰囲気，参加者全員の顔がお互いに見えるようなテーブルや椅子の配置など，心理的影響も考慮しながら場所を設定する．

2）時 間

カンファレンスの目的によって，その開催頻度や時間の長さが決定される．集中力が持続されるように時間の長さを設定したり，適宜休憩時間をはさんだりする．じっくりお互いの話を聴きながら集中してカンファレンスをすすめていくためには，参加人数にもよるが1時間半～2時間くらいを目安とする．

3）人 数

カンファレンスを行う人数は，集団力動論的観点からいえば4～8人が理想的とされている．2～3人では参加者の反応が2極化する可能性があり，また8人以上になるとサブグループに分かれる可能性があるからである．カンファレンスでは，全体がほどよく把握でき，お互いの反応が見え，また十分に意見交換し合える人数が最適である．4～8人のグループでは，自然発生的にリーダーが存在するようになり，カンファレンスを円滑にすすめていくうえで有効である．

4）司 会

必要に応じて司会の役割を決め，あらかじめカンファレンスの構造をつくっておくこともある．

3. 実習経過に沿ったカンファレンスの種類と内容

臨床との協同により，カンファレンスの形態や運営の仕方は各校によってさまざまに工夫されている．以下は，実習経過に沿ったカンファレンスの一般的な例を示したものである．

1）実習前のカンファレンス

病棟に出る前に行う実習オリエンテーションを含めたカンファレンスである．実習の目的や目標を確認し共有し合うと同時に，実習のグループメンバー一人ひとりの実習に対する思いや今の気持ちを自由に話し合っていく．実習前にはだれでも不安や緊張を感じているものである．自分だけと思い込まないで，ありのままに自分の思いを表現してみることが大切である．お互いに自己紹介をし合いながら，学生同士の相互交流を通して相互理解を深め，協力体制をつくっていく．

2）実習中のカンファレンス

（1）日々のカンファレンス

1日の実習のなかで，学んだこと，気になること，相談したいことなどを出し合い，お互いに共有して検討することを通して，翌日の実習計画に生かしていくカンファレンスである．学生同士が話し合うことによって，新しい発見が生まれ，発想の転換になる場合もある．30分〜1時間程度の比較的短い時間で1日の実習終了後などに行う．必要に応じて，病棟の看護師にも加わってもらう．

（2）中間のカンファレンス

実習期間の中間で行うカンファレンスである．それまでに行った実習が目標どおりにすすんでいるかを振り返ったり，受け持ち患者の看護計画や実施後の評価について発表したりしながら，実習の体験や看護の内容を深めていく．おのおのの学生が実習前半のまとめをするとともに，実習後半の課題についての確認をしていく．1時間半〜2時間程度でじっくりと話し合われることが望ましい．

3）実習終了時のカンファレンス

（1）病棟の看護師との終了カンファレンス

病棟の看護師を交えて，学生一人ひとりが実習で受け持った患者の看護について報告をし，そのなかで学んだことを発表していく．実践した看護について病棟の看護師からアドバイスを受けたり，他の学生たちと討論したりする場となる．学生が主体的に企画・運営し，1時間〜1時間半程度で行われる．

（2）教員との終了カンファレンス

学生と教員で行う実習最後のまとめのカンファレンスである．実習全体を振り返り，看護計画の評価をしたり，学んだことを学生相互に共有し深めたりする場となる．また実習目的や目標の達成度の評価とともに，今後の自己の課題について明らかにしていく．1時間半〜2時間程度で，学生と教員が自由な雰囲気のなかで協力してすすめていく．

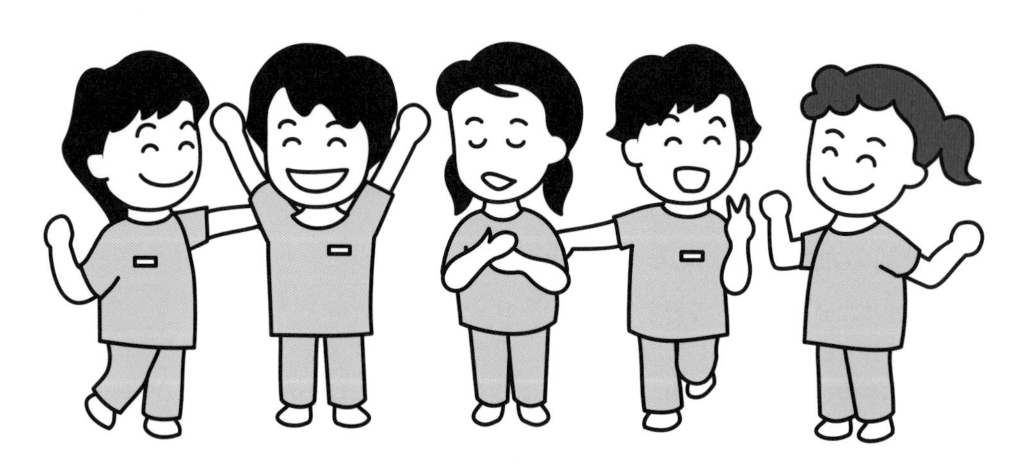

4. カンファレンスに参加するうえでの心構え

1）まずは相手の話をよく聴きましょう！

一人ひとりが相手の話をよく聴く姿勢でカンファレンスに参加することによって，参加者は安心感をもち，自分自身が受け入れられ，理解されていると感じるようになります．相手に関心を寄せ，相手の発言に耳を傾け，相手の気持ちをきちんと受け止めていくことは，場の雰囲気を和らげ，カンファレンスの進行を円滑にしてくれます．話を聴く際には，相手の目を見ながら，相づち・促し・沈黙などのコミュニケーションスキルをフルに活用しましょう！

2）思い切って自分の体験や考え・感じたことを話してみましょう！

カンファレンスは，学生同士が自主的にすすめていくものです．「こんなことを話したら笑われるかな」とか「きちんと整理して話さなくては」と身構える必要はありません．自分の感じたこと・考えたことを自由にありのままに話してよい場なのです．思い切って表現してみることによって，自分自身の考えが整理されたり，自分自身に対する理解が深まったりします．それと同時に，カンファレンスに参加している他の学生たちがあなたを理解するための大切な機会となります．話をしてそれが相手に伝わり受け入れられたという体験によって，あなたはさらに自信をもつことができるでしょう．

3）お互いに自分の考えや感じたことをフィードバックし合いましょう！

カンファレンスをすすめていくうえで，お互いの考えや感じたことをフィードバックし合うことはとても大切です．フィードバックを受けることによって，話した人は安心し，自分の体験や考え・感じたことを再確認したり，また自分自身を見つめたりする機会にもなります．「私はこんなふうに感じた」「私もそう思った」などのように，ありのままに自分の感じたことや考え・意見を表現できるようになったらいいですね．最初は少し身構えるかもしれませんが，相手の話を聴きながら，一言でもいいからフィードバックしていこうと自分なりに心がけることによって，そのうち自然にできるようになるでしょう．

4）カンファレンスは参加者みんなでつくっていくものだという意識をもちましょう！

カンファレンスは教員あるいは一部の参加者によって運営されるものではありません．カンファレンスが有効であったか否かは，参加者全員がどれくらい自主的にカンファレンスに参加したかによって決まってきます．今日のカンファレンスは満足したと思えるように，カンファレンスは参加者みんなでつくっていくものだという意識をもって，一人ひとりが積極的に参加していきたいものです．

復習のための資料

集団力動（集団力学）group dynamics とは？

実習は小グループで行われ，カンファレンスにおいても集団の相互作用が活発に展開される．そこで，集団の相互作用について学習することは，実習やカンファレンスを有効に行っていくために役に立つ．

私たちは日頃，家族・学校・職場・地域などさまざまな人々との相互作用のなかで生活している．2人以上の人の集まりを集団といい，私たち人間は，家族集団を基盤にしながら集団のなかで影響し合い成長していく集団的存在といえる．集団力動とは，集団の場には特定の力が働いているという考えのもとに，集団の人間関係を力動的に説明する理論である．

集団に生じる特有の現象を説明する概念として，**表 2-4-1** に示すような諸概念がある[1]．

表 2-4-1　集団に生じる特有の現象を説明する概念[1]

概念	内容
集団凝集性	集団内のすべてのメンバーを引きつける求心力を集団凝集性という．集団の目的に対する魅力や集団活動の満足などによってこの集団凝集性は高まり，メンバーの帰属意識や生産性も高まる
同調と逸脱	集団を維持し発展していくためには，集団内にさまざまな規範が形成される．集団には，このような規範に影響を受けた考え方や行動をとる「同調」と，影響を受けずにまったく異なった考え方や行動をとる「逸脱」という特徴があり，この２つのプロセスを経ながら集団は成長していく
リーダーシップ	集団が発生すると，自然にグループをまとめるリーダー的役割，すなわちリーダーシップをとる人物があらわれてくる．このリーダーシップには，専制型，民主型，放任型の３つのタイプと，集団の目的を積極的に達成しようとする目標達成機能（P 機能），集団の雰囲気や人間関係を回復させる集団維持機能（M 機能）の２つの機能がある

ビオン（Bion, W.R.）は，集団特有の現象を分析して，集団には，集団の目標に向かって協力し合う意識的で合理的な作業グループと，集団の目標達成を妨げようとする無意識的で不合理な基本仮定グループの２つの次元があるとした．そして集団の発達プロセスのなかで，どのグループにも起こる基本的な現象として，**表 2-4-2** に示すような３つの位相について説明している[2,3]．

表 2-4-2　集団の発達プロセスにおける基本仮定の3つの位相[2)]

位相	内容
依存	ほとんどの集団にみられる現象であり，リーダーとメンバーの役割分担がなされると，メンバーはリーダーに対して絶対的に依存したり過度な期待をもったりするようになる．そして，依存関係がうまくいかなかったり，リーダーの態度が期待はずれだったりすると，リーダーに対して不満や怒りなどの感情を抱くようになる
闘争／逃避	リーダーに対して満足できなくなると，リーダーへの怒りを示すため無視や遅刻をしたり（逃避），集団のなかのインフォーマルリーダーとしてあたかも自分がリーダーのような役割をとったりするようになる（闘争）．集団の発達プロセスとしては，最も困難な時期である
つがい形成	集団が目標に沿って創造的に機能するようになると，親密さや同一性が増し，まとまりや安定感が出てくる．集団の相互作用が効果的にあらわれてくる時期である．しかし，つがいがバラバラに形成されて，集団全体の凝集性まで至らないこともある

集団が集団内の個々のメンバーに成長や治癒をもたらすことに注目したヤロム（Yalom, I.D.）は，**表 2-4-3** に示すような集団療法における11の治療的因子をあげている[4)]．

表 2-4-3　集団療法における11の治療的因子[4)]

要因	内容
愛他性	他のグループメンバーを援助することを通して，自分に対する自信をもったり自己評価が高くなったりするという体験をする．自分の思いやりが生きた体験によって，健康な自己愛が刺激される
カタルシス	自分の感情を表現し，そのことが他のメンバーに受容される体験を通して，それまで抑えていた感情が解放され安堵感を得る
受容	自分が集団のなかで無条件に受け入れられ，価値ある存在として認められる．集団に対して所属感をもつことができ，集団の凝集性は増す
自己理解	自分の行動や内面的な思いに関して，何らかの新しい理解を得たり，以前よりも理解が深まったりする
ガイダンス	他のメンバーから，自分自身についての役立つ助言や新しい情報を得る
普遍性	自分だけではなく他のメンバーも同様な問題や感情をもっていることを理解し，人間の行動や苦悩あるいは努力には普遍性があり，自分だけのものではないことを納得する
同一視	治療者や他のメンバーの肯定的側面を模倣することによって，自分自身のあり方や行動についての新たなる学びを得る
希望	他のメンバーとの触れあいやメンバーの成長過程を目の前にすることによって，自分自身の成長や変化についての希望がもてるようになる
実存的要因	人生における避けることのできない生きること死ぬことの痛みや空虚感を素直に受け入れ，世の中のどうしようもないことに直面せざるをえない人間の孤独について知る
自己表現	自分が他者にどのようにみられ，自分の表現が他者にどのように伝わるのかを学び，自己表現の仕方や対人関係における自己理解がすすむ
関係技術	他者とのよりよい人間関係を展開することを学び，自分の他者に対する対人関係技術が高まる

5. 実習の振り返り

最後に，実習全体を振り返って，自分の体験を見直し，自己評価をする．実習目標のなかで，特に達成できたもの・できなかったものは何かを考え，今後の自己の課題や目標を見いだしていく．今回の実習を通して，自己がどのように成長したのか，自己の看護観にどのような影響があったのかについて振り返る．達成できたことや自己の成長を評価し確認しながら，一つひとつの実習体験を通して自己の看護観を育んでいく．

記述された実習に対する意見や要望は，教員によって整理され，今後の実習をよりよいものにするための資料として活用される．

精神看護学　実習振り返り用紙

記入日：令和　　年　月　日

学生氏名：

この用紙は，学生自身が実習の振り返りをし，実習目標の達成を評価し，今後の課題や目標を見いだしていくためのものです．実習目的や目標を参照して，記入してください．

1. 実習目標のうち，特に達成できたもの，達成できなかったものは何ですか？

達成できたもの

達成できなかったもの

2. 今後のあなたの課題や目標は，どのようなものですか？

3. 今回の実習を通して自己がどのように成長したと思いますか？

4. 今回の実習体験によりあなたの看護観に何か影響はありましたか？

5. その他，実習に対する意見や要望を自由に書いてください．

（皆さんの意見や感想は，今後の実習をよりよいものとするための資料として活用していきます）

おわりに

これで看護基礎教育課程の精神看護学実習は終了します．今後卒業して，精神看護の臨床経験を積んだり，大学院修士課程で学んだりすることなどを通して，精神看護のスペシャリストとして活躍する道も開けます．

日本看護協会や日本精神科看護協会などの看護職能団体では，おのおのの団体の認定要件を満たし一定の試験を通過した人に対して，精神看護の専門分野においてより高度な知識と技術を用いて質の高い看護ケアを提供することのできるスペシャリストとして，精神看護専門看護師（日本看護協会）や精神科認定看護師（日本精神科看護協会）の認定を行っています．

精神看護専門看護師は，精神疾患患者に対して水準の高い看護を提供したり，相談，調整，倫理調整，教育，研究の役割を担ったりします．また，一般病院で心のケアを行う「リエゾン精神看護（コラム参照)」の役割を担う精神看護専門看護師もいます．精神科認定看護師は，2015年度より，これまであった10の専攻領域を1つに統合し，精神科認定看護師として看護実践，相談，協働，知識の集積の役割を果たします．

いずれ，患者の傍らで，またスペシャリストとして，精神看護の現場で活躍する人が数多く輩出する日に思いを馳せ，本書の幕をいったん閉じることとしましょう．

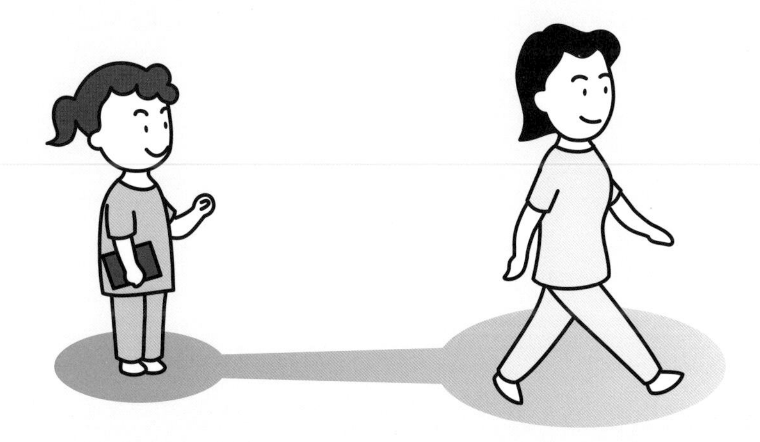

コラム　*リエゾン精神看護　psychiatric liaison nursing*

リエゾン精神看護は，コンサルテーション・リエゾン精神医学から発展してきた精神看護の一専門領域である．「リエゾン liaison」とは，つなげる，連携する，橋渡しをするという意味をもつ．リエゾン精神看護では，精神看護の知識や技術を活用して，精神の健康問題を有する身体疾患患者やその家族，そしてケアにあたっている看護師を対象として，高度な専門的ケアを提供する．このような役割をもつリエゾン精神看護師は，一般科の看護師や医師などと協働しながら，患者や家族に直接的にケアを提供したり，困難事例について看護師たちにコンサルテーションをしたり，看護師の精神看護の知識・技術の向上のために教育的役割を果たしたりする．

引用・参考文献

1) 日本精神科看護技術協会編：精神科看護の専門性をめざして．Ⅱ専門基礎編．pp.106～136，精神看護出版，2002.
2) W.R. ビオン／対馬　忠訳：グループアプローチ．pp.149～178，サイマル出版社，1961.
3) 萱間真美：看護スタッフと集団療法．集団精神療法的アプローチ－治療集団と学習集団の続け方（山口　隆，浅田　護，菊池寿奈美編）．pp.560～567，集団精神療法叢書，1994.
4) I.D. ヤロム／山口　隆，小谷英文監訳：入院集団精神療法．pp.36～46，へるす出版，1987.
5) モートン・キッセン／佐治守夫，都留春夫，小谷英文訳：集団精神療法の理論－集団力学と精神分析学の統合．誠信書房，1996.
6) 日本精神科看護技術協会編：精神科看護臨地実習の実際．中央法規出版，1999.
7) 武井麻子：精神看護学実習で起こること－カンファレンスの重要性．看護教育，38(3)：174～178，1997.
8) 武井麻子：精神看護学ノート．医学書院，2005.
9) 日本精神科看護技術協会「精神科看護用語辞典」編集委員会編：精神科看護用語辞典．新訂第1版．メヂカルフレンド社，2000.
10) 一般社団法人日本精神科看護協会：精神科認定看護師制度．https://www.jpna.jp/education/nintei.html

付録 1：身体的検査と心理テスト

< 身体的検査 >

脳　波

脳組織の活動によって起こる微少電位変動を，頭皮上から脳波計によって誘導し記録したものを脳電図といい，電位差の記録曲線が波状に見えるところから脳波とよばれる．ベルガー（Berger, H.）により初めてヒトの脳波が記録された．

意識の状態や，脳の機能の左右差や局在的変化など，脳の機能をある程度客観的に知ることができる．脳の器質性疾患，てんかんで重要とされる検査である．

ヒトの脳波には，周波数によって，α 波，β 波，θ 波，δ 波などがある．

各周波数は以下のとおりである．

デルタ（δ）波［4Hz（ヘルツ）以下］
シータ（θ）波（4 ～ 7Hz）
} 徐波（slow wave）

アルファ（α）波（8 ～ 13Hz）

ベータ（β）波（13Hz 以上）　速波（fast wave）

健康成人の安静覚醒時の脳波は，α 波が主である．脳波は年齢により変化し，乳幼児期は徐波が優勢で，成長とともに α 波が主となり，老化すると徐波や速波が増えてくる．

脳波の異常は，大きくは以下の 2 つに分類される．

・発作性律動異常：規則的に出現している波動が発作的に乱れる（てんかんの場合）．

・徐波化：一つひとつの波の波動が長くなる（意識障害・認知症）．

CT（computed tomography：コンピュータ断層撮影）

患者を装置に入れ X 線をあてると，患者を透過した X 線を検出器が受け，その結果，X 線吸収値がデータ（デジタル情報）として得られる．それをコンピュータで処理（デジタル-アナログ変換）し，画像に再構成する方法．脳の中の微細な出血なども確実に診断できることから，脳器質性疾患の診断に有効とされる．

MRI（magnetic resonance imaging：磁気共鳴画像診断）

患者を強力な磁場の中に入れて得る画像を診断する方法．CT に似ているが，① X 線被爆がない，②骨に囲まれた狭い部分（脳幹・小脳・脊髄）の抽出能力が優れている，③血液の情報が得られるなどの利点がある．CT と同様，脳器質性疾患の診断に有効とされる．

< 心理テスト >

WAIS（Wechsler adult intelligence scale：ウェクスラー成人知能テスト）

言語性テストと動作性テストから構成されている．言語性テストは，「知識」「理解力」「算術」「語彙」などから構成され，動作性テストは，「絵の配列」「絵の完成」「積み木」などから構成されている．手引書の方式に従い採点し，換算表によって知能指数 IQ（intelligence quotient）が出せる．子ども用には WISC（Wechsler intelligence scale for children：ウェクスラー児童知能テスト）や，鈴木-ビネー式知能テスト，田中-ビネー式知能テストがある．

改訂長谷川式簡易認知機能評価スケール（HDS-R：Revised version of Hasegawa's Dementia Scale）

認知症の有無や程度を簡便に判定できるわが国で最も普及しているテスト．「今日は何月何日か」「年齢は」「知っている野菜の名前を言ってください」「100から7を引くと」など，9つの課題からなる．30点満点で，20点が境界，15点以下が中等度認知症，4点以下が高度認知症とされる．

ミニメンタルステート検査（MMSE：Mini-Mental State Examination）

時間や場所の見当識，即時記憶，遅延再生，計算，書字，読字，図形模写など，11の設問項目から構成される認知機能検査．30点を満点として，得点が低いほど認知機能障害を有する可能性が高いとされ，一般にカットオフ値（認知機能の障害の程度が加齢によるものか病気によるものかを判断する際の基準となる値）は23/24（23点以下は認知症疑い）とされる．

MMPI（Minnesota multiphasic personality inventory：ミネソタ多面人格テスト）

感情や態度，病気の徴候についての550の検査項目からなる質問紙法による性格テスト．種々の精神医学的障害への傾向を測定するために9個の尺度（統合失調症傾向，神経症傾向など）と内向対外向，偏見対公平などの尺度が加えられている．各尺度の得点の多面的な組み合わせが描くプロフィールから，被験者の性格を判断する．特別な採点方式によって，被験者の回答のごまかしや無意識的な応答のゆがみを補正できるようになっている．383項目に短縮された方法もある．

ロールシャッハテスト（Rorschach test）

スイスの精神科医ロールシャッハ（Rorschach, H.）が1921年に考案した投影法による性格テスト．いろいろな形をしたインクのしみのカード10枚を用いる．そのうちの何枚かは白黒で，何枚かは色つきである．被験者は各カードのなかに何が見えるかを言うよう要請される．被験者が言いたいことを全部述べた後に，検査者が質問を発し，被験者がインクのしみのなかに見たものは正確に何か，しみの絵のどういう側面が被験者の知覚を規定したのかを明らかにし，被験者の反応やその内容を解釈していく．さまざまな採点方式が工夫されているが，反応の解釈は複雑な作業である．

TAT（thematic apperception test：主題（絵画）統覚法）

人物を描いた数枚のカードを用いた絵画統覚テスト．各カードを見せて，被験者に物語を語らせる．各カードの場面はわざとあいまいにしてあるので，被験者は絵のなかに自分自身の態度と知覚様式を反映させると仮定されている．検査者は，被験者のつくった物語を分析し解釈することで，被験者の人格を記述していく．

記銘力テスト（東大脳研式）

「空－星」のような関係のある単語の対10組と「ウサギ－障子」というような無関係の単語の対10組を用いる．有関係単語10組を復唱させ，次いで単語の一方を検査者が読んで，被験者に他方を答えさせる．正常だと有関係単語は8～9対，無関係単語でも4～5対正答できる．3回繰り返し評価する．

参考文献

1）保崎秀夫，松原治朗，佐久間淳：社会的存在としての人間の捉え方．看護学大系5看護と人間［3］人間の心理・精神活動の捉え方，井上幸子，平山朝子，金子道子編，日本看護協会出版会，1990.
2）南　裕子，岩井郁子・他：系統看護学講座 専門3 基礎看護学［3］臨床看護総論．医学書院，1997.
3）Tyler, L. E.／高田洋一郎訳：現代心理学入門2 テストと測定．岩波書店，1966.

付録2：精神科で使われる主な薬剤とその副作用（2024年2月現在）

抗精神病薬（メジャー・トランキライザー）

適　用	商品名	副作用
統合失調症，双極症，うつ病，神経症，老年精神病，知的能力障害などにみられる 幻　覚 妄　想 不　安 緊　張 昏　迷 興　奮 ＊抗精神病薬の主な作用としては，鎮静作用，抗精神病作用，賦活作用の３つがある． ターゲットにする症状や，副作用の強さによって薬が選択される．	Ⅰフェノチアジン系誘導体 コントミン・ウインタミン ヒルナミン・レボトミン フルメジン・フルデカシン ニューレプチル ピーゼットシー Ⅱブチロフェノン系 セレネース・ハロペリドール ハロマンス・プロムペリドール トロペロン ⅢSDA（セロトニン・ドパミン遮断薬） リスパダール インヴェガ ルーラン ⅣMARTA（多受容体作用抗精神病薬） セロクエル ジプレキサ ⅤDPA（ドパミン部分作動薬） エビリファイ Ⅵその他 ホーリット ドグマチール バルネチール エミレース グラマリール クレミン ロドピン	•抗コリン作用 （口渇，排尿困難，便秘，イレウス） •循環器症状 （頻脈，起立性低血圧，血圧低下） •内分泌症状 （無月経，乳汁分泌，眠気，肝障害，射精不全） •けいれん誘発症状 •代表的な副作用 急性ジストニア，悪性症候群，パーキンソン症状，アカシジア，遅発性ジスキネジア，便秘，尿閉 （p.253「抗精神病薬で起きやすい副作用」参照） •SDA，MARTA，DPAでは，錐体路症状（パーキンソン症状，アカシジア，遅発性ジスキネジア）の出現が少ない •MARTAでは，高血糖・肥満に注意する

抗うつ薬

適　用	商品名	副作用
うつ病 うつ状態 ＊症状にあわせて，うつ薬の３つの特徴的な作用（抑うつ気分改善作用，抗不安・焦燥作用，意欲減退・抑制除去作用）のバランスによって選択される．	Ⅰ三環系 トフラニール アナフラニール スルモンチール トリプタノール アモキサン プロチアデン Ⅱ四環系 ルジオミール テトラミド テシプール ⅢSSRI パキシル ジェイゾロフト レクサプロ デプロメール・ルボックス ⅣSNRI トレドミン サインバルタ ⅤNaSSA（ノルアドレナリン作動性・特異的セロトニン作動性抗うつ薬） リフレックス・レメロン Ⅵその他 レスリン・デジレル	眠気，倦怠感，振戦，起立性低血圧，肝機能障害，発疹，白血球減少，頻脈，不整脈など •抗コリン作用による症状（口渇，排尿困難，便秘，瞳孔調整障害，眼内圧亢進）が出る •三環系抗うつ薬では，口渇，便秘，排尿障害などが強い •高齢者，アルコール使用症には，せん妄が出現しやすいため注意する •SSRI，SNRIでは抗コリン性の副作用は弱い． •SSRIでは，まれに「セロトニン症候群」（錯乱，軽躁状態，発熱，振戦，下痢など）が出現することがある．また服用しはじめに，不安感や頭痛，嘔気や食欲不振が起こることがある

気分安定薬(抗躁薬)

適　用	商品名	副作用
双極症 躁うつ病の躁状態	リーマス	倦怠感，手指振戦，脱水，リチウム中毒

抗不安薬 （マイナー・トランキライザー）

適　用	商品名	副作用
神経症，心身症，うつ病における 不　安 緊　張 抑うつ 睡眠障害	Ⅰベンゾジアゼピン系 コントール セルシン・ホリゾン セレナール セパゾン レスミット レキソタン・プロマゼパム「サンド」 ワイパックス メレックス ソラナックス・コンスタン メイラックス	眠気，ふらつき，めまい，立ちくらみ，倦怠感，健忘，せん妄，構音障害，血圧低下，肝機能障害，発疹，呼吸抑制 • まれに不安，焦燥，多動，興奮，錯乱などが出現する • 高齢者ではふらつきに注意する

睡眠薬

適　用	商品名	副作用
不眠症，うつ病，神経症，統合失調症，疼痛などに伴う 不眠 ＊睡眠障害の型によって薬が選択される.	Ⅰバルビツール酸系 ラボナ イソミタール ワコビタール フェノバール Ⅱベンゾジアゼピン系 ハルシオン レンドルミン リスミー エバミール・ロラメット ユーロジン サイレース ベンザリン・ネルボン ダルメート ドラール Ⅲその他 アモバン ブロバリン マイスリー ルネスタ	構音障害，知覚障害，せん妄状態，発疹，口渇，食欲減退，頭痛，血圧低下，徐脈，蛋白尿，白血球減少など • 精神神経系の症状（眠気，めまい，ふらつき，脱力感，倦怠感）がみられる • 高齢者では，夜間の排尿覚醒時に転倒しないように注意を要する．また，呼吸抑制にも注意する • バルビツール酸系の薬剤では，呼吸抑制，肝障害が起こることがある • 短期作用型のベンゾジアゼピン系，バルビツール酸系の薬剤では，薬物耐性を生じやすい

抗てんかん薬

適　用	商品名	副作用
各種てんかん てんかんに伴う性格行動障害など ＊一般的に，てんかん発作の型により，薬が選択される．	Ⅰバルビツール酸系 フェノバール Ⅱヒダントイン系 アレビアチン・ヒダントール Ⅲバルプロ酸系 デパケン Ⅳカルバマゼピン テグレトール Ⅴベンゾジアゼピン系 リボトリール・ランドセン セルシン・ホリゾン・ダイアップ Ⅵスルフォナミド系 オスポロット Ⅶサクシミド系 ザロンチン Ⅷ新世代 ガバペン トピナ ラミクタール イーケプラ	• 神経症状 （傾眠，ふらつき，運動失調） • 皮膚症状（薬疹，口内炎） • 血液障害 （白血球減少，再生不良性貧血） • 精神症状 （いらいら，もうろう状態，自発性の低下）

抗パーキンソン病薬

適　用	商品名	副作用
＊精神科においては，抗精神病薬投与によって起きる錐体外路症状の軽減のために，抗パーキンソン薬が用いられる．	Ⅰドーパミン受容体刺激薬 パーロデル Ⅱ副交感神経遮断薬 アーテン アキネトン	• 精神科でよく用いられる副交感神経遮断薬は抗コリン作用が強いため，口渇，鼻閉，排尿困難，便秘，イレウスなどの症状を起こすことがある．特に，高齢者ではせん妄などの意識障害を起こすことがある • アキネトン，タスモリンの筋肉注射で依存症を起こすことがある

抗酒薬

適　用	商品名	副作用
アルコール依存症	シアナマイド ノックビン レグテクト	• アルコールの代謝を抑制するため，アルコールを飲むと顔面紅潮，悪心，めまいなどが生じる • 皮膚症状など

参考文献

川合眞一・他編：今日の治療薬（2023年版）．南江堂，2023．

抗精神病薬で起きやすい副作用

	発生時期	症状と経過	起こりやすい対象	看護のポイント	治療
急性ジストニア	内服初期，または増薬後1週間以内に起こる副作用	突然，異常な筋肉の緊張・拘縮が起こるため，顔が横に向く，体を反らせる，舌が飛び出てしまう，眼球が上転するといった不快な状態が急激に起こる	①若年の男性 ②抗精神病薬を大量に服用している	①突然に襲われる不快な症状のため，迅速な連絡と副作用止めの投与が求められる ②発作後は筋肉の緊張緩和が効果的	抗パーキンソン病薬の投与
悪性症候群	急激な悪化により，早期の発見と適切な処置をしなければ死に至る副作用	高熱，筋肉の硬直，嚥下障害，意識障害，頻脈，血圧の不安定などの症状を伴い発症し，処置がなされなければ，筋破壊から腎不全となり死亡する．検査データとしては，CPK，ミオグロビン，WBCの上昇がある	①脱水や低栄養をもっている ②多量の抗精神病薬を服用している	発熱，筋肉の硬直（特に頸部の堅さがひとつの目安）などの日頃の観察からの早期発見が可能	抗精神病薬を中止し，ダントリウムなどの薬剤投与
パーキンソニズム	内服後2〜3週間後にみられるパーキンソン症候群で起こる同様の錐体外路症状	寡動または無動，筋強剛，振戦，仮面様顔貌，小刻み歩行，前屈姿勢，流涎など	高齢者に多い	歩行時の障害物や危険物の除去	抗パーキンソン病薬の投与
アカシジア	内服後から，しばしばみられる副作用である	じっと落ちついていられない状態．そわそわと落着かずにいる．足の裏がムズムズする，座っていられないなどと表現されることが多い		精神症状の悪化による不安・焦燥との鑑別に注意	β遮断薬の投与
遅発性ジスキネジア	長期に抗精神病薬を内服している患者に発生しやすい症状	舌や下顎，顔の筋肉などがゆっくりと不随意運動するもの．時には舞踏病様運動を引き起こす	①数カ月または何年かにわたり，抗精神病薬を服用し続けている ②高齢者に多い	不随運動による日常生活の支障への援助 ①細かい手作業を要するものへの工夫（ボタンを大きくする，マジックテープにするなど） ②十分な時間をかけて日常生活を行えるようにする（入浴，更衣，歩行の場面など）	抗精神病薬の内服を中止してもなかなか消失することは難しく，今のところ効果的な治療法はない
便秘	時期は個人差があるが，内服後，ほとんどの患者に発生する症状	抗精神病薬の副作用である錐体外路症状を軽減するために，抗パーキンソン薬を併用するが，この薬は抗コリン作用が強いものがあり，併用することにより，結果的にいっそう抗コリン作用が強くなり便秘が起きやすい．放置すると巨大憩室の形成やイレウスに発展する	①長期に抗コリン作用の強い副作用止めをあわせて服用している ②行動制限を受けている	以下の援助により，便秘の予防と早期発見を行う ①毎日の排便の確認 ②水分摂取のすすめや症状にあわせての軽い運動を取り入れる ③腹部のマッサージ	定期的な下剤の投与
尿閉	内服後，時々みられる症状	病薬の副作用である錐体外路症状を軽減するために，抗パーキンソン薬を併用するが，この薬は抗コリン作用が強いものがあり，併用することにより，結果的にいっそう抗コリン作用が強くなり排尿障害が起きやすい．ひどい場合は尿閉になる	抗コリン作用の強い副作用止めをあわせて服用している	①腹部の状態の観察 ②水分量と排尿の状態などの観察から，早期発見が可能．対処としては，腹部状態を観察しての導尿がある	抗コリン作用の強い薬の減量またはコリン作動薬の投与

引用・参考文献

風祭　元　監・編：よくわかる精神科薬物ハンドブック．pp.228-251，照林社，2009.

付録 3：精神障害者が利用できる主な社会資源

生活保護	国の定める最低生活費基準額に収入が満たない場合に，不足分の保護費が出る制度．生活保護法により定められ，福祉事務所が申し込み窓口となっている．
障害年金	国民年金(基礎年金)や厚生年金保険に加入し，一定の保険料納入要件を満たしている場合に，病気やけがによって日常生活や就労の面で障害が生じた際に支払われる．
健康保険の傷病手当金	健康保険に加入している本人に対し，病気やけがのために給与が支払われなくなった場合に，同一疾患に対して1年6カ月を限度にして支給される．

医療費に関するもの

自立支援医療費	障害者総合支援法によって定められる制度で，通院の際にかかる医療費の1割が自己負担となる制度．ただし所得や継続的に相当額の医療費負担が生じる人々に対してはひと月あたりの負担に上限額が設定されている．申請窓口は区市町村．
医療保険における高額療養費払い戻し制度	医療機関や薬局の窓口で支払った自己負担額（入院時の食費や差額ベッド代は含まず）が，1カ月の間で一定額を超えた場合に，その超えた金額を支給する制度．負担の上限額は，年齢や所得によって異なる．

住まい・暮らしに関するもの

グループホーム（共同生活援助）＊	共同生活を営む住居において，相談や日常生活上の援助が提供されるサービス．就労または就労継続支援などの日中活動を利用している障害者が対象となる．利用期間の制限はない．

福祉ホーム＊	住居を求めている障害者が，低額な料金で，居室などを利用できるサービス.
自立訓練＊	障害者が自立した日常生活または社会生活を営むことができるように，一定期間訓練などを受けられるものであり，利用期間が定められている．障害者の自立訓練は，生活能力の維持・向上などを行う生活訓練となる.
自立生活援助＊	一人暮らしに必要な理解力・生活力などを補い，定期的な居宅訪問や随時の対応によって日常生活における必要な支援が受けられるサービス.
ショートステイ（短期入所）＊	在宅で生活する障害者が，介護者の理由により介護を受けることが困難となった場合に，障害者支援施設などへ短期入所し，入浴，排泄，食事の介護などの援助を受けられるサービス.
行動援護＊	障害によって介護を要する障害者が，行動する際に生じる危険を回避するために必要な援護や外出時の移動中の介護などを受けられるサービス.
ホームヘルプサービス（居宅介護）＊	障害者本人の居宅に訪問介護員（ホームヘルパー）が派遣され，食事，身体の清潔保持などの介助，その他の日常生活を営むのに必要な支援を受けられるサービス.
訪問看護	在宅療養者に対して，看護師などが訪問し，病状に適切な看護サービスを提供するもの．費用は各種医療保険の対象となっている.

活動・仕事に関するもの

地域活動支援センター＊	地域で生活する障害者に対し，創作活動や生産活動の機会を提供し，社会との交流を促進する活動を行う．活動内容により，Ⅰ～Ⅲ型に分かれている.
デイケア	グループで活動プログラムを行うことにより，自信を取り戻したり，人とのつきあい方や生活に必要な技術を身につけたりすることを目的としている．保健所や精神保健センターが開催するもの，病院・診療所が運営するものがある.
就労継続支援＊	一般の事業所への就労が難しい障害者が，就労の機会や生産活動などに参加し，その知識や能力の向上を図る訓練などを行う．利用期限は定められていない．A型（雇用型）とB型（非雇用型）がある.
就労移行支援＊	就労を希望する精神障害者が，一定期間，生産活動などの機会に参加することにより，就労に必要な知識や能力の向上を図る訓練などを行う．利用期限が定められている.
就労定着支援＊	一般就労に移行した人に，就労に伴う生活面の課題に対応するための支援を行う.

障害者職業センター・障害者雇用支援センター	障害者職業センターは，①障害者職業総合支援センター，②広域障害者職業センター，③地域障害者職業センターに分けられており，相互の連携のもとに各種事業が行われている．広域障害者職業センター，地域障害者職業センター（都道府県）では，障害者雇用支援センター（市町村（特別区を含む）に1つ），障害者就業・支援センター（障害者の職業の安定を図ることを目的に設立された法人など）との連携のもと，精神障害者を含む障害者に対し，職業能力や適性などの評価，職業相談・指導などが実施されている．

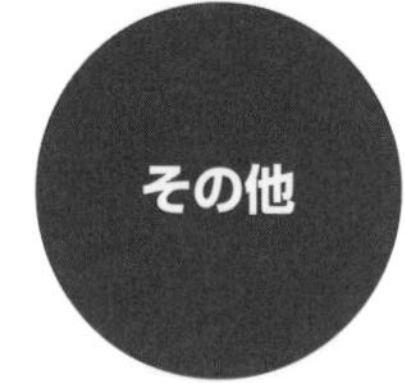

計画相談支援＊	障害福祉サービス等の利用計画案を作成し，サービス業者などとの連絡調整などを行い（サービス利用支援），サービス利用状況をモニタリングする（継続サービス利用支援）．
地域相談支援＊	精神科病院，障害者支援施設等を退所する障害者に対して，地域移行支援計画の作成，相談による，不安解消，外出同行支援，住居確保，関係機関との調整を行う（地域移行支援）．地域では，単身で生活する障害者を対象に，連絡体制をつくり，緊急時に必要な支援を行う（地域定着支援）．
精神障害者保健福祉手帳制度	精神保健福祉法で定められる制度．等級は1～3級に分けられ，等級に応じたサービスが受けられる．サービス内容については自治体で格差がある．
保健所・各市町村担当窓口	精神保健福祉に関する第一線の行政機関として保健所では，保健師・精神保健福祉相談員・医師などの専門職が，相談事業，家族会の育成，広報活動，デイケアの開催などのサービスを行ってきた．2002年4月よりこうした福祉サービスの実施，利用に関する相談，手続きの一部が各市町村を窓口として行われるようになった．
精神保健福祉センター	各都道府県に1カ所以上設置され，各自治体の精神保健福祉の状況について把握するセンターで，保健所や関連施設との連携・援助，専門職への教育研修，広報活動，家族会や当事者会の育成・支援などを行っている．
障害者ケアマネジメント	2003年度より市町村が実施主体となり，障害者の福祉・保健・医療・教育・就労などにかかわる複合的なニーズを満たす支援方法として障害者ケアマネジメントが導入された．相談窓口は介護保険制度によって給付されるケアマネジメント（有料）とは異なり，各市町村の担当者が無料でケア計画を作成する．

注）＊は障害者総合支援法（旧障害者自立支援法）によるサービス

参考文献

1）遠山真世・他：これならわかる〈スッキリ図解〉障害者総合支援法．翔泳社，2014．

2）精神保健福祉白書編集委員会編：精神保健福祉白書 2013 年版―障害者総合支援法の施行と障害者施策の行方．中央法規，2012．

障害者総合支援法（旧障害者自立支援法）に基づくサービス

2005年10月に成立した「障害者自立支援法」により，それまで身体障害，知的障害，精神障害といった障害種別ごとに複雑な施設・事業体系であったサービスが再編され，障害のある人々に対して身近な市町村が責任をもって一元的にサービスを提供することとなった．2012年，障害者自立支援法を一部改正する形で障害者総合支援法が公布され，2013年4月1日から施行された．ただし，共同生活介護（ケアホーム）の共同生活援助（グループホーム）への一元化は，2014年4月に施行された．

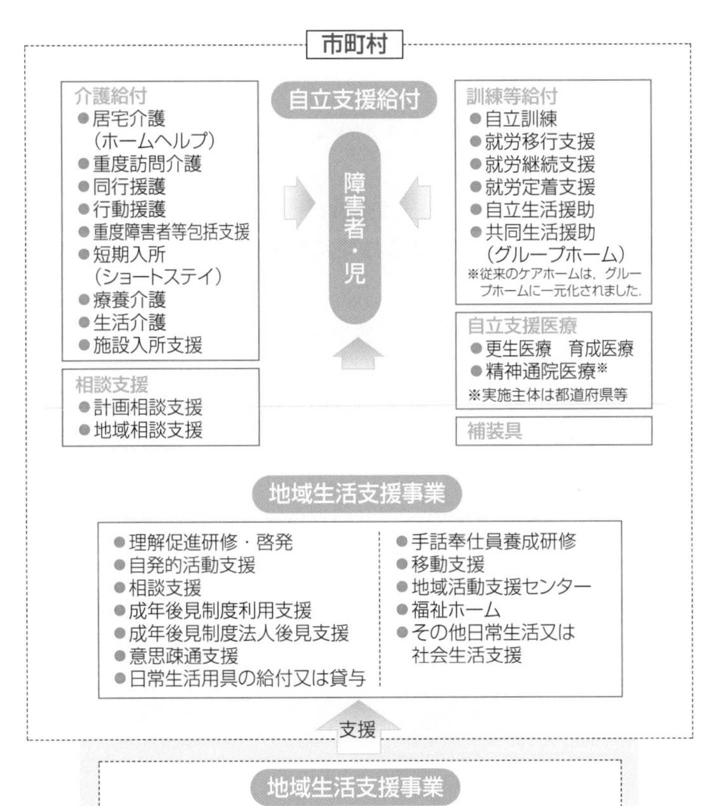

＊障害者総合支援法による総合的な支援は，自立支援給付と地域生活支援事業で構成されている．

障害者総合支援法による支援システム

出典

全国社会福祉協議会：障害福祉サービスの利用について（パンフレット）．2018年4月版．

巻末資料① 国連決議「精神疾患を有する者の保護及びメンタルヘルスケアの改善のための諸原則」（1991 年）

適用

これらの原則は障害，人種，皮膚の色，性，言語，宗教，政治的若しくはその他の意見，国，民族若しくは社会的出自，法的若しくは社会的身分，年齢，財産又は出生によるいかなる差別もなく適用される．

定義

この原則において

「弁護人（counsel）」とは法的又はその他の資格をもつ代理人を意味し，

「独立機関（Independent authority）」とは国内法に規定された，権限を有する独立の機関を意味し，

「メンタルヘルスケア（mental health care）」とは人の精神状態の検査及び診断，精神疾患又は精神疾患の疑いのある者の治療，ケア，リハビリテーションを含み，

「精神保健施設（mental health facility）」とはメンタルヘルスケアの提供を主たる目的とする施設又は施設の1ユニットを意味し，

「精神保健従事者（mental health practitioner）」とは医師，臨床心理士，看護者，ソーシャルワーカーその他のメンタルヘルスケアに関連する特別な技能について適切な研修を受け，資格を付与された者を意味し，

「患者（patient）」とはメンタルヘルスケアを受けている者を意味し，精神保健施設に入所しているすべての人を含み，

「個人的代理人（parsonal representative）」とは特定の事項に関して患者の利益を代理し，又は患者に代わって特定の権利を行使する義務を法によって課せられた者を意味し，国内法によって別に規定されていない限りにおいて未成年に対する親又は法的後見人を含み，

「審査機関（the review body）」とは精神保健施設への非自発的入院及び退院制限について，原則 17 に基づいて審査を行うために設置された機関を意味する．

一般的制限条項

以下の原則に定められた権利の行使は，法律によって規定され，かつ，本人若しくは他の者の健康又は安全を保護し，又は公共の安全，秩序，健康，道徳若しくは他の者の基本的な権利及び自由を保護するために必要とされる制限のみを受ける．

原則 1：基本的自由と権利

1　すべての人は，可能な最善のメンタルヘルスケアを受ける権利を有する．こうしたメンタルヘルスケアは保健及び社会ケアシステムの一部を成す．

2　精神疾患を有する者，又は精神疾患を有する者として処遇を受ける者はすべて，人道的に，かつ，生まれながらにして持つ人間としての尊厳を尊重されつつ処遇される．

3　精神疾患を有する者，又は精神疾患を有する者として処遇を受ける者はすべて，経済的，性的，及びその他の形態の搾取，身体的又はその他の虐待並びに，品位を傷つける処遇から保護される権利を有する．

4　精神疾患を理由とする差別はあってはならない．「差別」とは，権利の平等な享受を無効又は毀損（きそん）する効果を持つあらゆる区別，排除，又は選別を意味する．精神疾患を有する者の権利の保護，又は

改善の確保を専らその目的とする特別な手段は，差別的と見なされてはならない．この諸原則の規定に従って採用され，精神疾患を有する者やその他の者の人権を守るために必要とされる区別，排除，又は選別は，差別に含まれない．

5　精神疾患を有する者はすべて，世界人権宣言，経済的・社会的及び文化的諸権利に関する国際規約，市民的及び政治的権利に関する国際規約，障害者の権利宣言，並びにあらゆる形態の抑留又は拘禁の下にあるすべての者を保護するための原則など，関連する文書に認めれているあらゆる市民的，政治的，経済的，社会的及び文化的権利を行使する権利を有する．

6　精神疾患のために法的能力を欠くという決定，及び法的能力を欠くために個人的代理人が指名されるという決定はすべて，国内法が規定する独立かつ公平な裁定機関（tribunal）による公正な聴聞を経てなされる．能力の有無が問題とされている者は，弁護人によって代理される権利を有する．能力の有無が問題とされている者が，自らそのような代理を確保できない場合は，その者にそれを支弁する資力が無い範囲において，無償で代理を利用することができる．当該弁護人は，裁定機関が利益の衝突がないと認めない限り，同一の手続きにおいて精神保健施設又はその職員を代理し，同一の手続きにおいて能力の有無が問題とされている者の家族を代理することはできない．能力の有無及び個人的代理人の必要性に関する決定は，国内法が定める合理的な間隔で再検討される．能力の有無が問題とされている者，個人的代理人が指名されている場合にはその代理人，及び他のすべての利害関係は，この問題に関するいかなる決定に対しても上級裁判所に上訴する権利を有する．

7　裁判所又は権限を有する他の裁定義関が，精神疾患を有する者が自己に関する諸事を管理する能力を欠くと判断する場合には，その者の状態に照らして必要かつ適切な範囲において，その者の利益の保護を保証する手段が講じられる．

原則 2：未成年者の保護

この諸原則の目的及び未成年者の保護に関する国内法の主旨の範囲内で，未成年者の権利の保護のために必要な場合には，家族以外の個人的代理人の指名を含む，特別な配慮が成される．

原則 3：地域社会における生活

精神疾患を有するすべての者は，可能な限り地域社会に住み，及びそこで働く権利を有する．

原則 4：精神疾患を有することの判定

1　精神疾患を有するという判定は，国際的に認められた医学的基準による．

2　精神疾患を有するという判定は，政治的，経済的若しくは社会的地位，文化的，人種的若しくは宗教的集団に所属すること又は直接精神状態に関係しない他の何らかの事由に基づいてなされてはならない．

3　家族若しくは職業上の葛藤又は所属する地域社会において支配的な道徳的，社会的，文化的，政治的価値観若しくは宗教的信条との不一致は，精神疾患を診断する際の決定要因とされてはならない．

4　患者として過去に治療を受け，又は入院したことは，その事自体で，その者が現在又は将来，精神疾患を有するといういかなる判断も正当化するものではない．

5　何人も，又はいかなる公的機関も，精神疾患又は精神疾患の結果生じた事柄に直接関連する目的以外で，人を精神疾患を有する者として類別し，あるいはその者が精神疾患を有することを指摘するものではない．

原則 5：医学的診察

何人も，国内法で定められた手続きによる場合を除き，精神疾患を有するか否かを判断するために医学的診察を強制されない．

原則 6：秘密の保持

この諸原則が適用されるすべての人に関して，情報を秘密にする権利は尊重される．

原則 7：地域社会と文化の役割

1　すべての患者は，可能な限り自己の居住する地域社会において治療及びケアを受ける権利を有する．

2　精神保健施設内で治療が行われる場合，患者は，可能な場合は常に，自己の居住する場所又は家族，友人の居住する場所の近くで治療を受ける権利を有し，及び可能な限り速やかに地域社会に戻る権利を有する.

3　すべての患者は，自己の文化的背景に適した治療を受ける権利を有する.

原則 8：ケアの基準

1　すべての患者は，自己の健康上の必要性に照らして適切な保健医療的及び社会的ケアを受ける権利を有し，他の疾患を持つ者と同じ基準に即したケア及び治療を受ける権利を有する.

2　すべての患者は，不適切な薬物療法による危害，他の患者，職員，若しくは他の者による虐待，又は精神的苦痛若しくは身体的不快感を惹き起こすその他の行為から保護される権利を有する.

原則 9：治療

1　すべての患者は，最も制限の少ない環境下で，かつ，患者の保健上の必要性と他の人の身体的安全の保護の必要性に照らして適切な，最も制限が少ない，あるいは最も侵襲的でない治療を受ける権利を有する.

2　すべての患者の治療及びケアは，個別的に立案された治療計画に基づいて行われなければならない．その治療計画は患者と検討され，定期的に見直され，必要に応じて変更され，資格のある専門職員によって作成される.

3　メンタルヘルスケアは，常に，国連総会で採択された医療倫理原則などの国際的に承認された基準を含む，精神保健従事者に適用される倫理規範に即して提供される．精神保健の知識及び技術は濫用されてはならない.

4　すべての患者の治療は，患者の自律性を保持及び増進させる方向でなされる.

原則 10：薬物投与

1　薬物投与は患者の健康上の最善の必要性を満たすために行われ，治療又は診断上の目的でのみ行われるものであって，懲罰や他の人の便宜のためになされてはならない．原則 11 条第 15 項の規定に従い，精神保健従事者は，効能がすでに知られているか，又は実証されている薬物のみを処方する.

2　あらゆる薬物投与は，法によってその権限を付与された精神保健従事者によって処方され，患者の診療録に記録される.

原則 11：治療への同意

1　以下の第 6，7，8，13 及び 15 項に規定されている場合を除き，患者のインフォームドコンセントなしには，いかなる治療も行われない.

2　インフォームドコンセントとは，患者の理解しうる方法と言語によって，以下の情報を，十分に，かつ，患者に理解できるように伝達した後，患者の自由意志により，脅迫又は不当な誘導なしに得られた同意をいう.

a）診断上の評価

b）提案されている治療の目的，方法，予測される期間及び期待される効果

c）より侵襲性の少ない方法を含む他に考えられる治療法

d）提案されている治療において考えられる苦痛，不快，危険及び副作用

3　患者は同意する手続きの間，患者の選んだ一人又は複数の人の同席を要求することができる.

4　第 6，7，8，13 及び 15 項に規定されている場合を除き，患者は治療を拒否し，又は中止させる権利を有する．治療の拒否あるいは中止によって生じる結果については，患者に説明される.

5　患者はインフォームドコンセントの権利を放棄するよう勧められたり誘導されたりしてはならない．患者がそれを放棄しようとする場合には，インフォームドコンセントなしには治療を行うことができないことが説明される.

6　第 7，8，12，13，14 及び 15 項に規定されている場合を除き，以下の条件がすべて満たされれば，患者のインフォームドコンセントがなくても，提案された治療計画を実施することができる.

a）患者が，その時点で，非自発的患者であり，

b）独立した機関が，上記第 2 項に規定した情報を含む，関連するすべての情報を得た上で，その時点で患者が提案された治療計画にインフォームドコンセントを与え，若しくは拒絶する能力を欠くと判断し，又は国内法が規定する場合は，患者自身の安全又は他の人の安全を考慮すると，患者が不

当にインフォームドコンセントを拒絶していると判断し，かつ

c）独立機関が，提案された治療計画が患者の健康上の必要に照らして最善の利益であると判断する場合．

7　第6項は，法より患者に代わって治療に同意する権限を与えられた個人的代理人がいる患者に適用されない．ただし，以下の第12，13，14及び15項に規定されている場合を除き，このような患者については，上記第2項に示した情報を与えられた個人的代理人が代わって同意する場合には，患者のインフォームドコンセントなしに行われうる．

8　第12，13，14，及び15項に規定されている場合を除き，法によって権限を与えられた資格のある精神保健従事者が，患者自身又は他の人に対する即時の又は切迫した危害を防ぐために必要だと判断した場合，インフォームドコンセントのない，いかなる患者に対しても治療を行うことができる．この場合の治療は，この目的のために厳密に必要とされる期間を超えて行われるものではない．

9　患者のインフォームドコンセントなしに治療を行う権限が与えられているいかなる場合においても，患者に対して治療の性質，可能なあらゆる代替治療について情報を与え，及び可能な限り治療計画の進展に患者を関与させるよう，あらゆる努力が払われる．

10　すべての治療は，それが患者の自発的な意思によるものか，非自発的なものかを記した上で，患者の診療録に直ちに記録される．

11　患者の身体的拘束又は非自発的な隔離は，精神保健施設に関して公的に認められた手続に従い，かつ，それが患者若しくは他の人に対する即時の又は切迫した危害を防ぐために唯一の可能な手段である場合を除いては，行ってはならない．これは，その目的のために厳密に必要とされる期間を超えて行われてはならない．身体的拘束又は非自発的隔離が行われた場合はすべて，その理由及びその性質と程度が患者の診療録に記載される．拘束され，又は隔離された患者は，人道的な環境下に置かれ，資格のある職員によるケア及び入念な定期的監督下に置かれる．患者の個人的代理人が存在し，かつ，ふさわしい者であれば，患者の身体的拘束又は非自発的隔離について，その代理人に対して迅速な通知がなされる．

12　不妊手術は精神疾患の治療としては行われてはならない．

13　精神疾患を有する者に対する重大な内科的治療又は外科的治療は，国内法が認め，それが患者の健康上の必要性に最も適しており，かつ，患者がインフォームドコンセントを与えた場合に限り行うことができる．患者にインフォームドコンセントを与える能力がない場合において，独立した審査の結果，その治療が認められた場合はこの限りではない．

14　精神疾患に対する精神外科手術及び他の侵襲的かつ不可逆的治療は，精神保健施設に入院中の非自発的患者に行ってはならない．国内法がその実施を認めている範囲内で，患者がインフォームドコンセントを与え，外部の独立した機関がそのインフォームドコンセントが真に有効なものであり，かつ，その治療が患者の健康上の必要性に最善のものであると認めた場合に限り，それ以外の患者に実施することができる．

15　臨床治療及び実験的な治療は，インフォームドコンセントを与えない患者には行ってはならない．インフォームドコンセントを与える能力を欠く患者については，この目的のために特別に設置された，権限を有する独立した審査機関が承認を与えた場合に限り，臨床試験や実験的治療を行うことができる．

16　第6，7，8，13，14及び15項に規定された場合において，患者若しくはその個人的代理人又は他の利害関係者は誰でも，その治療に関して，裁判所又は他の独立機関に訴えを起こす権利を有する．

原則12：権利の告知

1　精神保健施設内の患者は，入院後可能な限り速やかに，本諸原則及び国内法に規定されたすべての権利について，患者が理解できる方式で，理解できる言語によって告知を受ける．告知される情報には，これらの権利に関する説明及び権利を行使する方法が含まれる．

2　患者がこのような情報を理解できない場合には，理解できるようになるまでの間，患者の権利は，その個人的代理人が存在し，かつ，それが適切であるならばその個人的代理人及び患者の利益を最も

よく代理することができ，かつ代理する意志のある個人又は複数の個人に伝達される．

3　必要な能力を有する患者は，自分に代わって告知を受ける者及び自己の利益を施設管理者に対して代理する者を指名する権利を有する．

原則 13：精神保健施設における権利と条件

1　精神保健施設内のすべての患者は，特に以下の事項について，最大限の尊重を受ける権利を有する．

a）どこにおいても，法の下の人格として承認されること

b）プライバシー

c）コミュニケーションの自由．これには施設内の他の人とのコミュニケーションの自由，検閲を受けることなく個人的通信を発受する自由，弁護人又は個人的代理人から訪問を個人的に受け入れ，その他の訪問者の場合には，適切な時間であればいつでも受け入れる自由，及び郵便，電話サービス，並びに新聞，ラジオ，テレビを使用する自由を含む．

d）宗教又は信仰の自由

2　精神保健施設内の環境及び生活状況は同年齢の人の通常の生活にできる限り近いものでなければならず，特に以下の条件を含まなければならない．

a）レクリエーション，レジャー用施設

b）教育施設

c）日常の生活，レクリエーション及びコミュニケーションに必要な物品を購入し，又は受領するための施設

d）患者の社会的及び文化的背景にふさわしい積極的な活動に参加するための，並びに地域社会への復帰を促進する適切な職業的リハビリテーションの手段とするための施設．並びにそれらの施設を利用するよう奨励されること．これらの手段には，患者が地域社会において，雇用を確保又は維持するための職業ガイダンス，職業訓練及び就職紹介などが含まれる．

3　いかなる状況においても，患者は強制労働に従事させられてはならない．患者の必要及び施設運用上の必要に適合する範囲で，患者は自己の希望する種類の仕事を選択することができる．

4　精神保健施設内における患者の労働は搾取されてはならない．すべての患者は，国内法や慣習に従って，従事したいかなる労働に対しても，患者でない者が同じ労働をした場合に得られるのと同じ報酬を受け取る権利を有する．すべての患者はいずれの場合も，患者の働きに対して精神保健施設が受け取る報酬の中から正当な取り分を受け取る権利を有する．

原則 14：精神保健施設のための資源

1　精神保健施設では他の保健施設と同じ水準の資源，特に以下の資源を備えるものとする．

a）十分な数の，資格を有する医学その他の適当な専門技能を持つ職員並びにそれぞれの患者にプライバシー及び適切で積極的な治療プログラムを提供するのに十分な広さ

b）患者の診断及び治療機器

c）適切な専門的ケア

d）薬物投与を含む適切で，定期的かつ包括的な治療

2　すべての精神保健施設は，患者の状況及び治療，ケアが，この諸原則に適合するかどうかを確認するために，権限を持つ公的機関により，十分な頻度で監査を受ける．

原則 15：入院の原則

1　精神保健施設で治療を受ける必要がある場合，非自発的入院を避けるよう，あらゆる努力が払われる．

2　精神保健施設へのアクセスは，他の疾患に関する他の施設へのアクセスと同様に行われる．

3　非自発的に入院したのではないすべての患者は，原則 16 に規定する非自発的入院患者として退院を制限する基準が満たされない限り，いつでも精神保健施設から退去する権利を有し，患者にはこの権利が告知される．

原則16：非自発的入院

1　患者として非自発的に精神保健施設に入院し，又は，既に患者として自発的に精神保健施設に入院した後，非自発的入院患者として退院制限されるのは，この目的のために法律によって権限を与えられた資格を有する精神保健従事者が，原則4に従って，その患者が精神疾患を有しており，かつ，以下のように判断する場合に限られる．

a）その精神疾患のために，即時の又は切迫した自己若しくは他の人への危害が及ぶ可能性が大きいこと，又は

b）精神疾患が重篤であり，判断力が阻害されている場合，その者を入院させず，又は入院を継続させなければ，深刻な状態の悪化が起こる見込みがあり，最少規制の代替原則に従って，精神保健施設に入院させることによってのみ得られる適切な治療が妨げられること．

b）の場合，可能な場合には，第一の精神保健従事者とは独立した第二の精神保健従事者の診察を求めるべきである．こうした診察が行われた場合，第二の精神保健従事者が同意しなければ，非自発的入院，又は退院制限を行うことはできない．

2　非自発的入院又は退院制限は，当初は，審査機関による非自発的入院又は退院制限に関する審査を待つ間の，観察及び予備的な治療を行うための，国内法の定める短い期間に限られる．入院の理由は遅滞なく患者に伝えられる．入院の事実及びその理由は，審査機関，患者の個人的代理人が指名されていればその個人的代理人及び患者が拒否しなければその家族に対して，迅速かつ詳細に伝達される．

3　精神保健施設は，国内法で規定されている権限を有する公的機関によって，非自発的入院を受け入れるよう指定されている場合に限り，非自発的入院を受け入れることができる．

原則17：審査機関

1　審査機関は司法的又はその他の独立し，公正な機関で，国内法によって設置され，国内法によって定められた手続きによって機能する．審査機関は，その決定を行うに際し，一人以上の，資格のある，独立した精神保健従事者の意見を求め，その助言を勘案する．

2　原則16第2項の要求するところに従い，非自発的患者としての入院又は退院制限の決定に関する審査機関の最初の審査は，入院又は退院制限の決定後可能な限り速やかに実施され，国内法によって規定されている簡単かつ迅速な手続きに従って行われる．

3　審査機関は，国内法で規定されている合理的な間隔をおいて，非自発的患者の事例を定期的に審査する．

4　非自発的患者は，国内法よって規定されている合理的な間隔をおいて，審査機関に対し，退院又は自発的患者となるための審査を請求できる．

5　いずれの審査においても，審査機関は，原則16第1項に規定されている非自発的入院の基準が依然として満たされているか否かを検討するものとし，もしそれが満たされていなければ，当該患者は非自発的患者としての立場から解放されなければならない．

6　患者の治療に責任を持つ精神保健従事者が，当該患者の状態がもはや非自発的患者として退院制限すべき状態ではないと判断した場合には，その患者を非自発的患者として処遇することを止めるよう指示する．

7　患者若しくはその個人的代理人又はその他の利害関係者は，当該患者を精神保健施設に入院させ，又は退院制限をする決定に対して，上級裁判所に訴える権利を持つ．

原則18：手続き的保障

1　患者は不服申立て又は訴えにおける代理を含む事項について，患者を代理する弁護人を選任し，指名する権利を有する．もし，患者がこのようなサービスを得られない場合には，患者がそれを支弁する資力が無い範囲において，無償で弁護人を利用することができる．

2　患者は必要な場合は通訳のサービスの援助を受ける権利を有する．このサービスが必要であり，患者がそれを得られない場合，患者がそれを支弁する資力が無い範囲において，無償でこのサービスを利用することができる．

3　患者及び患者の弁護人はいかなる聴聞においても，独立した精神保健報告及びその他の報告書並びに，証言，書証その他の関連性を有し，許容され得る証拠を要求し，並びに提出することができる．

4　提出される患者の記録並びにすべての報告書及び文書の写しは，患者に開示することが患者の健康に重大な害を及ぼし，又は他の人の安全に危険を及ぼすと判断される特別な場合を除いて，患者及び患者の弁護人に与えられる．国内法の規定に従い，患者に与えられない文書は，それが秘密裡に行いうる場合は，患者の個人的代理人及び弁護人に提供される．文書の一部が患者に開示されない場合は，患者又は患者の弁護人が存在する場合はその弁護人に，差し止めの事実及びその理由が通知され，かつ，司法的審査が行われる．

5　患者並びに患者の個人的代理人，及び弁護人は，いかなる聴聞においても，これに出席し，参加し，個人的に聴聞を受ける権利がある．

6　患者又は患者の個人的代理人若しくは弁護人が，特定の人物の聴聞への出席を求めた場合，その者の出席が患者の健康に重大な害を及ぼし，又は他の人の安全に危険を及ぼす可能性があると判断される場合を除いて，その者の出席は認められる．

7　聴聞又はその一部が公開されるか若しくは非公開にされるか，及びその結果を公に報じうるか否かの決定に際しては，患者自身の希望，患者及び他の人のプライバシー保護の必要性並びに患者の健康に重大な害を及ぼすことを防ぎ，他の人に危険を及ぼすことを避ける必要性について十分な考慮が払われる．

8　聴聞の結果得られた決定とその理由は文書によって示される．その写しは患者並びに患者の個人的代理人及び弁護人に与えられる．結論の全部又は一部を公表するか否かの決定に際しては，患者自身の希望，患者及び他の人のプライバシー保護の必要性，司法手続きの公開による公共の利益並びに患者の健康に重大な害を及ぼすことを避け，又は他の人の危険を及ぼすことを避ける必要性について，十分な考慮が払われる．

原則 19：情報へのアクセス

1　患者（この原則においては以前患者であった者も含む）は，精神保健施設内に保存されている患者の健康及び個人記録のうち，当該患者に関する情報に接する権利を有する．この権利は，患者の健康に重大な害を及ぼすことを防ぎ，又は他の人の安全に危険を及ぼすことを防ぐために制限されうる．国内法は，患者に開示されない情報は，それが秘密裡に行い得る場合は，患者の個人的代理人及び弁護人に与えられるべきことを規定することができる．どのような情報も，患者に提供されない場合には，患者又は患者の弁護人がいる場合にはその弁護人に，差し止めの事実及びその理由が通知され，かつ，司法的審査が行われる．

2　患者又は患者の個人的代理人，若しくは弁護人の文書によるいかなる意見も，要求があれば，患者のファイルに加えられる．

原則 20：刑事犯罪者

1　この原則は，刑事犯罪のために自由刑に服している者又は刑事訴訟若しくは捜査のために拘留されている者で，精神疾患があると判断され，又はその可能性があると信じられている者にも適用される．

2　このような者はすべて，原則 1 に示したように最も有効なメンタルヘルスケアを享受すべきである．この諸原則は，こうした事情の下で必要な最小限の修正と例外を除いて，可能な限り最大限に適用されなければならない．この修正と例外は原則 1 第 5 項に挙げた諸文書による個人の権利を侵害するものではない．

3　国内法は，裁判所又は権限を有する他の公的機関が，的確な独立した医学的な助言に従って，このような者が精神保健施設に入院できるよう命じることを規定できる．

4　精神疾患であると判断された者の治療は，いかなる場合も原則 11 に則する．

原則 21：不服

患者及び以前患者であった者はすべて，国内法によって定められた手続きによって不服申立てをする権利を有する．

原則 22：監督と救済

各国は，この諸原則の実現のために，精神保健施設の監査，不服申立ての受理，調査，解決及び職業上の適法行為又は患者の権利の侵害に対する適切な懲戒若しくは司法手続きのために，適当な制度を確保する．

原則 23：実施

1　各国は，適切な立法，司法，行政，教育及びその他の適切な措置を通じてこの諸原則を実現すべきであり，これらの措置は定期的な見直しを受ける．

2　各国は，適切で積極的な手段によって，この諸原則を周知させるものとする．

原則 24：精神保健施設に関する諸原則の範囲

この諸原則は，精神保健施設に入院しているすべての者に適用される．

原則 25：既得権の留保

この諸原則が権利を認めていない，又は規定された範囲においてのみ認めているにすぎないという理由によって，適用可能な国際法又は国内法によって認められている権利を含む，患者の既得の権利が制限され，又は損なわれることはない．

出典

厚生省保健医療局精神保健課 監修：我が国の精神保健福祉 平成 7 年度版．pp.413 ～ 422，厚健出版，1996.

巻末資料② 処遇の基準

精神保健及び精神障害者福祉に関する法律第 37 条第 1 項の規定に基づき厚生労働大臣が定める基準（厚生省告示第 130 号）

第 1　基本理念

入院患者の処遇は，患者の個人としての尊厳を尊重し，その人権に配慮しつつ，適切な精神医療の確保及び社会復帰の促進に資するものでなければならないものとする．また，処遇に当たって，患者の自由の制限が必要とされる場合においても，その旨を患者にできる限り説明して制限を行うよう努めるとともに，その制限は患者の症状に応じて最も制限の少ない方法により行われなければならないものとする．

第 2　通信・面会について

1　基本的な考え方

(1)　精神科病院入院患者の院外にある者との通信及び来院者との面会（以下「通信・面会」という．）は，患者と家族，地域社会等との接触を保ち，医療上も重要な意義を有するとともに，患者の人権の観点からも重要な意義を有するものであり，原則として自由に行われることが必要である．

(2)　通信・面会は基本的に自由であることを，文書又は口頭により，患者及びその家族等（精神保健及び精神障害者福祉に関する法律（昭和 25 年法律第 123 号）第 5 条第 2 項に規定する家族等をいう．以下同じ）その他の関係者に伝えることが必要である．

(3)　電話及び面会に関しては患者の医療又は保護に欠くことのできない限度での制限が行われる場合があるが，これは，病状の悪化を招き，あるいは治療効果を妨げる等，医療又は保護の上で合理的な理由がある場合であって，かつ，合理的な方法及び範囲における制限に限られるものであり，個々の患者の医療又は保護の上での必要性を慎重に判断して決定すべきものである．

2 信書に関する事項

(1) 患者の病状から判断して，家族等その他の関係者からの信書が患者の治療効果を妨げることが考えられる場合には，あらかじめ家族等その他の関係者と十分連絡を保って信書を差し控えさせ，あるいは主治医あてに発信させ患者の病状をみて当該主治医から患者に連絡させる等の方法に努めるものとする．

(2) 刃物，薬物等の異物が同封されていると判断される受信信書について，患者によりこれを開封させ，異物を取り出した上，患者に当該受信信書を渡した場合においては，当該措置を採った旨を診療録に記載するものとする．

3 電話に関する事項

(1) 制限を行った場合は，その理由を診療録に記載し，かつ，適切な時点において制限をした旨及びその理由を患者及びその家族等その他の関係者に知らせるものとする．

(2) 電話機は，患者が自由に利用できるような場所に設置される必要があり，閉鎖病棟内にも公衆電話等を設置するものとする．また，都道府県精神保健福祉主管部局，地方法務局人権擁護主管部局等の電話番号を，見やすいところに掲げる等の措置を講ずるものとする．

4 面会に関する事項

(1) 制限を行った場合は，その理由を診療録に記載し，かつ，適切な時点において制限をした旨及びその理由を患者及びその家族等その他の関係者に知らせるものとする．

(2) 入院後は患者の症状に応じできる限り早期に患者に面会の機会を与えるべきであり，入院直後一定期間一律に面会を禁止する措置は採らないものとする．

(3) 面会する場合，患者が立会いなく面会できるようにするものとする．ただし，患者若しくは面会者の希望のある場合又は医療若しくは保護のため特に必要がある場合には病院の職員が立ち会うことができるものとする．

第3 患者の隔離について

1 基本的な考え方

(1) 患者の隔離（以下「隔離」という．）は，患者の症状からみて，本人又は周囲の者に危険が及ぶ可能性が著しく高く，隔離以外の方法ではその危険を回避することが著しく困難であると判断される場合に，その危険を最小限に減らし，患者本人の医療又は保護を図ることを目的として行われるものとする．

(2) 隔離は，当該患者の症状からみて，その医療又は保護を図る上でやむを得ずなされるものであって，制裁や懲罰あるいは見せしめのために行われるようなことは厳にあってはならないものとする．

(3) 十二時間を超えない隔離については精神保健指定医の判断を要するものではないが，この場合にあってもその要否の判断は医師によって行われなければならないものとする．

(4) なお，本人の意思により閉鎖的環境の部屋に入室させることもあり得るが，その場合には隔離には当たらないものとする．この場合においては，本人の意思による入室である旨の書面を得なければならないものとする．

2 対象となる患者に関する事項

隔離の対象となる患者は，主として次のような場合に該当すると認められる患者であり，隔離以外によい代替方法がない場合において行われるものとする．

ア 他の患者との人間関係を著しく損なうおそれがある等，その言動が患者の病状の経過や予後に著しく悪く影響する場合

イ 自殺企図又は自傷行為が切迫している場合

ウ 他の患者に対する暴力行為や著しい迷惑行為，器物破損行為が認められ，他の方法ではこれを防ぎきれない場合

エ 急性精神運動興奮等のため，不隠，多動，爆発性などが目立ち，一般の精神病室では医療又は保護を図ることが著しく困難な場合

オ 身体的合併症を有する患者について，検査及び処置等のため，隔離が必要な場合

3 遵守事項

(1) 隔離を行っている閉鎖的環境の部屋に更に患者を入室させることはあってはならないものとする．また，既に患者が入室している部屋に隔離のため他の患者を入室させることはあってはならないものとする．

(2) 隔離を行うに当たっては，当該患者に対して隔離を行う理由を知らせるよう努めるとともに，隔離を行った旨及びその理由並びに隔離を開始した日時及び解除した日時を診療録に記載するものとする．

(3) 隔離を行っている間においては，定期的な会話等による注意深い臨床的観察と適切な医療及び保護が確保されていなければならないものとする．

(4) 隔離を行っている間においては，洗面，入浴，掃除等患者及び部屋の衛生の確保に配慮するものとする．

(5) 隔離が漫然と行われることがないように，医師は原則として少なくとも毎日１回診察を行うものとする．

第４ 身体的拘束について

1 基本的な考え方

(1) 身体的拘束は，制限の程度が強く，また，２次的な身体的障害を生ぜしめる可能性もあるため，代替方法が見出されるまでの間にやむを得ない処置として行われる行動の制限であり，できる限り早期に他の方法に切り替えるよう努めなければならないものとする．

(2) 身体的拘束は，当該患者の生命を保護すること及び重大な身体損傷を防ぐことに重点を置いた行動の制限であり，制裁や懲罰あるいは見せしめのために行われるようなことは厳にあってはならないものとする．

(3) 身体的拘束を行う場合は，身体的拘束を行う目的のために特別に配慮して作られた衣類又は綿入り帯等を使用するものとし，手錠等の刑具類や他の目的に使用される紐，縄その他の物は使用してはならないものとする．

2 対象となる患者に関する事項

身体的拘束の対象となる患者は，主として次のような場合に該当すると認められる患者であり，身体的拘束以外によい代替方法がない場合において行われるものとする．

ア 自殺企図又は自傷行為が著しく切迫している場合

イ 多動又は不穏が顕著である場合

ウ ア又はイのほか精神障害のために，そのまま放置すれば患者の生命にまで危険が及ぶおそれがある場合

3 遵守事項

(1) 身体的拘束に当たっては，当該患者に対して身体的拘束を行う理由を知らせるよう努めるとともに，身体的拘束を行った旨及びその理由並びに身体的拘束を開始した日時及び解除した日時を診療録に記載するものとする．

(2) 身体的拘束を行っている間においては，原則として常時の臨床的観察を行い，適切な医療及び保護を確保しなければならないものとする．

(3) 身体的拘束が漫然と行われることがないように，医師は頻回に診察を行うものとする．

第５ 任意入院者の開放処遇の制限について

1 基本的な考え方

(1) 任意入院者は，原則として，開放的な環境での処遇（本人の求めに応じ，夜間を除いて病院の出入りが自由に可能な処遇をいう．以下「開放処遇」という．）を受けるものとする．

(2) 任意入院者は開放処遇を受けることを，文書により，当該任意入院者に伝えるものとする．

(3) 任意入院者の開放処遇の制限は，当該任意入院者の症状からみて，その開放処遇を制限しなければその医療又は保護を図ることが著しく困難であると医師が判断する場合にのみ行われるものであっ

て，制裁や懲罰あるいは見せしめのために行われるようなことは厳にあってはならないものとする．

⑷ 任意入院者の開放処遇の制限は，医師の判断によって始められるが，その後おおむね72時間以内に，精神保健指定医は，当該任意入院者の診察を行うものとする．また，精神保健指定医は，必要に応じて，積極的に診察を行うよう努めるものとする．

⑸ なお，任意入院者本人の意思により開放処遇が制限される環境に入院させることもあり得るが，この場合には開放処遇の制限に当たらないものとする．この場合においては，本人の意思による開放処遇の制限である旨の書面を得なければならないものとする．

2　対象となる任意入院者に関する事項

開放処遇の制限の対象となる任意入院者は，主として次のような場合に該当すると認められる任意入院者とする．

ア　他の患者との人間関係を著しく損なうおそれがある等，その言動が患者の病状の経過や予後に悪く影響する場合

イ　自殺企図又は自傷行為のおそれがある場合

ウ　ア又はイのほか，当該任意入院者の病状からみて，開放処遇を継続することが困難な場合

3　遵守事項

⑴ 任意入院者の開放処遇の制限を行うに当たっては，当該任意入院者に対して開放処遇の制限を行う理由を文書で知らせるよう努めるとともに，開放処遇の制限を行った旨及びその理由並びに開放処遇の制限を始めた日時を診療録に記載するものとする．

⑵ 任意入院者の開放処遇の制限が漫然と行われることがないように，任意入院者の処遇状況及び処遇方針について，病院内における周知に努めるものとする．

索 引

〈す〉

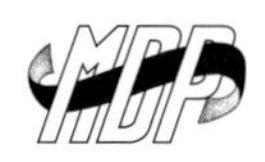

精神看護学　第3版
— 学生－患者のストーリーで綴る実習展開　ISBN978-4-263-71070-8

2001年 1 月30日　第1版第 1 刷発行
2014年10月20日　第1版第15刷発行
2015年 9 月20日　第2版第 1 刷発行
2023年 1 月10日　第2版第11刷発行
2024年 3 月10日　第3版第 1 刷発行

編著者　田　中　美恵子
発行者　白　石　泰　夫
発行所　医歯薬出版株式会社

〒113-8612 東京都文京区本駒込1-7-10
TEL. (03)5395-7618(編集)・7616(販売)
FAX. (03)5395-7609(編集)・8563(販売)
https://www.ishiyaku.co.jp/
郵便振替番号　00190-5-13816

乱丁，落丁の際はお取り替えいたします　　印刷・教文堂／製本・皆川製本所